Dr Georges Canguilhem

Médecin anomal

Ouverture philosophique

Collection dirigée par, Dominique Chateau,
Jean-Marc Lachaud et Bruno Péquignot

Une collection d'ouvrages qui se propose d'accueillir des travaux originaux sans exclusive d'écoles ou de thématiques.

Il s'agit de favoriser la confrontation de recherches et des réflexions, qu'elles soient le fait de philosophes « professionnels » ou non. On n'y confondra donc pas la philosophie avec une discipline académique ; elle est réputée être le fait de tous ceux qu'habite la passion de penser, qu'ils soient professeurs de philosophie, spécialistes des sciences humaines, sociales ou naturelles, ou... polisseurs de verres de lunettes astronomiques.

Dernières parutions

Jean PIWNICA, *Martin Heidegger une affaire franco-française*, 2017.
Michel FATTAL, *Conversion et spiritualités dans l'Antiquité et au Moyen Âge*, 2017.
Paul DUBOUCHET, *René Girard, « cowboy texan », Au fil de ses exploits*, 2017.
Fallander KALTCHAREL, *Le dualisme antiréaliste et semi-empirique de Bernard Vidal,* 2017.
Jean-Louis BISCHOFF, *Penser la notion de rencontre*, 2017.
HyeJeong SEO, Paul Ricœur, *Image de Dieu* : Rédemption et Eschatologie, Tome 2, 2017.
HyeJeong SEO, Paul Ricœur, *Image de Dieu* : Origine et déchéance, Tome 1, 2017.
Dimitra PANOPOULOS, *L'hypothèse platonicienne*, 2017.
Hans COVA, *Pour une approche stratégique des espaces politiques, Essai de philosophie politique*, 2017.
Tristan VELARDO, *Georges Palante, La révolte pessimiste*, 2017.
Robert TIRVAUDEY, *Apprendre à penser avec Marc Aurèle,* 2017.

Lucien R. KARHAUSEN

DR GEORGES CANGUILHEM

Médecin anomal

L'Harmattan

5-7, rue de l'École-Polytechnique ; 75005 Paris
http://www.editions-harmattan.fr
ISBN : 978-2-343-12487-2
EAN : 9782343124872

Pour Jacques Bouveresse, dont la démarche philosophique m'a guidé dans l'écriture de ce livre.

« Je n'ai à peu près rien dit de substantiel et de précis, faute de compétence, du domaine auquel Canguilhem est reconnu pour avoir apporté ses contributions les plus importantes, à savoir la philosophie, l'épistémologie et l'histoire des sciences biologiques et médicales. »
Jacques Bouveresse

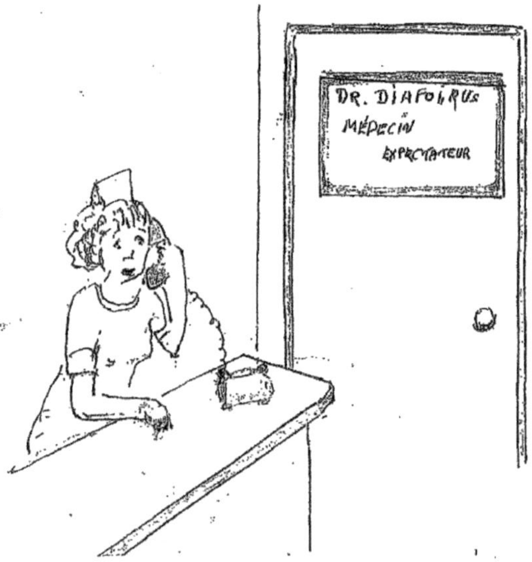

"Le docteur est au tribunal.
Il y est convoqué sans cesse »

Avant-propos

Georges Canguilhem est un personnage étrange, insolite et fascinant, exigeant et intransigeant, non seulement par l'œuvre qu'il nous a laissée, par la trajectoire de son existence, mais aussi par l'admiration sans exception, l'adulation ou même le culte dont il est l'objet.

Cette étude essaie de présenter une analyse critique de la pensée médicale de Canguilhem, et de la situer dans la culture et la philosophie médicale contemporaine. Elle n'a pas pour objet d'évoquer la personnalité de l'auteur, ni de porter un jugement sur la place qu'il occupe dans la culture contemporaine ou sur la lucidité, l'acuité et la grande maturité de ses jugements.

Philosophe, médecin, résistant, il a imaginé et développé une représentation de la médecine profondément originale, fondée sur la biologie et l'anthropologie, et, chose surprenante, surtout appuyée d'une part sur l'histoire de la médecine, mais de l'autre, et tout à la fois, sur l'histoire de la biologie. Quelqu'un qui ne se serait pas penché avec attention sur son œuvre pourrait penser qu'il s'agit d'une entreprise étrange, difficile, comme un pari à tenir, un défi à relever. Avec *Le normal et le pathologique*, Canguilhem a écrit un livre qui a pour ambition d'appliquer la philosophie des sciences à la médecine dans un cadre biologique très large.

Canguilhem utilise l'histoire de la médecine d'une manière très sélective, et ses sources vont des hippocratiques jusqu'au début du XXe siècle. Toutefois, il a une connaissance et une intelligence impressionnante, profonde et exhaustive des sujets qu'il traite et qu'il analyse brillamment dans toute leur complexité. Son langage participe à sa pensée, car il était un styliste.

Du point de vue philosophique, ses références portent sur les grands classiques, mais quant au XXe siècle, elles se limitent à la philosophie française à l'exception de quelques penseurs allemands. Il a cependant une attitude très personnelle, différente, si pas inconciliable avec celle des philosophes contemporains des sciences, dans son approche, ses méthodes, ses idées et ses conclusions.

Le normal et le pathologique est fait d'une suite d'arguments ou de fragments d'arguments, qui constituent un ensemble extraordinairement convaincant, séduisant par sa forme, et si convaincant qu'un lecteur motivé qui cherche à développer sa propre opinion se sent obligé de prendre une certaine distance avec le texte. Canguilhem nous séduit par l'originalité de ses idées, par sa vision inattendue des choses, qui souvent s'offrent à nous comme un *sforzando* sur un temps faible, dans une sonate de Beethoven.

En d'autres termes, si on lui porte un intérêt qui dépasse celui de la curiosité, il importe d'identifier ses forces et ses faiblesses, ses trouvailles et ses erreurs, sa débauche et ses écarts d'imagination, sa fécondité et ses limites, et, compte tenu de sa profonde originalité, l'endroit d'où il parle.

Il semble nécessaire de situer dans quel contexte, médical, biologique, et philosophique se situe l'œuvre de Georges Canguilhem.

Personne n'a, mieux que Jacques Bouveresse, situé l'importance majeure dans l'univers intellectuel de la France de l'après-guerre, de l'œuvre de Canguilhem, et la place très large qu'elle occupe dans l'histoire et l'épistémologie des sciences naturelles et humaines et dans la philosophie.

Cet ouvrage s'adresse uniquement aux idées de Canguilhem sur l'histoire et la philosophie des sciences biologiques et médicales.

Ce livre se divise en quatre parties.

Le premier chapitre porte sur la toile de fond, c'est-à-dire, sur le contexte philosophique, médical et biologique sur lequel se développent les chapitres qui suivent. En ce qui concerne la biologie et la médecine, un effort a été fait pour présenter les concepts et les problèmes majeurs que soulève l'œuvre de Canguilhem, dans un cadre aussi neutre que possible, qui essaie de se fonder sur les positions les plus généralement acceptées, les plus légitimes, les plus cohérentes, celles qui reflètent la littérature médicale d'aujourd'hui. Les idées de Canguilhem, ce qu'elles ont de nouveau et d'original, celles qui sont susceptibles d'influer sur la pensée médicale, mais aussi celles que les doctrines médicales, scientifiques, cliniques ou éthiques d'aujourd'hui sont susceptibles de remettre en question, doivent se mesurer et se juger à cette aune.

Le second chapitre cherche à définir et à cerner la méthode de Canguilhem, ce qu'elle a de plus personnel et de plus spécifique, avec ses forces et ses faiblesses, ce qu'il y a de plus idiosyncratique dans ses écrits, et ce qui donne sa cohérence à sa doctrine.

Le troisième chapitre présente une analyse critique de certaines idées maîtresses de Canguilhem, ainsi que de certaines de ses erreurs de faits ou de jugement, médicales ou philosophiques.

Le quatrième chapitre consiste en une brève présentation et discussion supplémentaire des idées de Canguilhem, plus précisément sur le normal et le pathologique.

1. En guise d'ouverture : la médecine et Canguilhem

Les trois premières étapes de l'évolution de la médecine
Même si la médecine ne s'est pas développée d'une manière linéaire, il est possible de distinguer plusieurs étapes qui marquent son développement, comme la médecine de chevet, la médecine clinique, et la médecine de laboratoire.

1. Médecine de chevet
Jusqu'au XVIIIe siècle, la grande majorité des malades étaient traités à domicile, c'est-à-dire au chevet. La connaissance médicale n'était pas encore la propriété des médecins car la population tout entière y prenait part. La maladie était considérée comme l'expression d'une dysharmonie entre des forces multiples qui réagissent entre elles, telles que les influences zodiacales et cosmiques, l'environnement naturel et surnaturel, ou la « constitution » du patient. Il s'agissait donc d'une conception holistique, et de l'acceptation d'une commune nature propre aux maladies, où le corps humain était un microcosme de l'univers.

2. Médecine clinique
Après une longue période d'obscurité avant la renaissance de l'anatomie entre 1500-1700, ainsi que les réussites variées dans la description des fonctions, la médecine allait subir une réforme profonde. Les idées héritées de l'Antiquité grecque furent complètement éliminées au XVIIIe siècle, et elles cédèrent alors la place à l'essor irrésistible de la méthode expérimentale, qui devait permettre le développement de modèles physiologiques des systèmes cardiovasculaire, respiratoire, digestif et nerveux, et ceci sur une base empirique solide. Toutefois, les progrès de la théorie médicale n'ont pas occasionné de modifications dans la pratique médicale, et ce, jusqu'au XXe siècle.

À partir de la fin du XVIIIe siècle, la connaissance médicale devint progressivement de plus en plus scientifique, technique et professionnelle, avec la réforme de l'éducation médicale, l'arrivée de la théorie de l'origine bactérienne des maladies, de la radiologie et du laboratoire clinique.

Avec les Lumières, le centre de gravité de la connaissance médicale se déplaça du lit du malade vers les nouvelles structures hospitalières, la salle d'hôpital, la salle d'opération chirurgicale et le laboratoire d'autopsie. Ceci ne signifiait pas l'abandon de la médecine de chevet, ni le rejet des idées qui lui étaient associées, mais on assista à la prédominance progressive du nouveau paradigme, sans cependant abandonner la médecine de chevet.

Le succès de la médecine clinique venait de l'investigation systématique de maladies particulières. Peu à peu, on accepta des distinctions qui s'établirent entre différents groupes de symptômes et de signes, et leur réunion dans des catégories spécifiques. Progressivement, les systèmes de classification furent mis en relation avec les lésions anatomo-pathologiques sous-jacentes. C'est ainsi que l'on identifia des familles de maladies avec leur localisation, cœur, voies respiratoires, cerveau, reins, qui dès lors figurèrent comme têtes de chapitre dans les livres de médecine.

De plus en plus, le patient fut considéré comme porteur d'une maladie : le corps du patient était considéré comme un vaisseau contenant cette chose qui concernait le médecin, une maladie. Le malade n'était donc plus, comme dans la tradition holistique, le résultat d'une dysharmonie ou d'un déséquilibre dans le cosmos de l'univers physique, émotionnel et spirituel du patient, mais son *expression.* En médecine clinique, le patient est dès lors devenu distinct de sa maladie.

William Osler (1849-1919), médecin canadien qui exerça la médecine au Canada, aux États-Unis et en Angleterre, est considéré comme le père de la médecine moderne. Il a notamment eu un rôle dominant dans le développement de la médecine aux États-Unis où il fut nommé, en 1889, professeur de médecine au Johns Hopkins Hospital. Il était tout à la fois anatomo-pathologiste, clinicien, éducateur, bibliophile, humaniste, philosophe et écrivain. « *Il est bien plus important de savoir quelle sorte de patient a une maladie que de savoir quelle sorte de maladie a le patient.* », disait-il. Il ajoutait que la médecine « *doit débuter avec le patient, continuer avec le patient, et finir avec le patient* ».

William Osler mettait particulièrement l'accent sur les découvertes de la bactériologie et leurs conséquences sur la médecine préventive. Qu'une bactérie puisse « causer » une maladie a alors eu des conséquences considérables. L'antisepsie et l'asepsie révolutionnèrent la chirurgie. La bactériologie souligna la notion de cause. C'était une vieille idée que pour traiter une maladie, le médecin doit essayer de retirer la cause.

Toutefois, les progrès de la théorie médicale ne signifiaient pas de modification dans la pratique médicale, et ce, jusqu'au XXe siècle. Un engagement pour des modèles biomédicaux naturalistes, comme les bains de mer et certaines versions populaires de la médecine hippocratique[2], ne modifièrent en rien la mortalité dans les populations européennes.

L'hôpital

Le Concile de Nicée (325) chargea les évêques d'établir un hôpital dans chaque agglomération qui disposait d'une cathédrale. À la fin du XIIIe siècle, il y avait plus de 19 000 hôpitaux en Europe. L'enseignement hospitalier de la médecine, qui avait débuté en Italie — se déplaça d'abord en Hollande à Leiden, qui devint un grand centre académique international — et se généralisa ensuite à toute l'Europe ; en Angleterre, les hôpitaux traitaient très peu de malades, mais étaient plutôt des centres de formation des médecins.

Certains des premiers hôpitaux furent construits par la civilisation arabe : le premier hôpital, à Damas, date du VIIIe siècle, et avait été inspiré par les monastères chrétiens. Ces structures attirèrent médecins et étudiants. Les médecins y faisaient régulièrement des tours de salle et utilisaient les malades et les bibliothèques pour enseigner la médecine. Toutefois, ces institutions étaient extrêmement limitées, par rapport à la dimension des populations qu'elles étaient censées servir. Ces praticiens hospitaliers étaient la profession la plus cosmopolite dans le monde islamique du Moyen Âge.

À cette même époque, en Europe, les hôpitaux étaient des institutions religieuses qui étaient plutôt des centres d'accueil et de soins palliatifs pour les pauvres, et un lieu où mourir.

Le début de la médecine moderne, ce que Foucault appelait *La naissance de la clinique*, commence en France peu après le début de la Révolution de 1789. L'éducation médicale devait s'acquérir à l'hôpital en présence de médecins enseignants. Cette tradition avait débuté à Florence à la Renaissance, et était la règle en Hollande dès le XVIIe siècle. En France, les *Hôtels-Dieu*, furent créés, surtout dans le nord du pays, qui s'occupaient uniquement de malades, et ce modèle se généralisa en Europe au cours du XVIIIe siècle.

En 1731 furent créées l'Académie royale de chirurgie, et en 1778, la Société Royale de Médecine. Au cours du XVIIIe siècle, les chirurgiens entrèrent dans la profession médicale ; ils effectuaient avec succès des interventions comme amputation, lithotomie, trachéotomie, réduction de fracture et de hernie étranglée, excision de tumeurs visibles et extraction de cataracte.

En 1789, fonctionnaires gouvernementaux et législateurs s'engagèrent dans la réforme hospitalière afin de transformer les hôpitaux en ce que Jacques Tenon (1724-1816) appelait des *machines à guérir*, ce même Tenon qui avait guéri Lamarck d'un abcès scrofuleux. Les obstacles étaient énormes, car la plupart des institutions se préoccupaient de l'hospitalisation et des soins dans un cadre administratif et financier proprement archaïque. Durant l'Ancien Régime, deux problèmes avaient déjà retenu l'attention et fait l'objet de débats : l'inaptitude des hospices ou des hôpitaux à jouer le rôle d'agents de réinsertion morale, et leur réticence à passer des objectifs religieux à des objectifs médicaux. Le résultat, c'est que cela donnait matière à des institutions de délinquance et de terreur, terrains fertiles pour les surinfections, avec une surpopulation et un taux élevé de mortalité. Comment une organisation charitable ou un hôpital peuvent-ils remplir un rôle principalement médical ?

La nouvelle perspective de la médecine apparaît d'abord à Paris, et s'organise, d'une part autour du paradigme de l'anatomie pathologique (pour le corps), et de l'autre avec le *traitement moral* de Pinel (pour la maladie mentale). Après la Révolution française, Philippe Pinel (1745-1826) reprenait l'asile psychiatrique de Bicêtre, et interdisait l'usage de chaînes et de menottes. Il proposa un traitement « moral », retira les malades de leurs cachots, leur offrit des chambres ensoleillées et œuvra pour l'humanisation de leur traitement, approche qu'il appliqua ensuite à la Salpêtrière. Il supprima les saignées ! Fondateur de la psychiatrie moderne, il proposa aussi une des premières classifications des maladies mentales. C'est lui aussi qui réforma l'éducation et la formation clinique des médecins. C'est aussi avec lui que l'hôpital, une des institutions sociales les plus méprisées jusqu'à lui, devint le temple de la science. Il souligna l'importance de l'observation, de l'expérimentation et de la documentation. C'est aussi Pinel qui publia en 1798 sa *Nosographie philosophique ou la méthode de l'analyse appliquée à la médecine*. Canguilhem lui a consacré un très bel essai[3].

Au XIXe siècle, par la réunion de circonstances sociales, politiques et intellectuelles et grâce au patronage de Napoléon, Paris était devenu la capitale scientifique de l'Europe en médecine. En 1830, Paris avait 30 hôpitaux qui pouvaient admettre 20 000 patients. De plus, il n'y avait ni préjugés, ni législation contre la dissection des cadavres et les recherches anatomo-pathologiques. Les médecins mirent au point des méthodes précises d'observation à l'hôpital et à la morgue. Marie François Bichat (1771-1802) fut une des grandes figures de cette recherche combinée. Il effectua, en 6 mois, 600 autopsies à l'Hôtel-Dieu, alors que 2 500 patients s'y présentaient tous les jours. Il lui arrivait occasionnellement de dormir à la morgue. Il mourut, épuisé, à 31 ans. Jean-Nicolas Corvisart (1755-1821), clinicien réputé, écrivit à Napoléon : « *Le champ de bataille où il est tombé, demande du courage et fait beaucoup de victimes... Aucune personne de son âge n'a accompli tant de choses aussi bien* ».

Selon la théorie de Jean-Baptiste Morgagni (1682-1771), les organes étaient le siège de la maladie, car c'est lui qui avait montré à l'université de Padoue, que la maladie affecte la structure et les propriétés vitales des tissus eux-mêmes. Toutefois, avec son *Traité d'anatomie descriptive*, Bichat devint le fondateur de l'histologie moderne et l'un des pionniers de l'anatomie pathologique. À l'entrée de la salle de dissection, on pouvait lire cette fameuse déclaration : « La mort vient à l'aide de la vie ». *Hic est locus ubi mors gaudet succurrere vitae.*

Avec l'avènement de la médecine moderne, des institutions comme l'hôpital de Westminster et l'hôpital de Guy à Londres devinrent des organisations complexes qui combinaient soins, traitement, recherche et éducation. Les médecins américains qui venaient nombreux en Europe, avaient créé un lien vivant entre le monde médical parisien et les États-Unis, à une grande époque, de 1820 à 1861, qu'ils qualifiaient de *French period*[4].

Avec la fin de l'Empire, hôpitaux et hospices firent retour au statut d'institutions charitables qui était celui de l'Ancien Régime, et ils eurent à faire face à des difficultés financières dues à la perte de leurs ressources. Au milieu du XIXe siècle, le taux de mortalité en France dépassait le taux de natalité, de sorte que la dimension de la population se maintenait grâce à l'immigration. L'hôpital était le pire endroit où aller pour un malade, car les hôpitaux étaient comme des taudis, malodorants, et surpeuplés. En 1860, beaucoup proposèrent de fermer les hôpitaux et de traiter les patients à domicile. On allait à l'hôpital pour mourir. Trop de mères et leurs nouveau-nés quittaient l'Hôpital général de Vienne dans des cercueils de bois, car la mortalité en maternité était de 10 à 20 fois plus élevée qu'à domicile. La mortalité moyenne des patients hospitalisés en Angleterre en 1861 était de 57 %, et variait, selon les hôpitaux, de 13 % à 91 %. Le système hospitalier se détruisit lui-même.

Ceci eut pour effet paradoxal que la profession médicale gagna progressivement le contrôle et en conséquence la réforme des hôpitaux : réduction et triage des admissions, réduction de la durée d'hospitalisation, transfert des indigents dans des services d'assistance sociale. Les hôpitaux devinrent plus propres, mieux ventilés, avec un lit pour chaque malade.

L'hôpital devint alors une des caractéristiques déterminantes de la nouvelle médecine clinique, qui remplaça progressivement la médecine du XVIIIe siècle, centrée sur l'individu. L'hôpital se transforma en un lieu crucial pour le développement de la connaissance clinique. Il était une institution qui permettait aux médecins d'examiner un grand nombre de malades qui étaient en général pauvres, et qu'il était possible d'autopsier en cas de décès. Les médecins commencèrent à mettre en rapport les anomalies qu'ils observaient après la mort dans les corps de leurs patients hospitalisés, avec les données de l'observation clinique et les sensations anormales dont se plaignaient les patients. Ils développèrent de nouvelles méthodes d'investigation du corps vivant, par exemple, le stéthoscope et le thermomètre. De plus, l'hôpital était aussi un lieu d'échange et de débats entre médecins. La formalisation de la profession médicale, avec un programme d'éducation et de formation clinique, eut deux résultats : la prolifération des traités de médecine, et la reconnaissance du statut et du prestige de l'hôpital comme lieu d'enseignement : René-Théophile-Hyacinthe Laennec (1781-1826) et l'auscultation médicale, à *la Salpêtrière*, et Pierre-Charles-Alexandre Louis (1787-1872) à *la Pitié*, établirent les principes de la médecine clinique avec anamnèse, symptômes et signes cliniques qui conduisent au diagnostic.

Cependant, il semble que ce sont surtout les hôpitaux militaires et ceux de la marine qui furent à l'origine de la médecine clinique. Le cadre hautement réglementé de ces hôpitaux permettait l'observation de masses de patients, de traitements standardisés, et de l'investigation clinique à une échelle bien plus large que ce qu'accordaient les institutions civiles. La collecte de statistiques médicales, un autre élément de la méthode anatomo-clinique, se développa principalement dans les cliniques militaires et navales.

Après la défaite finale de Napoléon en 1815, les étudiants venus de tous les coins d'Europe et d'Amérique du Nord affluèrent à Paris pour s'imbiber du nouvel esprit de la médecine hospitalière.

C'est alors qu'un groupe de médecins, principalement à Paris, décidèrent que la connaissance médicale ne serait jamais complète si elle se limitait à l'inspection des malades et à la dissection des cadavres. Ce qui manquait c'était l'expérimentation, c'est-à-dire de nouveaux développements en physiologie basée sur des animaux d'expérience.

L'hôpital, notamment les hôpitaux académiques devinrent alors progressivement des lieux d'excellence, en dépit des remarques négatives que Canguilhem fait de temps à autre à leur endroit. L'hôpital ne sert pas à désindividualiser les malades mais à leur donner ce qu'on appelle des soins secondaires ou tertiaires, ce que ne peut faire la médecine de chevet.

3. La médecine de laboratoire

Le troisième paradigme a pris sa source dans les deux premiers, et s'est développé en liaison étroite avec eux. La médecine de laboratoire, et l'utilisation d'animaux d'expérience, se développa dans la seconde moitié du XIXe siècle. Elle avait ses lettres de noblesse, par exemple quand William Harvey (1578-1657) utilisa au XVIIe siècle des animaux d'expérience pour découvrir la circulation sanguine. Cela tient aussi aux progrès de la chimie et à l'utilisation d'instruments comme le microscope et le thermomètre.

Ce qui caractérise la médecine de laboratoire, c'est qu'elle accentua plus encore la réduction du corps à ses constituants, mais cette fois avec l'aide de la technologie de l'agrandissement, où le microscope a joué un rôle majeur. L'étude de la maladie s'appuya sur l'investigation biologique et biochimique. Entre autres choses, la médecine se préoccupa de la théorie des germes, qui identifiait la cause sous-jacente de certaines maladies, par l'intériorisation de microorganismes à partir desquels se développe une chaîne causale qui perturbe les fonctions de l'organisme.

Justus von Liebig (1803-1873) montra l'importance de la physicochimie pour comprendre les phénomènes vitaux. Il avait soumis l'organisme vivant à des analyses chimiques strictement quantitatives. En mesurant ce qui entrait (alimentation, eau, oxygène) et ce qui sortait (urée, différents acides et sels, l'eau, et le CO_2, dans l'excrétion et l'exhalaison), il découvrit des informations précieuses pour comprendre ce qui se passait à l'intérieur de l'organisme.

Les contributions de Claude Bernard (1813-1878) à la médecine expérimentale sont monumentales. Il s'intéressa notamment à la digestion et au suc pancréatique ; il démontra que le foie est un organe producteur, accumulateur et distributeur de sucre. Il donna une nouvelle orientation à la médecine, en figurant le corps humain comme une entité fonctionnelle, caractérisée par la constance de son milieu intérieur.

Au contraire de Claude Bernard, qui n'a probablement jamais traité un patient, Rudolf Virchow (1821-1902), lui aussi un des grands promoteurs de la médecine de laboratoire, est toujours resté un clinicien et un champion agressif de l'humanitarisme : « *Les médecins sont les avocats naturels des pauvres*, écrivait-il en 1849, *et une part non négligeable des problèmes sociaux tombent sous leur juridiction* ». « *La médecine*, écrivait-il, *est essentiellement une science sociale, et la politique n'est rien d'autre que de la médecine à une grande échelle* ».

Durant toute son existence, Virchow eut un triple rôle de scientifique, de médecin et de réformiste. Il créa le grand périodique *Archiv für Pathologische Anatomie und Physiologie und für Klinische Medizin* (aujourd'hui *Virchow's Archiv*), ce qui ne l'empêcha pas de se trouver sur les barricades à Berlin lors de la révolution de 1848. Dix ans plus tard, il publiait son livre révolutionnaire : *Die Cellular Pathologie*, où il déclarait que la cellule est l'élément essentiel du corps humain. *Omni cellula e cellula.* Le corps était pour lui un état où chaque cellule est un citoyen, et une maladie est une guerre civile entre ces citoyens, une théorie qui devait durer un siècle et que défendait encore Canguilhem. Par ailleurs, Virchow fit des recherches en anthropologie physique, alla à Troie avec Schliemann, procéda à des investigations sur les tumeurs, la leucémie, la thrombose, et se fit le champion de la cause de la santé publique.

Virchow déclarait que le traitement de malades individuels n'est qu'un petit aspect de la médecine. Beaucoup plus important, est le contrôle des maladies épidémiques, qui demande des interventions sociales et, si nécessaire, politiques, car la médecine est donc une science sociale. Malgré leur solide assiette intellectuelle et sociale, les mouvements en faveur de la santé publique sont restés peu effectifs en France et en Allemagne au début du XIXe siècle. Les buts que se donnaient les médecins étaient, dans une large mesure, politiques et donc difficiles à atteindre en l'absence de réformes profondes.

En revanche, l'Angleterre donna l'exemple par des mesures pratiques de santé publique : l'idée très simple résumée par le mouvement *The Health of Town Association* était : « *de substituer la santé à la maladie ; la propreté à la saleté ; la prévention à la palliation ; l'intérêt personnel bien compris à l'égoïsme ignorant et donner un logement aux pauvres, et... dans la pureté et l'abondance, les simples bénédictions que l'ignorance et la négligence ont longtemps combinées pour limiter ou pour gâter* ». La conquête des maladies épidémiques a été, dans une large mesure, le résultat de la campagne d'hygiène publique, basée non sur une doctrine scientifique mais sur un acte de foi philosophique, par la voie des mouvements humanitaires dédiés à l'éradication des fléaux sociaux dus à la révolution industrielle.

En bref, la naissance de la clinique avec ses hôpitaux, et celle des laboratoires de physiologie, fut une étape majeure du développement de la médecine : elle ne fut pas un succès mais un retentissant échec, car la mortalité parmi les patients, au lieu de diminuer, augmenta. Nous verrons que ceci s'explique par le fait que, si la science biomédicale avait progressé, la médecine moderne, elle, n'était pas née.

Le début de la méthode expérimentale

La maladie était avant tout la fièvre, avec accélération du pouls. La médecine mécaniste enseignait que la cause essentielle de la maladie, c'est une altération du sang, elle-même due à six perturbations des « choses non naturelles » : nourriture, rétention ou évacuation, air, sommeil et éveil, exercice et passions de l'âme.

René Descartes (1596-1650) avait réagi avec grand intérêt au travail de Harvey sur la circulation du sang, qu'il discute dans le *Discours de la méthode*, car il pensait qu'il venait à l'appui de sa nouvelle philosophie. Il effectua lui-même des dissections qui corroboraient la découverte de Harvey. Cependant, cette version de la fonction cardiaque était basée, pour Harvey, sur les forces vitalistes, ce que Descartes rejetait : en effet, sa philosophie nouvelle, très influente, réduisait les processus biologiques à des évènements mécaniques. Au lieu de qualités, d'éléments, et d'humeurs, c'était la matière en mouvement qui expliquait le monde et l'organisme humain.

La philosophie de Descartes domine le XVIIe siècle. En France, ses disciples continuèrent, non par l'observation, mais par des principes créés au départ d'idées claires et distinctes, à suivre sa version de la philosophie mécaniste ; la médecine académique allait des galénistes jusqu'aux iatrochimistes et aux iatromécanistes ; ces derniers appliquaient la mécanique à la médecine, spécialement à l'anatomie et à la physiologie. Descartes, par inclination, était un constructeur de modèles, de sorte que l'expérimentation et l'observation n'intervenaient qu'à la fin d'un processus de déduction afin de confronter le modèle à la réalité.

Descartes considérait donc le corps comme une machine : il fonctionne mécaniquement tout comme le reste du monde, et il n'est maintenu en vie et en mouvement par aucune activité de l'âme. Le corps ne meurt pas parce que l'âme le quitte, mais plutôt parce que ses composants principaux se sont détériorés, de même qu'une horloge s'arrête quand ses pièces sont endommagées.

C'est ainsi que Daniel Tauvry (1669-1701) dans sa *Nouvelle Anatomie raisonnée* (1690), exposait le cadre interprétatif typique du *iatromécanisme* : « *Ce traité n'est que l'application de la physique et de la mécanique aux structures du corps.* » Ceci signifiait qu'il envisageait le corps comme une machine « *statique, hydraulique, et pneumatique* » où « *les os sont les supports et les leviers et les muscles sont les câbles* ». Ce mouvement d'idée s'est trouvé renforcé par l'émergence de la « *médecine newtonienne* » au XVIIe siècle, à Oxford, Édimbourg, et Leiden.

Le mécanisme, dans le *Petit Robert*, est une théorie philosophique admettant qu'une classe ou que la totalité des phénomènes peuvent être ramenées à une combinaison de mouvements physiques.

Cette nouvelle philosophie marginalisait la médecine galénique. La signification potentiellement destructrice des découvertes de Harvey pour la physiologie galénique devint de plus en plus évidente, et la découverte des vaisseaux lymphatiques et de leur physiologie par Gaspare Aselli (1581-1625) et Jean Pecquet (1622-1674) combinée à la circulation de Harvey, détruisirent le système aliment-chyle-sang de la physiologie galénique.

Toutefois, en dépit de ce qui apparaît comme une révolution en médecine, une grande partie de l'apanage des anciens continua d'exercer son influence. Le grand ennemi des iatrochimistes et des iatromécanistes était Galien. En France, l'image d'Hippocrate, le grand observateur clinique qui soulignait l'enseignement au chevet des patients, a continué jusqu'au XIXe siècle.

Une parenthèse philosophique

Immanuel Kant (1724-1804) déclarait qu'il nous faut distinguer, d'une part le monde de la nature ou de la biologie où nous existons en tant qu'organismes, et de l'autre le monde de l'expérience humaine où nous existons en tant qu'agents. Ces deux mondes se distinguent par deux manières de comprendre la réalité, par deux formes de représentation, deux entreprises conceptuelles qui ne s'excluent pas, mais se complètent l'une l'autre[5].

Le langage descriptif, par exemple celui de la biologie, s'utilise pour présenter des faits, tandis que le langage prescriptif est utilisé pour guider l'action, par exemple celui de la médecine.

La première manière de comprendre le monde est *cognitive* ou *descriptive* ; c'est celle de la connaissance scientifique factuelle, empirique, c'est-à-dire une recherche d'explication, de vérités, une quête du « réel », l'identification des causes et de tout ce qui doit être découvert. La solidité de la connaissance scientifique et sa nature analytique et réductionniste contrastent avec sa fragilité et ses incertitudes, car elle est en constante révision. La science — et notamment la biologie — est descriptive, car elle repose sur des faits. Ceci signifie que le langage donne droit à des jugements descriptifs, c'est-à-dire qu'ils se réfèrent à — et sont censés être vrais de — ce à quoi ils s'appliquent.

La seconde manière consiste à décrire le monde en fonction de nos intérêts, et afin de guider nos actions. Elle diffère d'une déclaration descriptive en ce qu'on ne peut en déduire aucune déclaration qui porte sur des faits. Elle n'est ni factuelle, ni non factuelle. La valeur de quelque chose n'est pas une propriété susceptible d'être déterminée par les données de nos sens : elle est de la nature de ce qu'on qualifie de « relationnelle » en logique, et elle répond à nos besoins humains[6]. Elle est *normative* ou *axiologique*, quand elle nous dit ce qui doit être fait ou ce qui est bien ou mal ; elle est normative si elle fait appel à des normes prescriptives, à des choix de valeurs morales, religieuses ou autres. Cette distinction fait cependant parfois l'objet de critiques, car elle risque de négliger que la perception de quelque chose comme un fait, peut elle-même faire appel à des jugements de valeur.

Cependant, si certaines déclarations peuvent être à la fois descriptives et évaluatives, ce qui est factuel peut toujours être séparé de ce qui est évaluatif. Il y a toujours un fossé logique entre faits et valeurs.

Ce qui sépare la biologie de la médecine, c'est que la première est descriptive, la seconde, normative et prescriptive.

On fait donc, en philosophie, une distinction capitale entre les faits et les valeurs, entre le descriptif et l'axiologique. Cette distinction remonte à l'Écossais, David Hume (1711-1776), les Anglais Alfred Ayer (1910-1989) et Richard Hare (1919-2002), et l'Américain Charles Stevenson (1908-1979).

Deux choses ne peuvent pas être absolument, et donc descriptivement identiques, alors que l'une est recevable, valable, et l'autre ne l'est pas. Comme une maladie est, pour un médecin, une chose inacceptable, une personne malade ne peut pas être identique à une personne saine.

C'est ici qu'intervient ce qu'on appelle la « loi de David Hume » : on entend par là qu'on ne peut jamais dériver ou déduire un « devoir-être » (*ought*) d'un « être » (*is*). *One can never derive an "ought" from an "is"*[7]. Hume avait montré, et les développements de la logique moderne ont confirmé, qu'on ne peut jamais dériver un jugement prescriptif à partir de prémisses purement descriptives. Il faut donc distinguer ce qui relève de la réalité physique et ce qui relève des valeurs, car l'une est descriptive et dépend de la connaissance et de la vérité, la seconde est prescriptive et relève du bon ou du bien. Ou encore, aucune conclusion évaluative, quelle qu'elle soit, ne peut être inférée d'un ensemble de prémisses factuelles. En philosophie, on appelle parfois ce principe *la guillotine de Hume*[8]. En d'autres termes, les jugements de valeur, ce qui est bon, ce qui est bien, ce qui est juste, ne peuvent pas être factorisés en termes descriptifs ; ils ne sont pas réductibles au langage de la physique, mais ne sont pas non plus en conflit avec la physique. Ce qui est médicalement anormal ou ce qui est pathologique, relève du domaine des valeurs et est donc prescriptif.

Ce qui concerne la biologie est de nature descriptive. La guillotine de Hume fait qu'on ne peut pas déduire ce qui est pathologique ou ce qui relève du médical, au départ de données purement biologiques ou physiologiques. La distinction entre normal et anormal, ou entre normal et pathologique, n'est donc pas de nature scientifique. Cette distinction, qui est le fondement de la médecine, nécessite l'introduction de jugements de valeur ; c'est ici qu'interviennent le jugement et le diagnostic médical : les fondements de la science médicale ne sont pas proprement descriptifs, car ils sont l'expression d'attitudes ou de conventions.

Toutefois, le langage médical est en quelque sorte bâtard, car il est à la fois descriptif et prescriptif. Déclarer qu'un patient souffre d'hallucinations est une observation clinique, donc descriptive. Mais ce symptôme, dans la bouche d'un médecin, indique souvent un diagnostic de schizophrénie ou de syndrome bipolaire, ce qui est à la fois descriptif et normatif. Descriptif, car cela correspond à la description que les traités de médecine et la littérature psychiatrique nous donnent des symptômes de la schizophrénie. Prescriptif puisqu'une maladie est une négativité médicale, et implique donc une prise en charge médicale.

Les déclarations médicales ne sont donc ni vraies, ni fausses. David Lewis (1941) a introduit une analyse influente, quand il suggérait qu'une *convention* est un accord régulateur, une régularité largement observée par les acteurs d'un groupe[9]. Mais toute régularité n'est pas une convention : dormir, manger, respirer ne sont pas des conventions. Il y a convention quand il est dans l'intérêt de chaque membre de se conformer à un accord convenable, pourvu que les autres fassent de même. Par exemple, c'est l'intérêt de chacun de nous de conduire du même côté de la route que les autres, mais il importe peu, c'est-à-dire qu'il est arbitraire, que ce soit à droite ou à gauche : il s'agit donc d'une convention.

De même, l'harmonie en musique que nous a enseignée Jean Philippe Rameau (1683-1764) est une convention. Elle définit quels sont les accords et les enchaînements d'accords « normaux », c'est-à-dire corrects, et ceux qui sont incorrects. Mais tout ceci n'a rien à voir avec la science, ou la physique des sons. L'école de Vienne au début du XXe a rejeté cette convention pour en proposer d'autres (comme le dodécaphonisme).

Le choix d'une convention dépend de la nature des choses, de considérations rationnelles générales, ou de certains traits propres à la physiologie humaine, perception et cognition. *Un signe naturel* (comme la pression atmosphérique) a, avec son objet, une relation causale (la chute de pluie ou l'ensoleillement), tandis qu'un *signe conventionnel* (comme « réservé aux piétons ») signifie adhésion, entente. Une convention est normative. Le normal et le pathologique ainsi que les maladies, sont des conventions, car ils ne se réfèrent pas à ce qui est factuel ; ils dépendent de faits biologiques, mais ne sont pas déterminés par eux.

C'est une convention sociale que de déclarer qu'une maladie nécessite un traitement. Cette convention est vieille comme le monde, mais elle est le fondement de la médecine pour laquelle ce qui est une convention sociale devient une nécessité logique.

Les normes médicales sont-elles empiriques ?

Est normal, selon Aristote, ce qui est en accord avec sa nature propre, c'est-à-dire son essence ou ses prédispositions. La nature est la source de ses propres changements. Être normal ne nécessite donc aucune explication. Les phénomènes « naturels » suivent un cours normal en l'absence d'intervention extérieure. Être anormal c'est alors être atypique, ou être la proie d'un environnement hostile qui fait que l'on se situe en dessous ou en deçà des normes de fonctionnement de son espèce.

Le physiologiste Homer Smith (1895-1962) révoque en doute cette analyse : « *S'il est normal pour une roue intacte de tourner en accord avec sa conception, n'est-il pas tout aussi normal pour une roue avariée de ne pas tourner selon sa conception ? N'est-il pas normal pour un diabétique de manifester de la glycosurie, pour un crétin d'être ce qu'est un crétin, pour une tumeur maligne de faire ce que fait une tumeur maligne et pour un schizophrène de se comporter comme un schizophrène ?* »[10]. Homer Smith souligne l'ambiguïté de l'usage du concept de normalité. Canguilhem souligne cette ambiguïté, la dénonce en même temps qu'il l'exploite, et il arrive qu'il s'y perde.

Ce disant, le langage médical qui cherche à éviter toute équivoque adopte la distinction simple et binaire que propose Aristote.

« Normal » et « anormal » ne sont-ils pas analysables en termes plus simples ?

Claude Bernard croyait nous apporter la solution quand il déclarait que tous les mécanismes vitaux, quelque variés qu'ils puissent être, n'ont qu'un seul objet, celui de préserver constantes les conditions de la vie dans le milieu intérieur. Mais ceci ne définit pas ce qui est normal, nombre de maladies, par exemple l'hyperthyroïdie, ne manifestent aucune rupture de leur équilibre intérieur.

Nous en arrivons alors à l'idée que ce que l'on qualifie en médecine de « normal » repose sur des considérations statistiques : le normal serait la moyenne ou la médiane. Toutefois, cette caractérisation n'est ni acceptée, ni acceptable. Au XIXe siècle, les autopsies montraient que presque 100 % des populations urbaines avaient à un certain moment de leur existence été atteints de tuberculose. De même, 90 % des personnes en apparente bonne santé ont des anormalités physiques, biologiques, biochimiques, ou des conditions cliniques, et 45 % d'entre elles ont plus d'une maladie chronique. Le léiomyome de l'utérus atteint 70 à 89 % des femmes, ce qui n'en fait pas un phénomène normal. Près de 90 % des personnes apparemment en bonne santé souffrent d'une para-odontopathie plus ou moins sévère. Roger Williams (1893-1988), biochimiste américain, écrivait que « *pratiquement chaque être humain est un déviant sous certains aspects* ».

Le fameux psychiatre suisse Eugen Bleuler (1857-1939) écrivait : « *Ne donnez jamais à personne un certificat de normalité. Je ne pourrais même pas en donner un à ma femme.* »

Certaines valeurs statistiquement « normales », comme celle du cholestérol, sont cliniquement pathologiques, car trop élevées.

Ensuite, plus on fait de tests sur un sujet sain, plus augmente la probabilité d'obtenir des résultats anormaux. On a pu dire qu'un sujet normal, c'est quelqu'un qui n'a jamais fait l'objet d'un examen diagnostique sérieux.

De plus, le modèle biostatistique suppose que les dysfonctions sont souvent soit hyper, soit hypo. Or, ce n'est pas toujours le cas, car ne sont pas hyper / hypo, les maladies résultant d'anomalies génétiques, les arthroses, ou encore les symptômes positifs en psychiatrie comme les délusions, les hallucinations, les troubles émotionnels anormaux, pas plus que l'anaphylaxie qui est une réaction nouvelle et non une exagération de phénomènes normaux, comme le pensait Canguilhem.

Enfin, l'utilisation du modèle de Gauss et ses intervalles de confiance reposent sur l'hypothèse que les variables observées suivent une distribution normale ; en fait beaucoup de valeurs anatomiques, cliniques ou de laboratoire ont une distribution non gaussienne, comme le poids corporel, la tension artérielle, l'hématocrite ou le cholestérol sanguin, qui ont une distribution asymétrique.

Finalement, les standards statistiques de normalité sont, soit établis sur la population générale, en quel cas sont inclus les sujets anormaux, ce qui discrédite les résultats, soit sur une population sélectionnée par certains critères de normalité, mais dans ce cas, la manœuvre est circulaire.

Tout ceci suggère que la moyenne ne permet pas de définir ce qui est normal et ce qui ne l'est pas.

En bref, les distributions statistiques sont descriptives et utiles à la recherche médicale, mais ne sont pas prescriptives : elles ne sont pas un moyen de séparer la santé de la maladie. En les résumant, elles nous montrent comment sont les choses, et non comme elles devraient être. La distribution normale n'est pas nécessairement une distribution désirable.

Si les normes médicales ne sont pas empiriques, si elles ne font pas partie du mobilier de la nature, de quelle étoffe sont-elles faites ? Cette question a préoccupé les médecins et les chercheurs du XIXe au XXe siècle. C'est sur ce terrain, plutôt que sur la spéculation qu'ils ont tenté d'y répondre.

Normal ou naturel ?

Galien déclarait : « *Nous avons en tout cas clairement démontré qu'une maladie est une chose qui se produit contrairement à la nature.* »[11]

Classer des phénomènes comme normaux ou anormaux — que cette division soit graduelle ou abrupte — correspond-il à quelque ordre naturel ou ontologique, ou au contraire, s'agit-il d'une simple convention linguistique basée sur une décision médicale ?[12]

Ludwig Wittgenstein (1889-1951) écrivait : « *Dans le monde, il n'y a pas de valeurs — et s'il y en avait, elles seraient sans valeur.* »[13] Il n'y a pas de normes dans la nature. Ce sont les humains qui les projettent autour d'eux, et particulièrement en médecine, et dans tout ce qui touche à la souffrance humaine, ou aux normes de bien et de mal.

Si le normal et le pathologique ne résident pas dans la nature, dans le monde extérieur, c'est qu'ils ne sont ni factuels, ni non factuels.

Canguilhem a raison quand il déclare que « *ce qui distingue le physiologique du pathologique, ce n'est pas une réalité objective de type physico-chimique* », mais il a tort quand il ajoute : « *c'est une valeur biologique* ». Ce qui est biologiquc cst descriptif et n'a pas de valeur, et ce qui a une valeur est prescriptif, et ne peut être biologique.

Les normes sont non descriptives, ce qui signifie qu'elles ne sont pas des propriétés observables, comme le poids, la taille ou la vitesse. Elles sont néanmoins compatibles avec une ontologie naturaliste. Elles ne sont pas des entités platoniciennes, mais elles ne sont pas éliminables car elles participent à des propriétés ou des processus naturels comme la souffrance ou la maladie qui seraient inintelligibles sans elles.

Comme il n'y a pas de normes dans la nature, une glycémie ou une mesure de tension artérielle ne sont pas normales ou anormales en soi, mais uniquement compte tenu du contexte clinique et des conséquences adverses s'il y en a. Une fausse couche n'est pas moins naturelle qu'une naissance. Il n'y a rien qui empêche un piano d'émettre des fausses notes. Les fausses notes ne sont pas moins naturelles que les notes correctes. Ce qui les distingue, c'est qu'elles ne sont pas conformes à la convention que représente une partition musicale, et non qu'elles violent ou non les lois de l'acoustique.

Toutefois, une fois adoptées, les normes médicales s'inscrivent dans la doctrine médicale, dans les traités de médecine et dans la littérature médicale, et elles peuvent alors *être cliniquement vraies ou fausses*.

En d'autres termes, la médecine commence par choisir un système normatif basé sur un jeu de règles et de critères qui séparent les processus normaux des processus pathologiques. Dès qu'il est décidé et accepté de se conformer à ce système normatif et à ses conséquences, les déclarations médicales deviennent vraies ou fausses, car elles découlent de prémisses que la médecine considère comme vraies. Dès lors, les médecins se mettent à exercer leurs compétences diagnostiques par l'observation et l'évocation de symptômes et de signes cliniques ou de données de laboratoire de nature purement descriptive.

La médecine procède donc en deux étapes de nature logique. Avec la première, les termes de « normal » et de « pathologique » désignent un jeu conventionnel de règles et de standards qui ne sont pas descriptifs, mais que la médecine construit au départ de l'évaluation de la souffrance humaine et de ses origines biologiques. La distinction qui sépare les termes de « normal » ou « pathologique » n'est donc pas factuelle mais conventionnelle, et n'est donc ni vraie ni fausse, mais correcte ou non correcte.

Avec la seconde étape, une fois admises les conventions de la première étape, les catégories nosologiques et les procédures de diagnostic deviennent des exercices cognitifs et descriptifs — même s'ils reposent sur l'admission tacite de normes — qui conduisent à des déclarations médicales, cliniques ou épidémiologiques, qui sont traitées comme vraies ou fausses. Canguilhem écrit en effet que « ... *malgré la disparition apparente du jugement de valeur dans ces concepts empiriques, le médecin persiste à parler de maladies, car l'activité médicale, par l'interrogatoire clinique et par la thérapeutique, a rapport au malade et à ses jugements de valeur* ».

On retrouve ici ce côté bâtard de la médecine, et la manière dont elle passe du normatif au descriptif.

En somme, la frontière qu'il nous faut accepter entre le normal et le pathologique ne fait pas partie de l'inventaire de la nature, car les critères qui définissent cette frontière sont extérieurs à la biologie, mais la médecine les a intériorisés. Les faits cliniques ne sont vrais que dans la mesure où ils relèvent d'un crédit normatif. Les processus médicalement anormaux, les maladies, les handicaps font partie de la biologie, mais uniquement en tant que processus.

Toutefois, ils ne sont généralement pas des « espèces naturelles »[14] : les classifications ne sont jamais que des conventions et ne sont ni naturelles ni objectives.

Anormal ou pathologique

Claude Bernard a montré que la pathologie n'est pas une question de tout ou rien, mais qu'il existe un continuum de sévérité entre un état normal de santé et des maladies sévères : le pathologique, c'est la rupture du fonctionnement organique normal, c'est-à-dire des régulations qui maintiennent la constance du milieu intérieur.

D'autre part, un comportement, un état ou un processus anormal, saisis au sein de ce continuum, peuvent ou non être *médicalement anormaux*, c'est-à-dire, être ou non *pathologiques.* Le daltonisme, la synesthésie, le vitiligo ou l'amusie (l'absence de sens musical) sont des anormalités incorrigibles, qui peuvent être désagréables, mais que personne ne qualifiera d'incurables, car elles ne nécessitent pas un traitement médical. Il en est de même de certaines anomalies anatomiques comme l'absence d'un rein. Une étude portant sur 101 nouveau-nés montrait que 46 d'entre eux présentaient des hémorragies sous-durales, qui disparaissaient dans les 3 mois. Un individu peut donc être cliniquement anormal en l'absence de maladie significative.

Un des problèmes majeurs de la médecine est donc de déterminer le seuil d'intervention médicale, à quel moment ce qui est anormal devient pathologique. Quoique les termes de « anormal » et « pathologique », soient souvent synonymiques, ou utilisés comme tels dans le langage médical, ils diffèrent dans leur connotation. Être anormal signifie être différent dans sa structure usuelle, sa position, sa condition, son comportement ou sa gouverne régulatrice. Tout ce qui est pathologique est anormal, mais l'inverse est faux. Est pathologique, ce qui est à la fois anormal et relève des critères médicaux conventionnels du pathologique.

Rappelons que les phénomènes, soit anormaux, soit pathologiques, ne sont pas de nature descriptive, et ne sont pas présents dans la réalité biologique en tant que tels, mais ils sont présupposés dans nos doctrines médicales.

Le terme de « pathologie » vient du grec *pathos*, souffrance ou état de détresse. Déclarer qu'un processus ou une condition biologique sont pathologiques, signifie qu'il s'agit d'une affliction, d'une déviation préjudiciable, ou d'un écart nuisible, qui requiert d'être corrigé et rapporté aussi près que possible de son état initial.

Un état dépressif est anormal, mais il devient pathologique si sa durée est excessive, ou s'il présente des signes sévères tels que délusion, sentiment de culpabilité, idées de suicide, insomnie grave, préoccupation morbide d'inutilité, perte drastique de poids, etc.

Les extrasystoles ventriculaires sont anormales et présentes chez 50 % des sujets en bonne santé, mais, si elles sont trop fréquentes, elles peuvent être pathologiques et le signe d'un trouble grave du rythme cardiaque. En résumé, les caractéristiques pathologiques, celles qui les distinguent de l'anormal, sont soit spontanément catégorielles, comme la phénylcétonurie, soit, elles le sont par stipulation médicale comme dans le cas de l'hypertension artérielle ou de l'hypercholestérolémie. L'importance de la distinction entre anormal et pathologique tient à ce qu'elle évite de médicaliser ce qui n'est pas médical.

Ce qui est pathologique est médical

Qu'est-ce qui fait qu'un médecin déclare : ceci est pathologique ? Quels sont les critères qui font que la médecine, c'est-à-dire la littérature médicale, les traités de médecine, les médecins au chevet du malade, les conférences cliniques dans les hôpitaux, les épidémiologistes qui recherchent les causes d'une maladie ou les responsables de la politique de santé publique, partagent à peu près la même conception du pathologique ? Il y a une pénombre entre le normal et l'anormal, mais la médecine a besoin d'un seuil pathologique : quand traiter ou non un patient qui souffre de dépression : spleen, cafard, deuil, syndrome d'épuisement ou risque de suicide ? Qu'est-ce qu'il y a de commun entre une fracture, une pneumonie, un diabète, une hypertension artérielle et une schizophrénie ?

Essayons de donner au terme de « pathologique » un sens compatible avec l'usage qu'en fait la médecine actuelle, et à chercher quels sont les critères implicites qui servent à son attribution.

David Hume écrivait : « *Demandez à quelqu'un pourquoi il fait de l'exercice physique, il vous répondra que c'est parce qu'il veut rester en bonne santé. Si vous lui demandez pourquoi il désire la santé, il vous répondra immédiatement* ***parce que la maladie est pénible****. Si vous poussez plus loin l'interrogatoire, et désirez une raison pour laquelle il hait la douleur, il lui est impossible de vous en donner une. Ceci est une fin en soi qui n'est jamais mentionnée dans un autre objet...* ». « *Quelque chose est désirable ou indésirable en soi à cause de son entente ou de son accord immédiat avec les sentiments et les affects humains.* »[15]

« *Les états douloureux*, écrit le philosophe Hilary Putnam (1926-2016), *sont d'habitude causés par un dommage ou une lésion à certaines parties de la machine de l'organisme et donnent naissance à une propension spontanée à éviter toutes les causes de la douleur en question.* »[16]

La douleur, pour les Grecs, relevait de la phénoménologie de ce qui est mal, de ce qui est nocif, de ce qui est négatif ; ils regroupaient les douleurs avec les appétits et les émotions, et ils ne pensaient pas que la douleur s'accompagne de sensations corporelles, alors que les neurosciences se concentrent sur l'aspect corporel. Toutefois, on admet qu'il existe deux sortes de douleur, celle liée à l'activité du système somato-sensoriel, et celle qui relève du gyrus cingulaire du lobe limbique du cortex cérébral qui semble responsable de l'aspect déplaisant de la douleur. L'expérience de la douleur a donc deux aspects, l'un qui répond à ce qui se passe dans le corps, et l'autre qui nous dit que ceci est mauvais pour nous.

La médecine est née du besoin de soulager ou de prévenir la souffrance ; au cours de son histoire, elle a élargi le concept de souffrance, jusqu'aux relations interpersonnelles, de la souffrance physique à la souffrance mentale, c'est-à-dire à tout ce qui est biologiquement préjudiciable. La souffrance au sens médical, couvre alors toutes les négativités biologiques, présentes ou potentielles, comme douleur, dyspnée, œdèmes, prurit sévère, fièvre élevée, insomnie grave, convulsions, vertiges préoccupants, anxiété, dissociation, handicap, crise de panique, obsessions graves, hallucinations, sans oublier les processus encore cliniquement silencieux ou non, mais *potentiellement nuisibles*, comme le sont beaucoup de tumeurs malignes.

La souffrance fait partie de ce que George Berkeley (1685-1753) appelait le mobilier du monde, mais elle est en même temps, la pierre angulaire de la médecine. Le gériatre Raymond Tallis (1946-) écrivait : « *La douleur est à l'absence de douleur, non pas comme est le silence au son, mais comme est le bourdonnement d'oreille de Smetana à sa musique. Elle n'élève donc pas, mais dégrade, elle ne rassemble pas les êtres humains, mais les isole.* » Canguilhem rappelle que pour Leriche, la douleur était au cœur du concept de maladie : elle lui apportait ce qu'elle a d'essentiellement pathologique.

Nous devons considérer une personne comme malade, comme le remarque Jonathan Glover (1941-), professeur de philosophie à *Kings College*, et donc comme ayant besoin d'un traitement, si elle se trouve dans une condition physique ou mentale qui lui est préjudiciable[17].

Incidemment, quand Canguilhem mentionne les maladies mentales, il semble ignorer la souffrance qu'elles représentent pour le patient. C'est pourquoi un psychotique n'est pas tout simplement *différent*, comme il le suggère, il est aussi *anormal, pathologiquement anormal.*

En médecine, un dommage, s'il est suffisamment sévère et persistant, est un *mal intrinsèque*, quelles qu'en soient les causes.

« *Qu'est-ce donc que le temps* », écrivait saint Augustin (354-430), « *Quand on ne me le demande pas, je le sais, mais dès qu'on me le demande et que je tente de l'expliquer, je ne le sais plus.* »[18] La remarque de saint Augustin pourrait s'appliquer à la pathologie. Tous les médecins savent ce qui est pathologique et ce qui ne l'est pas. Il y a eu, il est vrai, de nombreux exemples historiques de désaccords fondamentaux, principalement dans le domaine de la psychiatrie, comme dans le cas de l'homosexualité, ou encore celui de la confusion fréquente entre maladie mentale et déviance sociale. L'homosexualité masculine était considérée comme pathologique au début du XXe siècle, en 1974, on a décidé qu'elle n'était plus pathologique mais anormale, et en 1990, qu'elle était tout au plus, anomale.

Cependant, il existe aujourd'hui un large consensus — continuellement sujet à révision — dans le corps médical et la doctrine médicale, sur ce qui, dans le champ de l'anormal, est ou n'est pas pathologique, et qui donc gravite autour des négativités biologiques.

Les phénomènes, les événements, les états, les signes ou les symptômes pathologiques sont des conditions nécessaires, mais pas suffisantes, de maladie. Ceci signifie qu'ils se manifestent, à un moment ou à un autre, durant le cours naturel de la maladie, mais pas forcément de manière permanente. La souffrance dans un cas de zona, dure aussi longtemps que la maladie suit son cours, tandis qu'un malade atteint de schizophrénie ou de syndrome bipolaire, souffre d'épisodes d'angoisse, ou de souffrance mentale. Par contre, un cancer de l'ovaire évolue silencieusement, sans que la patiente en soit consciente, jusqu'au moment où, incurable, il se déclare cliniquement, avec des signes et des symptômes pathologiques, et notamment la douleur.

En somme, « pathologique » est un concept ou un prédicat attribué à certains processus, par un geste spécifiquement médical, concept ou prédicats qui sont des conventions normatives, et ne sont donc ni factuelles, ni non factuelles : il ne peut pas y avoir de normes biologiques saines ou pathologiques, comme le prétend Canguilhem, car il s'agirait d'une contradiction dans les termes.

Canguilhem est victime d'une confusion conceptuelle quand il écrit : « ... *ne conviendrait-il pas de dire que le fait pathologique n'est saisissable comme tel, c'est-à-dire à l'état normal, qu'au niveau de la totalité organique et, s'agissant de l'homme, au niveau de la totalité individuelle consciente... ?* »[19].

En premier lieu, ce ne sont pas un ou des faits pathologiques qui s'attribuent à la totalité individuelle d'une personne, mais une maladie. On ne cherche donc pas la maladie au niveau de la cellule, comme le fait remarquer Canguilhem.

En second lieu, si cette malade est dans un était comateux dû, par exemple, à une hémorragie cérébrale, elle est inconsciente et néanmoins malade.

En troisième lieu, une biopsie, un électrocardiogramme, ou une mesure de tension oculaire sont des faits qui peuvent ou non être pathologiques.

En résumé, ce sont les méthodes d'investigation cliniques telles que l'anamnèse, l'examen physique et les investigations diagnostiques, qui révèlent ou non des *faits pathologiques*. En revanche, le diagnostic attribue une *maladie* à une personne consciente ou non.

Tests de diagnostic

Les examens de laboratoire permettent d'examiner un malade qui se présente avec certains symptômes, mais aussi d'identifier des maladies occultes, qui ne manifestent pas, ou pas encore, de signes cliniques. Il arrive aussi qu'ils interfèrent avec la décision médicale, s'ils ne confirment ni n'infirment le diagnostic, ou encore s'ils sont incompatibles avec ce dernier.

Dans le cas le plus simple, certaines variables n'ont que deux valeurs, comme les anomalies chromosomiques, les leucémies ou la présence d'une hernie inguinale.

Une dyspnée sévère au repos, un vomissement sanglant, un pouls constamment irrégulier, ou une tension artérielle systolique de 160 mm Hg au repos sont, à eux seuls, des signes pathologiques en soi, qui indiquent formellement la nécessité d'un diagnostic.

Cependant, dans la majorité des cas, les variables ne sont pas binaires, mais continues, comme dans le cas d'un état comateux qui peut être plus ou moins profond, ou comme celui de la glycémie ou du taux des globules blancs.

Or, la médecine, après la Seconde Guerre mondiale, s'est intéressée de plus en plus aux variables continues, c'est-à-dire quantitatives. La courbe de distribution des variables continues peut être gaussienne (dite « normale ») ou asymétrique. La distribution des résultats d'un test chez des malades est parfois centrée sur un point différent de celui des sujets non malades. Certains patients ont des résultats très élevés (un diabétique a de l'hyperglycémie), d'autres au contraire, très bas (un anémique a un taux d'hémoglobine bas), mais la majorité d'entre eux ont un résultat centré sur la moyenne.

La médecine étant une science appliquée, repose sur la nécessité d'intervenir, et elle doit être capable de choisir afin de décider ce qui est normal et ce qui ne l'est pas. Ce choix se fait souvent sur des bases purement cliniques : le patient est malade ou ne l'est pas, est handicapé ou non, etc.

Mais avec les données de laboratoire, les variables continues introduisent une pénombre entre le normal et le pathologique : dans le cas d'une variable continue, lorsqu'on utilise un test diagnostic, il est souvent nécessaire de choisir un point de démarcation, un point de coupure au-delà duquel un patient est *déclaré malade*, comme une glycémie à jeun de 126 mg %, au-delà de laquelle un patient est déclaré diabétique.

Identifier où est le seuil de démarcation dépend de l'existence ou non d'un « *standard-or* » qui permet d'identifier la maladie en question.

Dans certains cas, la médecine choisit plusieurs points de coupure quand différents niveaux d'une variable, par exemple le cholestérol sanguin, correspondent à des niveaux de risque de plus en plus élevé. Ce point de coupure, d'ordinaire basé sur des données épidémiologiques, a pour effet de transformer une variable continue en une variable catégorielle. L'importance de ces points de coupure tient à ce qu'une valeur (par exemple, une glycémie) située au-delà de cette césure est considérée comme médicalement anormale.

Ces points de coupure sont toujours sujets à révision, ce qui concerne les cliniciens, et ce qui est le rôle des conférences de consensus : au cours du siècle passé, on a pu observer le glissement de nombre d'entre eux, comme dans le cas du cholestérol sanguin ou de la tension artérielle. Les facteurs environnementaux sont eux aussi susceptibles de modifier brusquement ce qui est accepté comme normal : l'accroissement de l'iode alimentaire a eu pour effet de réduire de manière dramatique le taux de captation d'iode radioactif chez des patients normaux.

Dans la majorité des cas, c'est-à-dire dans la plupart des tests, certains sujets sélectionnés, soit au-dessus, soit en dessous du point de coupure, sont caractérisés de manière incorrecte, soit que le test indique une condition anormale, alors que le patient est parfaitement sain, soit que le test se situe dans les limites normales, alors que le patient est cliniquement ou potentiellement malade. Ceci tient à ce que les résultats se chevauchent, de sorte que le point de coupure risque de ne pas être clairement discriminatoire : dans ce cas, il identifie des faux positifs ainsi que des faux négatifs. Dans ces régions de *recouvrement* se superposent les résultats faux positifs (qui entraînent des tests et des traitements inutiles, coûteux et parfois dangereux) et les faux négatifs (où une maladie échappe au traitement). Si on cherche alors à ajuster le point de coupure afin d'identifier plus de personnes atteintes de la maladie, on accroît inévitablement le nombre de faux positifs (comme le dépistage de l'hypertension artérielle par la mesure de la tension artérielle) ; en revanche, si on cherche à éviter les faux positifs afin d'éviter d'identifier comme malades des sujets sains, on accroît alors le nombre des faux négatifs. Chaque position du point de coupure est associée à une probabilité spécifique de faux positifs et de faux négatifs.

En résumé, dans le cas des variables dichotomiques, le laboratoire permet de savoir si une mesure est anormale ou non. Dans le cas opposé, des données cliniques, épidémiologiques et statistiques sont nécessaires afin de permettre de choisir un certain niveau optimum d'une variable continue, qui corresponde à une certaine probabilité d'être anormal.

Dans ce cas, l'interprétation du test diagnostique et l'incertitude qui l'accompagne font appel au jugement du clinicien et du malade.

Il y a une idée très importante qui émane des écrits de Canguilhem, que je résumerai de la façon suivante : les tests de laboratoire et les techniques de visualisation représentent un progrès considérable, mais la pratique médicale, récemment, a parfois, ou souvent, tendance, à leur donner la priorité dans l'établissement du diagnostic, rabaissant ainsi l'autre source d'informations, que représentent l'interrogatoire et l'examen physique du patient, trop souvent négligés, et qui figurent souvent, mais pas toujours, 50 % de l'information nécessaire au diagnostic.

Une controverse historique : Pratt contre Pickering

La distinction entre ce qui est anormal et ce qui est pathologique n'est pas toujours très simple à établir, et peut faire appel à des techniques épidémiologiques et statistiques très complexes.

Il existe une relation quantitative entre la pression artérielle et les effets adverses qui portent, soit sur le système cardiovasculaire, soit sur la mortalité et l'espérance de vie.

La controverse historique, 1940-1950, entre le médecin anglais Sir Robert Platt (1900-1978) et Sir George Pickering (1904-1980), *Regius Professor of Medicine* à l'Université d'Oxford, portait sur la distinction entre normal et pathologique, c'est-à-dire entre normotension et hypertension. Les hypertendus sont-ils un groupe distinct, ou bien n'y a-t-il aucune division biologique entre tension artérielle normale et excessive ? Platt défendait la première thèse, Pickering la seconde. Platt prétendait que la courbe de distribution de la tension artérielle était bi- ou même tri-modale. Pickering estimait qu'elle était unimodale, gaussienne, mais légèrement asymétrique. Pourquoi cette différence ? Platt avait analysé des dossiers de malades hospitalisés, avec tous les biais statistiques aujourd'hui bien connus qui caractérisent ce genre de patients, tandis que Pickering préférait étudier des populations de sujets non sélectionnés. L'opinion de Pickering l'a emporté[20,21].

Étant donné que la distribution de la tension artérielle est continue, l'hypertension doit se définir cliniquement par un point de coupure. Les nécessités de la décision en médecine nous obligent à choisir une ligne de démarcation, même si l'on se sent mal à l'aise de cette résolution, et comme la probabilité de complications futures montre une relation exponentielle avec la tension artérielle, l'hypertension est définie comme le niveau au-dessus duquel une intervention thérapeutique est nécessaire.

On admet aujourd'hui, avec l'*American Heart Association*, qu'un sujet est atteint d'hypertension si sa tension systolique au repos est de 120 mm Hg ou plus, et sa diastolique est de 80 mm Hg ou plus. On distingue encore, la pré-hypertension (maxima 120 à 139 mm Hg), l'hypertension niveau 1 (maxima 140-159 mm Hg), l'hypertension niveau 2 (maxima 160 mm Hg ou plus) et enfin la crise hypertensive (180 mm Hg ou plus). Ces normes ne sont pas absolues, et le clinicien doit les ajuster au cadre clinique de chaque patient. Rappelons que ces normes sont sensiblement plus basses que les précédentes pour lesquelles le seuil d'hypertension était d'un maxima de 130 mm Hg.

On observe ici le phénomène du *recouvrement* décrit plus haut. Si on abaissait le point de coupure à 110 mm Hg, très peu de patients hypertendus échapperaient au diagnostic, mais beaucoup de sujets normaux seraient alors erronément classifiés comme hypertendus. En revanche, si on choisissait un seuil de 140 mm Hg, une plus grande fraction d'hypertendus présumés seraient classifiés erronément comme normotensifs, mais une proportion plus importante de normotensifs seraient classifiés comme normaux.

Traduire des valeurs de laboratoire quantitatives en décidant d'un seuil de démarcation, est la quintessence du geste qui permet d'aller du biologique au médical, ce qu'on appelle en médecine une procédure *translationnelle*. Toutefois, ceci oblige à trouver le meilleur compromis : afin d'éviter de classifier erronément les sujets normaux, il faut accepter un défaut d'inclusion de tous les sujets anormaux ; inversement, si l'on cherche à s'assurer d'inclure tous les sujets anormaux, il faut accepter de classifier erronément comme anormaux, une fraction accrue de sujets normaux. Ceci s'applique à quantité d'autres tests comme la mesure de la pression intraoculaire, le diagnostic du diabète, ou la mesure de la densité osseuse qui ont, eux aussi, leurs faux positifs et leurs faux négatifs. On imagine l'importance de ces considérations pour les cliniciens.

La priorité logique de l'anormal

« *Souvent, c'est l'anormal qui fait la lumière sur le normal* », écrivait le philosophe anglais John Austin (1911-1960)[22].

Un biologiste s'intéresse à toutes les plantes, tandis qu'un jardinier distingue les mauvaises herbes et les arrache ou les combat.

Certaines paires de termes qui sont la pierre angulaire des doctrines médicales, comme normal/anormal, malade/guéri, santé/maladie, vie/mort, montrent une asymétrie évidente. « *Nous sentons la douleur, pas l'absence de douleur* », écrivait Schopenhauer[23]. Les termes négatifs sont irréductibles et plus déterminés, explicites et basiques que les termes positifs. Les facteurs et les processus qui font souffrir ou qui handicapent, sont mieux connus et plus solidement fondés et classifiés que ceux qui rendent les gens en bonne santé. La mort est un fait définissable, et il y a une longue liste de causes de décès, mais nous nous demandons rarement quelles sont les causes qui font que nous sommes vivants. Dans un orchestre symphonique, les altos ne s'entendent d'habitude pas, sauf s'ils font une fausse note.

Dans les questions de santé et de maladie, la pathologie a le premier mot, car elle est conceptuellement antérieure à la physiologie. Ce qui est désirable médicalement pour une personne, ce n'est pas d'être normale, ce qui est tout aussi irréel que les gaz parfaits : ce qui est désirable, c'est de ne pas manifester de phénomènes anormaux, gênants ou pénibles.

Ce qui est normal est privatif et se définit par défaut, car il est contrefactuel, et correspond à l'absence de l'anormal. Inversement, être nuisible ou toxique signifie affecter la santé de manière défavorable, et non pas ne pas l'affecter de manière favorable : l'anormal est logiquement originel. Une seule anormalité peut avoir des conséquences médicales dramatiques, mais un nombre illimité de conditions sont nécessaires pour être en bonne santé.

Les fonctions que décrit la physiologie sont donc des conventions nécessaires et contrefactuelles, que nous construisons selon nos intérêts cognitifs. Nous distinguons les fonctions (la fonction cardiaque) des dysfonctions (la décompensation cardiaque), mais la coupure qui les sépare les unes des autres, ne sépare pas des espèces naturelles ou des constituants ultimes du monde de la biologie. Les critères qui permettent de les séparer, ne nous viennent pas de la réalité biologique, mais y sont apportés par nous.

La physiologie n'est ni descriptive, ni prescriptive, puisqu'elle porte sur des fonctions théoriques, qui ne sont ni vraies, ni fausses, tout comme la théorie de gaz parfaits en physique. Joseph Henry Woodger (1894-1981), un des premiers théoriciens de la biologie, écrivait que les physiologistes se situent au-dessus de la métaphysique, alors qu'ils y sont plongés jusqu'au cou.

En d'autres termes, la physiologie et ses fonctions sont littéralement fausses. La physiologie sépare le bon grain de l'ivraie, de telle sorte que comme nous le dit Kant : « *On attribuera une fin à un organe, que si cette dernière est la plus apte à ce but*[24] ».

La physiologie manipule des concepts comparables à ceux qui s'utilisent en physique, comme la vitesse instantanée, une surface parfaitement lisse et sans frottement ou des corps parfaitement rigides, etc. Non sans humour, on nous dit que pour simplifier leurs équations, les physiciens utilisent des vaches sphériques. La physiologie ne fait-elle pas de même ? Elle rappelle les idées d'ordre naturel de Newton, telles que le principe d'inertie, c'est-à-dire la première loi du mouvement, qui est un paradigme abstrait du mouvement naturel, et qui jamais ne s'observe dans le monde.

« *Seulement si un corps était livré complètement à lui-même*, écrit le philosophe britannique Toulmin (1922-2009), *il se déplacerait régulièrement selon une ligne droite, mais aucun corps réel n'est en réalité mis dans cette situation extrême. Les termes d'"inerte" ou d'"inertie", sont essentiellement négatifs, indiquant comment les choses se comporteront par elles-mêmes si rien d'extérieur n'intervient.* »[25]

On ne décrit pas un cœur qui fonctionne normalement, comme normal, pour la raison qu'il bénéficie à son porteur, mais plutôt car il ne lui est pas nuisible. *Omnis determinatio est negatio.*

Taine déclarait : « *À proprement parler, l'homme est fou, comme le corps est malade, par nature ; la raison comme la santé n'est en nous qu'une réussite momentanée et un bel accident.* »[26]

Selon Canguilhem : « *La physiologie explore le cours de ces processus qui est le plus fréquent, plus régulier et qui est appelé pour cela normal, la pathologie s'occupe de leurs formes rares qu'on appelle anormales* »[27]. C'est une vision fallacieuse. À titre d'exemple, la majorité des gens ont des caries dentaires, ce qui ne rend pas les caries physiologiques.

La physiologie est contrefactuelle, car elle n'est pas censée correspondre à une réalité biologique, mais à un modèle conventionnel.

Lorsque nous utilisons le terme de « fonction », tout comme ceux de « normal » ou de « pathologique », ceci peut représenter deux situations différentes. D'une part, ces termes sont utilisés pour *recommander* ou rejeter, en quels cas ces déclarations ne sont ni vraies, ni fausses. Les fonctions sont alors des normes prescriptives, qui n'ont de sens que relativement à des humains, à des animaux ou à des êtres sensibles, qui attribuent une valeur à la vie et à la survie et qui craignent la souffrance.

En revanche, il peut aussi s'agir d'une déclaration qui met en évidence le sens que leur donnent les médecins ; cette déclaration peut être vraie ou fausse, selon qu'elle décrit correctement ou non leur usage. Et c'est vers ceci qu'il nous faut à présent nous tourner.

La priorité épistémique du normal

La médecine clinique renverse la séquence empirique qui justifie la priorité logique de l'anormal. Le clinicien admet la priorité « épistémique » du normal, qui dépend, non pas de la manière dont sont les choses, mais de la manière dont nous les concevons[28]. Une fois qu'on accepte la physiologie par défaut — c'est-à-dire qu'elle se réfère à la normalité contrefactuelle —, les déclarations qui classent certaines caractéristiques comme anormales se déterminent en référence à ce standard. Les cellules cancéreuses sont pathologiques par contraste avec les cellules normales. Toute investigation médicale doit commencer par une procédure d'élimination, qui sépare les traits anormaux d'un groupe de sujets « contrôles » auxquels aucune pathologie n'est imputée.

« *Toute personne*, écrivait le philosophe britannique Stuart Hampshire (1914-2004), *qui se sert de concepts, introduit nécessairement la distinction entre un cas standard ou normal, et un cas imparfait un anormal...* ». La comparaison et la mise en ordre des spécimens plus ou moins anormaux d'un certain type, est tout aussi inévitable que la comparaison et la mise en ordre de déclarations plus ou moins sûres et certaines[29].

Quelle justification avons-nous pour qualifier un processus d'anormal ?

Socrate nous a indiqué la méthode qui est celle de l'*elenchus*. Elle consiste à soulever des questions sous une forme comparative. Les questions se posent alors avec, en tête, une idée contrastante. Pourquoi les fumeurs de cigarettes (*au contraire des non-fumeurs*) développent-ils un cancer du poumon ? La tentative d'explication n'est donc pas simplement : pourquoi ceci ? mais plutôt : pourquoi ceci de préférence à cela ? On compare donc un fait avec une alternative qui sert de contraste.

Or, il est souvent difficile en médecine d'identifier une ou plusieurs populations contrefactuelles qui puissent être considérées comme « normales ». C'est là un des problèmes majeurs de la recherche épidémiologique. Les groupes de contraste, qu'on appelle en médecine les *contrôles*, doivent alors être ventilés par âge, genre, niveau socio-économique, profession, consommation de tabac, et autres caractéristiques susceptibles d'influencer la distribution de la variable pathologique en question, hypertension artérielle, affection cardio-vasculaire ou autres.

De même, les données de laboratoire, les analyses biochimiques sanguines et l'examen hématologique sont toujours accompagnés de leurs plages statistiques qui dépendent de la population locale, des méthodes de mesure, des conditions de l'essai, des unités usitées, de la gamme des erreurs statistiques, et de beaucoup d'autres circonstances.

Les concepts de normal et de pathologique en clinique ou en épidémiologie, sont de forme comparative : « normal » joue alors le rôle d'une convention de référence, une sorte de niveau zéro, comme la tonique dans une gamme musicale.

La pensée et le langage médical prennent leur départ dans la priorité logique de l'anormal, mais avec le passage pragmatique à la clinique, cette polarité s'inverse : la priorité épistémique du normal est alors conventionnellement traitée comme un donné.

Tantôt Canguilhem défend la priorité du normal, tantôt celle de l'anormal[30]. Cependant, il écrivait : « *L'anormal, logiquement second, est existentiellement premier* ».

Les anormalités, pathologiques ou non, ont une causalité

Selon Aristote, à chaque changement, à chaque *kinesis*, correspond un certain agent causal uniquement lié à ce changement, et il existe des conditions dont la présence aurait pu prévenir ce changement[31]. Un changement véritable est déterminé par une cause, et consiste à « *souffrir une affection* »[32] : il dépend d'un agent causal (qui est actif) et prend place dans un sujet (un « patient », qui est passif). Avec le changement, le sujet est exposé à un facteur indésirable ou opposé, c'est-à-dire qu'il *reçoit un contraire*, ce qui signifie *souffrir une affection (pathos)*[33]. Selon Galien, « *nous appelons tout changement qui a déjà eu lieu, une affection (pathos)* »[34]. Et encore, selon Aristote : « *Une cause est une condition qui éloigne du cours ordinaire ou régulier des choses.* » Cependant, les termes de « patient » et de « souffrir une affection » ont un sens très large et le sujet du changement peut être un être inanimé comme un être vivant. Ce qu'il faut en retenir, c'est le lien entre changement, souffrance et causalité.

Les explications causales sont nécessaires pour rendre intelligibles les changements qui éloignent le patient de certaines normes anatomiques ou physiologiques. Une cause est toujours une cause de dommage, de détriment. On se demande quelle est la cause des fausses couches, pas celle de l'accouchement. De même, on ne se demande pas quelle est la cause de la gravitation de Newton, mais on cherche à savoir quelle est la cause de l'écroulement d'un pont.

En bref, certaines causes — ce qu'on appelle parfois en médecine les « déterminants » — sont nocives, défavorables, nuisibles, préjudiciables, ou toxiques. D'autres sont protectrices, et réduisent certains risques. Les causes en médecine divisent les processus biologiques en deux groupes, normal et anormal, et les facteurs de prévention sont des causes négatives et referment la coupure.

Les maladies ont donc toutes, par définition, des causes, mais celles-ci sont trop souvent loin d'être connues.

Les maladies ont une histoire naturelle

Les classifications en biologie cherchent à diviser la nature au niveau de ses articulations, comme le suggérait Platon[35]. Mais ceci, en médecine, est un leurre, car les maladies sont des conventions et n'ont généralement pas de support ontologique. Les maladies sont en général causalement multifactorielles, cliniquement hétérogènes et, en général, ne sont pas groupées en catégories exhaustives, et mutuellement exclusives.

Une maladie est un ensemble structuré de processus distincts, organiques ou mentaux, de caractéristiques physiques et/ou psychologiques, considérés comme indésirables à cause de la détresse et l'incapacité qui en résultent. Elles nécessitent donc un traitement, connu ou inconnu. Les maladies sont des processus essentiellement pathologiques et statistiquement répétitifs, que subit un organisme, et qui sont reconnus comme tels par la science médicale. Elles ont des causes, connues ou inconnues. Leur mécanisme (pathogenèse) est intérieur au corps du malade, sauf dans le cas des maladies mentales qui peuvent se développer au-delà des limites du corps.

Les maladies se développent dans le temps, et ont, chacune, nous le savons depuis Thomas Sydenham (1624-1689), leur histoire naturelle. Elles relèvent de préoccupations prudentielles qui portent sur les remèdes, les soins appropriés et les mesures préventives. Ou bien un traitement efficace, curatif ou palliatif est disponible, ou sinon, il est admis qu'il devrait, en tout cas en principe, être découvert. Ce concept a été introduit en médecine en 1949 par un livre classique *The Natural History of Diseases*, signé par John Ryle (1889-1950), le frère du grand philosophe anglais Gilbert Ryle (1900-1976). Ryle était un praticien devenu *Regius Chair of Physic* à Oxford. Il défendait une approche traditionnelle de la médecine, qui s'opposait à celle de Sir Thomas Lewis (1881-1945), un adepte de la recherche clinique et expérimentale dans l'esprit de Claude Bernard, qui avait fondé le premier département de recherche clinique en Grande-Bretagne, au *University College Hospital*.

En revanche, John Ryle déclarait : « *Un médecin est un naturaliste. Il y a une ressemblance entre l'approche des grands naturalistes qui doivent leurs réussites à l'observation attentive, et à l'enregistrement et l'analyse de données, et celle des grands noms de la médecine.* » Il défendait le primat de la clinique, envers l'expérimentation.

Ce concept d'histoire naturelle est important. Canguilhem ne nous en parle guère ; or, dans le cours de beaucoup de maladies, notamment dans beaucoup de cancers et nombre d'affections aigües graves, il existe un moment critique au-delà duquel, ou bien l'intervention médicale perd de son efficacité thérapeutique et devient tout simplement palliative, ou alors, la maladie devient incurable. S'il avait pris conscience de ce concept sur lequel repose la clinique médicale, aurait-il parlé de la *vis medicatrix naturae* ?

Chercher l'essence des maladies dans les organes, remonte, selon Canguilhem, à ce qu'Aristote appelait l'*organon*[36], mais Aristote n'a jamais utilisé ce terme ; il parlait de *Peri Zôôn moriôn*, parties des animaux.

De plus, la place des organes en pathologie est en train de changer. À titre d'exemple, traditionnellement, le cancer était défini par le lieu, la partie du corps ou l'organe atteint, par exemple, le sein ou le poumon. Mais on sait à présent que des mutations qui conduisent à un cancer dans un organe (le sein, par exemple), sont parfois responsables de cancers typiquement observés ailleurs dans le corps, comme le cancer colorectal. Ceci est en train de modifier le ciblage de traitements anticancéreux qui va se déplacer des organes vers la génétique cellulaire.

Les maladies sont des conventions : il s'agit de processus réels qui ont lieu dans la nature, et que nous identifions par des critères biologiques et psychologiques, mais leur identification et leur catégorisation sont arbitraires, et résultent de règles généralement acceptées par la science médicale.

Il est donc vain de chercher une explication à *la maladie*, car il n'existe que *des maladies*. Canguilhem pense que la maladie relève d'une relation de l'organisme au milieu, mais on voit mal en quoi une leucémie, une dermatite bulleuse ou une cystite interstitielle seraient des relations nouvelles avec le milieu ? Elles peuvent avoir des conséquences sur ce qui relie l'organisme au milieu, mais elles se définissent par des critères *intrinsèques à l'organisme, et indépendamment du milieu.*

Les maladies que Canguilhem identifie comme du type hypo/hyper ne sont pas une catégorie en soi, et aucune nosographie ne les identifie comme telles. Ceci tient à ce que ces maladies sont identifiées comme telles par un trait sélectionné arbitrairement à cet effet. Un patient, qui souffre d'une tachycardie grave (*hyper*) et de longue durée, peut faire une décompensation cardiaque (*hypo*). Ou encore, un patient souffrant d'un syndrome bipolaire et qui se trouve en phase maniaque, c'est-à-dire une accélération pathologique des processus mentaux (*hyper*), peut présenter des manifestations cliniques identiques à celles d'un psychotique ou d'un schizophrène, c'est-à-dire un patient qui, pour Canguilhem, n'est pas dévié mais différent.

Au XIXe siècle, il y a eu une époque où on identifiait des maladies que l'on appelait les *fièvres* (*hyper*), et il a suffi que l'on subdivise et reclasse ces patients, pour que l'idée d'hyper/hypo perde son sens.

De même, Freud nous parlait encore de *névrose*, un terme abandonné par la psychiatrie aujourd'hui, et qui recouvre des syndromes distincts, qui n'ont rien de commun entre eux, tels que les désordres anxieux, les phobies, les troubles obsessionnels, les stress post-traumatiques, les troubles dissociatifs, les troubles somatoformes, les syndromes de dépersonnalisation et de déréalisation, l'hypocondrie, et diverses pathologies de la personnalité.

Les maladies se présentent avec des niveaux variables de sévérité. Même si, pour un médecin, une maladie représente une décision de tout-ou-rien, la question n'est pas alors de savoir « Qui est malade ? », mais « Jusqu'à quel point est-il malade ? » Le niveau d'hyperglycémie que manifeste un patient n'a pas grand-chose à voir avec la sévérité de son diabète.

Les maladies sont donc à la fois descriptives et prescriptives, scientifiques et évaluatives, cognitives et prudentielles, informatives et guides à l'action ; en plus de son contenu assertif, l'attribution d'une maladie à un patient implique *la nécessité d'une intervention médicale*. Un processus biologique particulier est une maladie, si et seulement si, il s'agit d'un processus que l'on souhaite être capable de prévenir ou de traiter d'une manière efficace, que ce soit aujourd'hui possible ou non.

De manière générale, les maladies représentent des catégories provisoires, qui souvent se chevauchent les unes les autres, et qui, rarement, correspondent à des entités ontologiques. En réalité, les maladies sont tout au plus nos manières, à nous médecins, de grouper les malades, et il y a, en général, des configurations multiples et légitimes qui permettent de classifier les personnes affectées. Elles dépendent d'hypothèses explicatives conventionnelles et provisoires, et les lignes de démarcation qui les séparent ne sont que rarement de nature biologique.

En somme, le concept de maladie n'appartient pas à la biologie, même si les maladies vécues par des patients sont des phénomènes biologiques.

Canguilhem prêche pour une conception holiste de la médecine, ce que la médecine américaine, depuis la Seconde Guerre mondiale, appelle *comprehensive medicine*, mais ceci ne signifie pas rejeter la multiplication des disciplines médicales.

La fragmentation de la médecine est inévitable, et c'est ce qui a fait que dès la fin du XIXe siècle, est née en Allemagne et ensuite dans les pays de langue anglaise et dans le nord de l'Europe, une nouvelle spécialité, *Innere Medizin*, la médecine interne. Un interniste est comme un chef d'orchestre, il doit connaître tous les instruments de l'orchestre, et parfois il en joue lui-même un ou deux. Un interniste doit connaître et coordonner toutes les spécialités médicales qui relèvent de la pathologie interne, de sorte qu'il sait quand appeler des spécialistes, et il est capable de dialoguer avec eux.

La médecine interne reste encore trop méconnue et incomprise en France, car, dans le système de santé français, il y a deux types de praticiens : le généraliste et le spécialiste[37].

L'importance de cette spécialité vient aussi de ce que la médecine et l'éducation médicale, dans le contexte dualiste et cartésien dans lequel elles se sont développées, tendent inévitablement à considérer les patients comme des corps tangibles porteurs d'un appendice subsidiaire appelé l'esprit. Cette description, quelque peu abusive de l'exercice de la médecine, souligne le schisme très présent entre la médecine et la psychiatrie qui est encore traitée comme une discipline à part. Or, la médecine interne intègre la psychiatrie dans l'exercice de la clinique.

Le diagnostic fait appel avant toutes choses à l'anamnèse et à l'examen clinique. Mais ceci ne doit pas être interprété de manière trop rigide comme le fait Canguilhem, quand il déclare que l'idée qu'un test de laboratoire, en l'absence d'anamnèse et d'examen physique, puisse apporter un diagnostic est une *confusion philosophique*[38]. Citons l'exemple d'un malade dont l'ophtalmologue demande un examen hématologique qui révèle une leucémie lymphoïde chronique. Un seul examen est suffisant, dans cet exemple, à faire le diagnostic. Et si le même ophtalmologue observe une augmentation persistante de la tension oculaire, cet examen, à lui seul, indique un glaucome. Où est la confusion philosophique devant la réalité médicale ?

En dernier lieu, il faut rappeler qu'un patient souffre rarement d'une maladie unique, car la comorbidité est plus ou moins la règle.

Les maladies, les espèces et leur ontologie

Il y a une vieille tradition qui remonte à Aristote selon laquelle les organismes peuvent être classés sans ambiguïté dans de catégories distinctes sur la base de leurs caractères morphologiques. La théorie de l'évolution a rendu cette conception intenable. Il est aujourd'hui admis en biologie que les espèces ne sont pas des catégories « naturelles » car, pour ce faire, il faudrait qu'il existe des propriétés propres à tous les membres de cette espèce. Or, l'évolution biologique nous montre que le travail des mutations va à l'encontre de cette possibilité, car un trait qui serait universel pourrait être éliminé à la génération suivante[39].

Au demeurant, il existe une douzaine de concepts de l'espèce dans la littérature biologique actuelle, dont les trois types principaux sont basés sur le croisement, l'écologie, la morphologie, la génomique et la phylogenèse.

En réalité, les espèces n'ont pas d'essence : il n'y a pas d'essence humaine. Dans une perspective évolutionniste, les humains sont une partie d'une lignée évolutive, *l'Homo sapiens*. Il n'y a aucune propriété qualitative que possèdent tous les êtres humains et seuls les êtres humains. À titre d'exemple, avoir une certaine capacité cognitive, une capacité sociale, ou même être capable de communiquer par l'usage du langage, ne sont pas des caractéristiques nécessaires pour un être humain.

Ceci ne signifie pas que les espèces n'existent pas, mais seulement qu'elles n'ont pas de propriétés spécifiques.

Buffon (1707-1788) pensait que toute classification des organismes vivants en catégories séparées ne peut jamais être tout à fait réussie, car nous introduisons dans la nature des barrières qui n'ont pas d'existence réelle. Il a néanmoins continué à classifier.

Darwin, à son tour, écrivait : « *We shall have to treat species in the same manner as those naturalists treat genera, who admit that genera are merely artificial combinations made for convenience* ». Les espèces, tout comme les maladies, ne sont pas ce qu'on appelle en philosophie des *catégories naturelles*[40], parce que les classes sont liées à un essentialisme incompatible avec la vision évolutionniste du monde. Le concept traditionnel de catégorie naturelle, avec leurs définitions basées sur des conditions nécessaires et suffisantes, est incompatible avec la complexité du monde de la biologie[41]. La notion de différents systèmes de classification en biologie indique qu'il est possible de tracer des démarcations à des endroits divers. Si, par exemple, on cherche à classifier les plantes à fleurs, comme il existe un continuum étroit de formes intermédiaires, la classification de chaque organisme se fait avec un certain degré d'arbitraire[42].

Le même problème se pose pour les maladies[43]. Les maladies groupent « *les personnes malades dans des catégories qui sont censées être utiles dans la gestion de leurs affections ou dans la compréhension des circonstances qui y ont conduit* »[44].

On distingue deux types de maladies[45]. D'une part, les *maladies causales*, qui sont connues depuis Galien, et qui sont définies par leur étiologie, c'est-à-dire par une *cause unique et nécessaire*, comme les maladies infectieuses, les traumatismes, les carences alimentaires, les empoisonnements ou les maladies génétiques comme la porphyrinurie aigüe intermittente. Les maladies causales sont probablement ce qu'il y a de plus proche de ce que cherchait Platon lorsqu'il conseillait de « *diviser la nature au niveau de ses articulations* ». Pas de tuberculose sans bacille de Koch ! Les maladies causales dépendent de causes nécessaires, de sorte que, dans ce cas, l'élimination d'une maladie est évidemment à portée de main, et c'est ce qui donne toute son importance à la découverte de la théorie des germes. Le clinicien dit alors que le germe est la cause de la maladie infectieuse.

D'autre part, les *maladies phénoménales*, comme l'arthrite rhumatoïde, la schizophrénie ou les tumeurs du poumon, ont des causes multiples et aucune cause unique et nécessaire. Ces maladies sont dues à un réseau de *causes suffisantes*, que la biomédecine et l'épidémiologie cherchent à identifier. Ce chapitre de la recherche médicale occupe une part importante de la littérature médicale. Outre cela, une même maladie résulte souvent d'une pluralité de causes, ce qui signifie qu'elle peut être déterminée par plusieurs ensembles différents, par plusieurs options causales : les mêmes effets ne viennent souvent pas des mêmes causes.

Les conditions de cette seconde catégorie ont souvent des bornes floues, de sorte que dans certains cas limites, certains traits de diagnostic peuvent faire défaut, et des caractéristiques nouvelles peuvent émerger.

Seules les maladies causales sont des catégories « naturelles ». La majorité des maladies n'ont donc pas de support ontologique, de sorte que leur taxonomie repose sur des bases pragmatiques[46]. Toutefois, une fois acceptées et disponibles, les maladies, dont la catégorisation a toujours quelque chose d'arbitraire, ont tendance à se renforcer et à se réaliser d'elles-mêmes, ce qu'on appelle *l'effet Pygmalion.*

Il arrive fréquemment aussi, par exemple en psychiatrie ou dans le cas des troubles fonctionnels, que, baptiser des affections médicales et ficeler ensemble des évènements sélectionnés, conduit à des notions extrêmement instables, et la conception réaliste des maladies devient alors indéfendable. L'appartenance à une catégorie nosologique n'est donc pas déterminée par un ensemble précis de conditions nécessaires et suffisantes, mais les membres de cette catégorie présentent des caractéristiques qui se chevauchent, comme c'est le cas des membres d'une même famille[47].

Ian Hacking (1936-), un brillant philosophe canadien, a rebaptisé *l'effet Pygmalion* du terme plus explicatif de *bioboucle* et de boucle classificatoire. Il s'en sert pour décrire et définir certaines maladies comme la schizophrénie qui représente pour lui une construction sociale, au contraire de la sclérose multiple qui est un phénomène biologique[48]. Hacking ne réalise pas que toutes les nosographies sont des constructions sociales, et ne cessent de se modifier, de l'époque des fièvres jusqu'à la *Classification internationale des maladies*[49]. Le problème de la classification des maladies mentales n'est pas différent de celui des autres catégories, il est tout simplement plus complexe. Au contraire de ce qu'il écrit, la causalité de la majorité des maladies mentales est la bouteille à encre. La distinction désuète entre causes prédisposantes et causes déclenchantes ne fait que compliquer les choses[50]. La schizophrénie est considérée aujourd'hui comme un amalgame hétéroclite de désordres divers, qui se traite par la combinaison d'antipsychotiques et de psychothérapie. Ceci dit, l'étude multinationale de la schizophrénie de l'OMS[51], qui portait sur 1 202 malades répartis dans neuf pays du monde, a montré qu'il est possible d'effectuer des études transnationales, mais que ceci nécessite une normalisation des symptômes.

La question est de savoir s'il existe, en plus des malades, des objets abstraits, c'est-à-dire des maladies comme le diabète sucré. Ou alors n'existe-t-il rien que des malades, qui ont la propriété qualifiée de diabète sucré ? Les maladies font-elles partie de l'inventaire du monde ? Chercher l'essence d'une maladie, c'est demander quelles sont les caractéristiques qui la définissent. La signification de termes comme une péricardite, la rougeole, une maladie de Hodgkin, l'urticaire ou un syndrome bipolaire, vient de la manière dont ces mots sont utilisés par les médecins, les infirmières, les patients et les responsables de la santé publique. Ludwig Wittgenstein écrivait : « *Dans un grand nombre de cas — quoique pas tous —où nous employons le terme de "signification", la signification d'un mot, c'est son usage dans le langage* »[52].

La classification des maladies, par exemple, celle de l'**ICD10**, ne se conforme pas à l'idéal d'une classification nosologique qui devrait être mutuellement exclusive et conjointement exhaustive.

En somme, on pourrait conclure, d'une manière quelque peu abusive, que les maladies sont des entités conventionnelles et provisoires qui se retrouvent dans la dernière édition des traités de médecine, ou dans l'**ICD10**. En revanche, les maladies attribuées à des personnes (ou des animaux) ne sont ni factuelles, ni non factuelles. Elles ne sont pas non plus des traces fantomatiques des entités conventionnelles, car, appliquées à un malade, elles ne se réfèrent pas, *descriptivement*, à l'entité qui leur correspond, pas plus qu'à aucune propriété, mais elles expriment une évaluation qui repose sur des critères de correction.

Le philosophe des sciences Carl Hempel (1905-1997), invité à l'Association américaine de psychopathologie, avait fait la déclaration suivante : « *Dans la recherche scientifique, les maladies résistent souvent aux tentatives de les cataloguer d'une manière ordonnée... Certaines des catégories qui en font l'objet présentent au chercheur des cas limites, qui s'inscrivent mal, et d'une manière équivoque, dans l'un ou l'autre des compartiments bien circonscrits, mais qui manifestent jusqu'à un certain degré les caractéristiques d'autres catégories* »[53].

La maladie, celle du malade et celle du médecin

Il y a une distinction radicale entre comprendre les phénomènes du monde physique par les sciences naturelles (*Erklären*[54]), et comprendre des évènements intérieurs à la personne humaine (*Verstehen*), comme les aspirations, les motifs ou les désirs. Il y a deux narrations possibles d'une maladie, le dossier médical et le témoignage du patient lui-même. Il s'agit de la distinction entre *Naturwissenschaften* et *Geistenwissenschaften*, introduite par Wilhelm Dilthey (1833-1911).

Nous avons donc d'une part, la perspective médicale, en termes de diagnostic, pronostic et traitement. Elle considère la maladie et les plaintes du malade comme des phénomènes objectifs et publiquement observables, et cherche à les expliquer et à les corriger. Balzac a montré pourquoi doit s'ouvrir une distance ironique, entre le sujet connaissant (le médecin ou le romancier) et l'objet de la connaissance (le patient ou le personnage d'un roman). Pour connaître la vérité sur un patient, le médecin cherche à isoler la maladie incarnée de la personne atteinte, et ceci nécessite un certain retrait, une réticence, une répression du besoin d'identification avec le patient, le silence imposé à la sympathie, de sorte que la maladie puisse se faire entendre. De même, pour connaître la vérité d'un personnage, ne signifie plus vivre à travers ce personnage, mais enregistrer avec rigueur ses vicissitudes, et ceci fait appel à un savoir alerte mais caché, qui s'approche de l'impersonnalité. En bref, l'approche épistémologique commune à la médecine et au réalisme en littérature a pour effet qu'il est de plus en plus difficile de représenter le sujet connaissant (médecin ou auteur) comme un sujet *humain*, un être multidimensionnel avec ses émotions, ses aspirations, et ses désirs autres que ceux de la pure volonté de connaissance.

Ainsi décrits, les médecins de Balzac, *Le Médecin de campagne* ou ceux de *la Comédie humaine*, représentent une autorité professionnelle, mais aussi un modèle de ferveur et de sentiments humains[55].

D'autre part, la narration du patient est une histoire tout intérieure. Le malade est à la fois agent et patient. Cette dimension de souffrance, d'incapacité, et de désespoir ne peut être capturée par la narration médicale, ce qui n'empêche qu'elle ait une autorité que le médecin doit intégrer.

Nous avons donc deux narrations descriptives, un point de vue objectif et extérieur, et un point privé et intérieur. La narration du patient n'est pas un simple *staccato* d'évènements autonomes, mais plutôt un *legato* d'évènements séparés dans le temps mais liés entre eux, de telle sorte que son phrasé pourrait ne pas être médicalement significatif. Le patient essaie d'évoquer l'histoire de sa maladie de façon à accommoder sa perte de qualité de vie avec le récit des couches souvent conflictuelles de ses expériences personnelles. Le médecin, pour sa part, n'explique pas proprement la maladie comme entité, mais plutôt sous une certaine description. Pour répondre à la demande du patient, il lui faut décrire les besoins du malade en phrases dégagées, afin de conduire à sa conclusion, et en termes intelligibles, l'argument de son diagnostic.

Dans l'interface qui sépare la relation de soins, et l'inquiétude existentielle dont elle est pénétrée, patients et médecins partagent ineffablement une préoccupation liée à la lutte et l'angoisse, l'espoir et le désespoir. Leur recherche de compromis oscille entre un compte rendu complet ou un compte rendu ouvert, entre un problème ontologique ou une question d'attitude, entre le détachement d'une vision objective et la crainte de l'inattendu. Mais la réconciliation entre la narration du médecin et celle du patient, entre les besoins du récit à la troisième personne et les demandes du récit à la première personne, n'est parfois plus possible. Quand ce divorce irréconciliable entre les deux narrations a lieu, s'ouvre alors une brèche ostensible entre aspiration et réalité, qui aboutit, pour le malade, à un sentiment de solitude et d'isolement.

Tragédie : son double visage

La médecine met en évidence la dimension tragique de la condition humaine. Ce qui caractérise les êtres sensibles, c'est que chacun de nous, humains ou chiens, hirondelles ou guépards, est unique et irremplaçable. Aucun autre être, personne d'autre, ne nous représentera à l'heure de la mort. Que la vie soit une expérience unique, rappelle la nature transitoire des choses.

La victime d'une tragédie est moralement innocente, car la tragédie vient de l'extérieur. Le but de la médecine est alors de rendre la vie possible et tolérable, et de tenter d'éluder l'irrévocabilité propre à la nature des choses. La tragédie célèbre la souffrance, mais les soins médicaux cherchent les moyens d'y remédier.

« *Quand la perspective de la mort est proche,* écrivait Platon, *l'être humain commence à éprouver une certaine inquiétude au sujet de choses qui ne l'avaient jamais préoccupé auparavant.* » Selon Karl Jaspers (1883-1969), nous ne commençons à nous connaître réellement que dans des situations limites comme les maladies ou les dangers mortels. Un patient, confronté au désordre de sa fâcheuse situation, se demande si sa condition tragique a une signification, ou si elle est tragique parce qu'elle n'en a pas.

La condition du malade est celle d'une victime, isolée par sa souffrance, du groupe social auquel il cherche à appartenir, victime d'un processus indépendant de son statut moral. La souffrance tragique ramène le sentiment que sa vie est dépourvue d'intérêt, et le monde semble vide de sens.

Le médecin et philosophe anglais, Raymond Tallis (1946-) écrit : « *J'ai un préjugé contre la douleur : je pense, qu'une fois qu'elle a fait son travail de nous prévenir d'un danger, elle est inutile ; ou pire encore qu'inutile, elle retire l'intérêt pour toutes autres choses et draine une attention intense et exclusive* ».

La vie humaine s'écoule de la naissance à la mort. Vue de l'extérieur, la vie d'une personne est un agrégat de fragments du monde rencontrés par hasard, et d'une suite finie de choses, de personnes et d'évènements. Mais, vue de l'intérieur, nous évaluons notre capacité de construire notre projet de vie, et d'essayer d'agir en accord avec lui. Notre existence relie donc entre elles nos actions et nos expériences, dans des séquences significatives et dans des projets de création de soi. Cependant, le problème du sens de la vie est une notion par défaut : on ne le soulève que quand il se trouve mis en question. Les vicissitudes de la maladie et l'attention portée sur elle, tendent à effacer chez le malade ce qui donne à la vie sa continuité, avec la pénétration dans la conscience du sens de sa propre contingence, et de ce que les structures de sa vie sont transitoires. La souffrance physique ou mentale et les maladies tendent à supprimer ces connexions qui donnent sa continuité au fil de la vie d'une personne, en ravageant le sens et le but et les fins de l'existence humaine.

L'expérience et la conscience de la maladie conduisent à une perte d'orientation et d'autonomie, à une identité menacée ou perturbée, et à des préoccupations dépressives au sujet de processus organiques douloureux et néfastes. « *J'ai appris*, écrit la sociologue Renée Claire Fox (1928-), *que ces expériences ultimes arrachent à la plupart des gens les questions que soulevait le livre de Job, et c'est la qualité de leur inquiétude, plutôt que leur éducation, qui détermine avec quelle lucidité ou quel lyrisme ils y répondent* »[56].

Pour la majorité d'entre nous, quand la portée de notre vie se trouve réduite par la maladie, nous prétendons que la souffrance quelle qu'elle soit, et la mort, ne font pas vraiment partie de la réalité ; nous les contournons et nous nous évadons dans des distractions de toutes sortes. Quand nous essayons alors à ce moment de valoriser et de prolonger notre durée de vie, la maladie représente le côté sombre de la vie.

Canguilhem dénonce « *la défaillance caractéristique de l'exercice de la médecine* ». De quoi s'agit-il ? C'est « *l'oubli, pris en son sens freudien, du pouvoir de dédoublement propre au médecin qui lui permettrait de se projeter lui-même en situation de malade, l'objectivité de son savoir étant non pas répudiée mais mise entre parenthèses* ». Canguilhem, confortablement assis dans son fauteuil académique, parle ici des médecins loin d'une réalité clinique et hospitalière dont il ignore tout, méconnaissance qu'il tente de couvrir par des spéculations illégitimes.

De plus, il s'intéresse au malade et rien qu'au malade, en méconnaissant la relation thérapeutique. Il semble ne guère s'intéresser au médecin, à celui qui doit faire face tous les jours à la limite de nos connaissances disponibles, et à l'inefficacité ou les effets indésirables de certaines interventions.

« *Le travail médical*, écrit la sociologue Renée Claire Fox, *est moralement et existentiellement sérieux* ». Les soins médicaux oscillent entre savoir et comprendre, entre le profane et le sacré. Le pendule oscille constamment entre les deux aspects incommensurables que Hegel appelait la nature et l'esprit, entre l'objectif et le subjectif, entre expliquer et comprendre, entre un corps qui fonctionne mal et un patient en détresse, entre une compréhension réelle et une vision empathique.

« *L'anxiété d'un médecin*, écrit Renée Claire Fox, *vient du degré jusqu'auquel il épouse encore des valeurs mais ne peut pas vivre selon elles* ». Perdre un ami, une amie ou une connaissance est toujours un événement majeur dans la vie d'une personne. Mais quand un médecin devient professionnel, et se trouve face à face avec ses émotions, il devient très difficile pour lui d'accepter la mort d'un ou d'une malade et sa souffrance, au-delà du fait que cette mort représente un échec : il faut qu'il se débarrasse de certaines de ses émotions pour que sa vie reste tolérable. Il se sent obligé, de temps à autre, d'oublier ou de masquer le fait que son malade est une âme vivante qui ressemble à la sienne, et de le considérer plutôt comme une simple conscience incarnée et descriptible dans le langage public de la science en rapport avec certaines observations. Quand il affronte des malades en phase terminale, il se trouve aussi embarrassé que n'importe qui d'entre nous, et s'efforce de trouver un équilibre entre un attachement inapproprié, un regard détaché et une froide indifférence.

Alex Comfort (1920-2000), écrivain et médecin britannique concluait : « *Le médecin dans notre culture est souvent un homme avec une carapace. La carapace est fort utile à la plupart d'entre nous, à moins que nous ne soyons trop sensibles ou perturbés, et elle a servi la médecine depuis nombre d'années.* »[57] Ce qui rend une maladie tragique, c'est qu'elle est comprise et perçue par les médecins comme une perte qui n'est pas nécessaire mais qui survient néanmoins. Ralph Waldo Emerson (1803-1882) écrivait que

« *La tragédie est dans l'œil de l'observateur, et non dans le cœur de celui qui souffre* »[58].

Canguilhem montre à quel point il méconnaît ce problème existentiel du médecin, qu'il qualifie de « défaillance ».

Le rôle de la maladie

Le sociologue américain Talcott Parsons (1902-1979) a introduit en 1951, l'idée du *rôle de la maladie*[59], une idée reprise en France en 1959 par Claudine Herzlich (1932-)[60], selon laquelle les malades occupent un rôle spécial dans la société. Un malade est exempt de ses responsabilités familiales, professionnelles ou sociales ; il a droit à l'aide ; il n'est, en principe, pas tenu responsable de sa maladie, et il n'est donc pas censé guérir par un simple acte de décision ou de volonté ; il a l'obligation sociale et morale du désir de guérir, et celui de coopérer à sa guérison.

Le rôle de la maladie est extérieur au processus de la maladie. Il n'est pas rare que des personnes s'installent dans le rôle de malades, en l'absence de maladies : c'est le cas des maladies factices, et, beaucoup plus couramment, les maladies dites psychosomatiques, un terme malheureux qui suppose que tout commence dans l'esprit. On lui préfère souvent le vocable de « maladies fonctionnelles ».

Canguilhem avait eu l'intuition de cette question. « *Il y a des malades,* écrit Canguilhem, *qui trouvent dans leur maladie un bien à leur mesure et qui refusent la guérison.* » Ces patients sont la plaie de l'assurance-maladie et des médecins, qui se trouvent forcés de jouer un rôle qui était jadis celui du prêtre et du confesseur. La psychanalyse est aussi une illustration de la remarque de Canguilhem. Alors que les psychothérapies cognitives, dont on a pu démontrer l'efficacité, durent quelques mois, la psychanalyse dont l'efficacité n'est toujours pas démontrée, dure des années et permet donc au patient de s'installer dans la maladie. « *La maladie isole... et même si cet isolement n'éloigne pas des hommes, mais rapproche au contraire ces derniers du malade, aucun malade perspicace ne peut ignorer les renoncements et les limitations que s'imposent les hommes sains pour se rapprocher de lui* »[61].

La maladie comme métaphore

En 1978, l'essayiste Susan Sontag (1933-2004) écrivait un article devenu célèbre, et intitulé : *La maladie comme métaphore*[62], et déclarait que « *la maladie est la face nocturne de la vie.* »

La consomption était une manière de paraître caractéristique du XIXe siècle. Il était fascinant d'avoir l'air maladif. Chopin souffrait de tuberculose à une époque où il n'était pas chic d'être en bonne santé. L'idée de la tuberculose avait quelque chose d'aristocratique, à l'époque où être aristocrate n'était plus une affaire de pouvoir mais d'allure. Camille Saint-Saëns (1835-1921) écrivait en 1913 : « *Il est élégant d'être pâle et épuisé* ». Être tuberculeux ou mourir de tuberculose était perçu comme une personnalité romantique. « *L'idéal de santé parfaite,* écrivait Novalis (1772-1801), *est seulement scientifiquement intéressante ; ce qui est réellement intéressant, c'est la maladie qui appartient à l'individualisation.* »

Le mythe de la tuberculose est le dernier exemple d'une longue tradition à laquelle appartient la « mélancolie » qui était, selon la théorie des humeurs, la maladie des artistes. Le caractère mélancolique ou celui du tuberculeux, étaient d'une nature supérieure : sensible, créateur, un être à part.

Les lettres de Kafka (1883-1924) sont un compendium de spéculations sur la signification de la tuberculose, tout comme *La Montagne magique* de Thomas Mann. Hans Castorp, le solide bourgeois qui n'a rien d'un artiste, contracte la tuberculose, mais par l'effet de cette maladie, il se purifie et se raffine spirituellement.

« *La tuberculose,* écrivait Keats (1795-1821) à Shelley (1792-1822), *est une maladie qui aime particulièrement ceux qui écrivent des vers de la qualité des vôtres...* ».

L'incidence de la maladie chuta considérablement du fait de l'amélioration des conditions d'hygiène, et bien avant l'avènement de la streptomycine. Le mythe disparut avec la maladie.

Certaines des caractéristiques de la tuberculose se sont ensuite transférées sur les maladies psychiatriques qui, tout comme la tuberculose, conduisaient à la réclusion ou en tout cas à l'entrée dans un *duplicatum* du monde, avec ses règles propres.

Canguilhem développe ce même argument, mais inversé ; il mentionne qu'il fut une époque où la tuberculose était un objet de terreur, mais il ne nous donne pas de sources[63].

Désordres « psychosomatiques » et maladies fonctionnelles

Un patient est souvent incapable de décider si, oui ou non, il est malade. Excepté dans le cas des maladies les plus communes comme une entorse ou un abcès dentaire, les patients observent des symptômes et parfois des signes, mais le raisonnement inductif qui conduit à la maladie est de nature purement médicale. Une maladie ne se perçoit pas, des symptômes, oui.

En médecine, les symptômes sont comme les étoiles dans le ciel. Nous groupons une fraction d'entre elles en constellations. De même, les symptômes peuvent ou non se regrouper en maladies. La plupart des maladies, tout comme des constellations, se manifestent par un nombre fini de symptômes.

Cependant, même comparés aux maladies multi-systèmes, les maladies psychosomatiques sont remarquables en ce qu'elles respectent rarement une même région du corps ou un même organe, car aucun d'entre eux n'est épargné ou ignoré. Ces désordres voltigent d'une région à l'autre. À peine un symptôme psychosomatique est-il découvert qu'il disparaît, tandis qu'un autre symptôme fait son apparition ailleurs.

En 2011, une étude allemande montrait que 21 % des patients qui se rendent à une consultation de médecine générale, présentent des symptômes médicalement non significatifs. Une étude anglaise, portant sur les symptômes inexpliqués dans les hôpitaux, montrait qu'ils étaient présents partout, et dans certains hôpitaux, ils atteignaient plus de 50 %. Ces patients se plaignent de symptômes mal différenciés et non spécifiques, tels que douleurs, nausées, céphalées, fatigue, vertiges, prurit, flatulence, intolérance alimentaire, etc., et souffrent de ce que l'Organisation mondiale de la santé qualifie prudemment de *symptômes médicalement inexpliqués*. Leur prévalence était, en 1997, la même dans tous les pays du monde (USA, Nigeria, Allemagne, Chili, Japon, Italie, Brésil, et Inde) : 20 % des patients qui rendent visite à un médecin manifestent au moins 6 symptômes inexpliqués.

Ces maladies se manifestent par des symptômes façonnés par les médecins, et par les variations et les changements culturels. Au XIXe siècle, les médecins étaient influencés par des théories qui soulignaient les « réflexes » et le système moteur, de sorte que les signes psychosomatiques prirent la forme de l'« hystérie », des paralysies et des épisodes de convulsions. Avec le développement du modèle de maladie organique et la contestation de la théorie des réflexes, les plaintes des malades passèrent des membres spastiques et paralysés, aux sensations de douleurs dans la tête, l'estomac, ainsi qu'à la fatigue et la nausée. Ensuite, quand le modèle psychologique de la maladie, qui nie la nature organique des symptômes psychosomatiques, s'imposa au cours du XXe siècle, les symptômes changèrent de nature. Incapables d'attribuer leur maladie à une défaillance motrice ou sensorielle, les patients se mirent à rechercher des stress environnementaux et des poisons pour expliquer leurs maladies (sensibilité aux rayonnements électromagnétiques, syndrome du bâtiment malsain). En ce faisant, les patients se détournent des médecins, et s'adressent aux nutritionnistes, aux rebouteux et aux guérisseurs (médecines dites « douces »)[64].

Si d'ordinaire, un patient subit sa maladie, ces syndromes, en revanche, sont façonnés par lui et sont de nature expressive plutôt que descriptive. L'intervention médicale crée alors un processus de fuite en avant : elle légitime et accentue la sévérité des symptômes.

Patients et médecins sont entraînés dans un cercle vicieux d'interventions diagnostiques et thérapeutiques inutiles, mêlées d'un sentiment de frustration réciproque.

Ainsi naît une coutume dangereuse, qui consiste à voir dans chaque difficulté de vivre, un problème médical, tandis que les patients défendent obstinément leur statut de malades. Finalement, les patients eux-mêmes deviennent des protagonistes actifs, parfois militants, dans la controverse que soulève leur légitimité. S'ajoute alors une méfiance croissante vis-à-vis du corps médical inévitablement impuissant. L'effet d'humeur litigieuse, les conflits inévitables avec les systèmes d'assurance-maladie, l'appel aux groupes de pression, et l'intervention des organismes de défense des consommateurs, trop souvent dépourvus de jugement et de sens critique, jouent un rôle majeur dans l'attribution, le façonnage et la consécration de ces syndromes. Les diagnostics illusoires que s'attribuent ces patients prennent encore plus d'ampleur par les témoignages que rendent publics les médias : un mécanisme multiplicateur se met alors en place.

On qualifie souvent ces patients de « désordres psychosomatiques », ce qui présuppose qu'ils ne sont pas atteints de maladie comme l'avait déjà observé Galien, et qu'ils n'en ont aucun des signes. Tout se passe comme si le corps produisait des symptômes en réponse à des difficultés émotionnelles et à des problèmes existentiels qui jadis étaient pris en charge par le prêtre ou par des rebouteux. Karl Kraus (1874-1936) écrivait que le diagnostic est la maladie la plus commune. Ces maladies ne sont pas subies par le patient, car il en est l'agent[65].

À l'époque prémoderne, la douleur, la souffrance ou les ecchymoses étaient considérées comme des évènements de la vie. Aujourd'hui, les individus et les groupes d'individus se considèrent comme victimes d'un environnement social de plus en plus oppressif. Nous avons pris l'habitude de médicaliser des troubles qui naguère étaient considérés comme de nature morale. Un nombre croissant d'individus se situent ainsi dans le rôle du malade, en l'absence de maladie.

Cependant, s'il est vrai que ces patients ne souffrent d'aucune condition morbide, d'aucun changement discernable ou identifiable de la fonction ou de la structure d'aucun organe, et même si la littérature médicale les qualifie parfois de « troubles psychogènes », ils ne sont ni des simulateurs, ni atteints d'un désordre psychiatrique : leurs plaintes sont réelles, mais leurs demandes de soins ne répondent à aucun besoin. Goethe (1749-1832) écrivait : « *Si vous vous mettez à penser à votre condition physique ou morale, vous finissez d'habitude par vous croire malade.* »

Canguilhem attribue les maladies fonctionnelles « *à des perturbations de rythmes, des dérythmies, dues à la fatigue ou au surmenage, c'est-à-dire à tout exercice dépassant la juste adaptation des besoins de l'individu à son milieu* », mais rien dans la littérature considérable sur ce sujet ne permet de justifier ces affirmations vagues et probablement fausses.

Sociétal ou médical : déviance ou maladie mentale

Un comportement anormal relève soit de la sociologie, soit de la médecine.

On distingue, en sociologie, les déviances, c'est-à-dire les comportements qui s'écartent d'une norme sociale. Remarquons que, au contraire de la doctrine psychiatrique courante, Foucault, pour des raisons idéologiques, refusait de distinguer clairement la déviance de la maladie mentale[66].

Nous dévions tous occasionnellement des attentes sociales. Quelqu'un dont le seul intérêt dans la vie est de jouer du piano, et qui sacrifie tout pour cette passion est un déviant, même s'il devient un grand pianiste international. Un tueur en série est un déviant criminel. Un blanc est déviant en Afrique centrale, et un juif parmi les chrétiens. La déviance est une réaction sociale à un comportement : c'est une étiquette de comportement. Déviant est donc souvent synonyme de différent, d'original, non-conformiste, fanatique, marginal, mal adapté, hérétique, pervers, vicieux, dépravé, menaçant. Il peut s'agir donc d'un concept moral qui finit parfois dans la criminalité. La déviance est une étiquette, et non un diagnostic.

Les maladies mentales sont *médicalement anormales*, et se présentent avec un comportement physique, des attributs et des caractéristiques propres, et, comme toutes les maladies, elles ont une histoire naturelle.

En revanche, contrairement aux désordres mentaux dont l'identification et la catégorisation sont largement partagées en fonction de la doctrine médicale en cours, l'étiquetage des déviants dépend du processus local de son attribution : il n'y a rien de médicalement anormal dans le comportement d'un déviant. Ce n'est donc pas un état, comme celui d'un handicapé, ou un processus, comme celui d'une maladie psychiatrique, mais un jugement de valeur au sujet de certaines formes de comportement. Au contraire d'une maladie mentale, la déviance n'existe pas isolément, mais uniquement dans un rapport avec ceux qui la définissent et qui la contrôlent. Les normes médicales qui séparent le normal du pathologique ne sont pas des normes sociales, mais un appel à l'aide. Par contre, les comportements déviants violent certaines normes sociales, et invitent un jugement ou une réponse. Une maladie mentale s'analyse en termes de causes et d'effets, une déviance en termes de « bons » ou de « mauvais », de « bizarre » ou de « drôle », de « fascinant » ou d'« inquiétant ».

Certains malades mentaux peuvent eux aussi se comporter en déviants. C'est ainsi que la diminution de lits d'hospitalisation psychiatrique coïncide avec une augmentation des personnes incarcérées avec des troubles psychiatriques.

La mesure des maladies et leur diversité quantitative

La méfiance systématique à l'égard de tout traitement mathématique des faits biologiques que manifestaient Bichat, Claude Bernard et Broussais, relève de l'idéologie bien plus que de la rationalité, et l'histoire leur a donné tort : pour pouvoir évaluer en médecine ou en physiologie les effets, éventuellement qualitatifs, de l'augmentation ou de la diminution d'un phénomène, il est nécessaire de quantifier causes et effets. Même le qualitatif peut se quantifier. À partir de quel moment un test de tolérance au glucose indique-t-il un diabète, ou à partir de quel niveau la tension artérielle d'un patient devient-elle menaçante, ou encore quel est le niveau d'hémoglobine qui nécessite d'envisager un traitement de l'anémie ? Tout ceci fait appel à la quantification : il s'agit là de questions auxquelles l'exercice de la médecine doit faire face quotidiennement[67].

La médecine ne peut donc guère se passer de la mesure.

À titre d'exemple, on classifie les patients atteints d'insuffisance cardiaque en quatre catégories de gravité croissante[68] :

Classe I : aucun symptôme.

Classe II : symptômes légers : confortable au repos ; l'exercice physique ordinaire fatigue et entraîne un souffle court.

Classe III : symptômes modérés : confortable au repos ; l'exercice physique modéré entraîne fatigue et souffle court.

Classe IV : symptômes sévères : les symptômes surviennent au repos ; l'activité physique aggrave l'invalidité et le malaise.

Il en est de même en psychiatrie, où on utilise des échelles de mesure à l'aide d'un questionnaire à choix multiples. Le clinicien choisit l'une des réponses proposées en interrogeant le patient. Les réponses permettent d'établir un score final. Ces questionnaires portent sur les traits émotionnels, cognitifs, motivationnels et physiques. Il existe nombre de questionnaires de ce genre qui permettent de mieux juger d'un syndrome dépressif.

Canguilhem écrit que « *le psychique est par essence ce qui est inapte à la mesure* »[69]. Il semble ignorer la grande tradition qui débute avec Johann Friedrich Herbart (1776-1841), Ernst Heinrich Weber (1795-1878), Gustav Fechner (1801-1887) et Wilhelm Wundt (1832-1920). La psychologie expérimentale serait inexistante en l'absence de mesures. Il en est de même en psychiatrie, où il est important de mesurer la sévérité des expériences que le patient éprouve comme pénibles ou invalidantes. Le SCAN et les QCM (questionnaires à choix multiples) sont des instruments qui dressent un portrait précis et détaillé de l'état de santé psychologique[70].

Aussi longtemps que la médecine était dominée par Hippocrate et Galien, il ne pouvait y avoir aucune méthode quantitative pour comparer les conditions internes des organismes avec certaines normes externes. Un mélange approprié d'humeurs produisait la santé, et leur dérèglement produisait la maladie.

Il est d'ailleurs surprenant de constater que la majorité des histoires de la médecine passent sous silence le quantitatif. L'idée de la quantification débute en médecine avec William Petty (1623-1687), économiste, médecin et philosophe, qui déclarait que ce qui est réel peut être quantifié. Ce qui peut être énuméré peut s'exprimer sous forme de lois de la nature, même s'il s'agit de lois de probabilité. Les fonctions corporelles furent ainsi testées et mesurées. À titre d'exemple, le pèse-personne de Sanctorius (1561-1636) permettait de peser aliments et boissons consommés, afin de calculer la perte de poids due à la perspiration. Autre exemple, l'expérience hémostatique de Stephen Hales (1677-1761) : Hales insérait des tuyaux en laiton dans la veine jugulaire et l'artère carotide d'un cheval, et avait observé que la pression artérielle était beaucoup plus élevée que la pression veineuse, mesurées par la hauteur de la colonne sanguine. Giorgio Baglivi (1668-1707) pensait que la médecine ne deviendrait scientifique qu'en pensant arithmétiquement. Dans son *De Praxi Medica* (1696), il écrivait que « *le corps humain, dans sa structure, et dans les effets qui dépendent de cette structure, opère par nombre, poids et mesure* ».

William Harvey avait soulevé une question quantitative : « *Combien de sang passe des veines aux artères ?* » Il était bien déterminé à y donner une réponse quantitative. Admettons que le cœur bat 72 fois par minute, et que le ventricule d'où le sang part, renferme 2 onces de sang ; le ventricule qui, à chaque contraction, envoie un flot de sang dans l'aorte, enverrait donc, en une heure, 450 litres de sang dans le corps ; le résultat serait que les artères éclateraient par l'irruption excessive du sang. Quelle est l'explication ?

Il n'y a pas d'explication dans le système du corps « *à moins que le sang, d'une certaine manière, ne retourne à nouveau des artères dans les veines, et ne retourne dans le ventricule droit. En conséquence, je commençai à considérer, en privé, que s'il y avait mouvement, ce serait en quelque sorte dans un cercle* ».

Les méthodes de Harvey annonçaient cette science nouvelle de la médecine expérimentale et de la physiologie, car elles manifestaient un désir de quantification avec l'espoir d'agir sur la nature pour découvrir ses secrets.

Le philosophe John Locke (1632-1704) qui exerçait la médecine, distinguait, notamment en médecine ce qui relevait de la connaissance, c'est-à-dire de la certitude, de ce qui relevait du jugement, qui est lui « conforme à la probabilité » (*assent to probability*)[71].

Les lois numériques impliquent un certain déterminisme. De plus, l'attention portée à ce qui est typique en plus de ce qui est individuel a amené la médecine à porter un regard au-delà du chevet, vers les perspectives et les chances que la vie réserve dans un environnement plus large, en éveillant un nouvel intérêt pour l'état de santé des populations.

À partir de 1592, les statistiques de mortalité (*Bills of Mortality*) furent publiées hebdomadairement par les paroisses de la ville de Londres, par crainte des épidémies de choléra. John Graunt (1620-1674), le fondateur de la biostatistique, publia une étude des statistiques de mortalité rassemblées entre 1623 et 1660, ce qui permit de présenter de nouvelles observations qui démontraient « *l'uniformité et la prévisibilité des phénomènes biologiques... recueillis dans la population* ».

La France révolutionnaire commença à recueillir des données détaillées de statistiques médico-sociales. Laplace (1749-1827), Philippe Pinel (1745-1826) et le marquis de Condorcet appliquèrent les statistiques d'état civil aux questions de santé publique.

La méthode numérique de Pierre-Charles Louis

Un chimiste belge, énergique opposant à la médecine conventionnelle, Jean-Baptiste van Helmont (1579-1644), dans son livre *Oriatrike (Ortus medicinae)*, avait proposé d'effectuer un essai clinique qui porterait sur 500 malades randomisés en deux groupes, afin de comparer la saignée à un traitement conservateur. En 1752, le philosophe George Berkeley (1685-1753) avait proposé un essai similaire, afin d'évaluer l'efficacité de l'eau de goudron, un médicament venu du Moyen Âge, et utilisé jusqu'au XXe siècle, dans le traitement de la variole. C'est James Lind (1716-1794) qui prouva, en comparant deux groupes de patients, l'efficacité des agrumes dans le traitement du scorbut : les uns recevaient des oranges et des citrons, les autres des boissons acides comme le vinaigre ou le cidre.

Au XVIIIe siècle, le mesmérisme avait un grand succès en Autriche, ainsi qu'en France. Anton Mesmer (1734-1815) prétendait pouvoir guérir toutes les maladies par un hypothétique fluide magnétique. En 1784, Louis XVI décidait de faire toute la lumière sur cette étrange histoire. Il nomma à cet effet une commission d'enquête dirigée par le physicien Benjamin Franklin (1706-1790), qu'on appelait en France « le bonhomme Franklin », le tristement célèbre Dr Joseph Guillotin (1738-1814), ainsi que le père de la chimie moderne, Antoine-Laurent Lavoisier (1743-1794). Le résultat du travail de la commission fut publié en 1784 dans *Le Rapport des Commissaires chargés par le Roi de l'examen du Magnétisme animal.* Ce document frappe aujourd'hui encore par la modernité des protocoles adoptés, qui représentent un excellent exemple de l'emploi de tests cliniques à l'aveugle. Il avait aussi le mérite d'introduire un groupe contrôle soumis à un traitement inerte, ce que nous appellerions un placebo. La commission avait aussi soutenu, pour la première fois, la nécessité d'une analyse statistique des résultats obtenus. La Faculté de médecine condamna le mesmérisme en 1784.

Toutefois, ces premiers essais sont restés sans suite.

Au début du XIXe siècle, la médecine européenne était très préoccupée des « fièvres » de toutes espèces, qui n'étaient pas considérées comme des symptômes, mais comme des catégories de maladies : on connaissait les fièvres septiques, les fièvres puerpérales, les fièvres hectiques et les fièvres diarrhéiques, sans parler de l'hépatite, de la pneumonie et de l'ophtalmie. Après la Révolution française, François Victor Broussais (1772-1838), médecin parisien et jacobin, s'élevait contre l'anatomie pathologique, et défendait l'idée que toutes les fièvres ont la même origine : elles sont un signe d'inflammation des organes. C'est pourquoi on appliquait des sangsues sur la surface du corps correspondant à l'organe enflammé, et on admettait que ce traitement était efficace : à titre d'exemple, on couvrait le thorax de sangsues en cas de pneumonie. Les théories de Broussais étaient portées en haute estime par ses confrères français. En 1833, la France importa 42 millions de sangsues à usage médical.

Avant d'exercer la médecine en France, Pierre-Charles-Alexandre Louis (1787-1872) avait travaillé en Russie. Retour à Paris, il travailla à l'Hôpital de la Charité où il rassembla du matériel — 125 dossiers cliniques et *post mortem* — pour son livre sur la tuberculose (1825). Tragiquement, son fils mourut de tuberculose. Comme ses contemporains, il comparait avec soin les observations cliniques avec les résultats de l'autopsie, mais son travail était bien plus scientifique, puisqu'il l'interprétait avec l'aide d'instruments statistiques.

Comme il doutait de la validité des théories de Broussais, il publia plusieurs monographies à leur encontre. La plus fameuse, qui fait date dans l'histoire de la médicine, était intitulée : *Recherches sur les effets de la saignée dans certaines maladies inflammatoires*, publiées dans les *Archives de Médecine Générale* de 1828. Influencé par les recherches de quantification de l'expérience clinique faites en Angleterre au XVIIIe siècle, par les recherches de Condorcet (1743-1794), et par les traités de probabilité de Pierre Laplace (1749-1827), il utilisa des méthodes statistiques et des groupes comparables, *ceteris paribus*, « toutes choses étant égales ». Confrontant les moyennes de groupes de patients soumis à de différents traitements, il se mit à utiliser l'arithmétique pour mettre les thérapies à l'épreuve des faits, compte tenu de l'impossibilité de juger chaque cas individuel, avec la précision mathématique nécessaire pour « pouvoir compter ». Louis était un clinicien précis et méticuleux. Il appliqua sa méthode numérique pour évaluer l'efficacité de la saignée dans le traitement de la pneumonie, et il démontra non seulement qu'elle était inefficace, mais aussi qu'elle accroissait la mortalité des patients ; il prouva aussi que les traitements des fièvres ne servaient pas à grand-chose. On a souvent qualifié Louis de thérapeute nihiliste. Ses premières expériences en Russie lui avaient montré que la médecine guérit rarement.

Un cas unique ne nous enseigne rien ; toutefois, si deux groupes de patients sélectionnés sont l'objet de deux traitements distincts, la différence de mortalité aurait une importance bien réelle. Il montra, dans ses recherches sur l'efficacité des saignées, dans l'étude des causes de l'emphysème ou de la tuberculose, que la connaissance médicale nouvelle et valable dépendait de l'étude des agrégats de données cliniques. Il tenait à ce que les groupes de comparaison soient homogènes, c'est-à-dire avec des distributions similaires quant à l'âge, le régime alimentaire, la sévérité de la maladie, et autres facteurs susceptibles d'« influencer » le résultat.

Louis avait compris l'importance de la randomisation, et la nécessité de comparer des populations de malades, et non des individus. Il avait compris que des prédictions ne sont possibles avec un degré raisonnable de certitude qu'au niveau du groupe, et non au niveau individuel.

Il tournait ainsi une des pages les plus importantes de l'histoire de la pensée médicale, qui allait, à son exemple, passer de la médecine anecdotique à la médecine actuelle, et des théories stériles à la connaissance médicale cumulative. Louis a permis à la médecine de corriger une erreur de Galien, qui se perpétuait depuis deux mille ans, par des théories captieuses portant sur les humeurs peccantes, sans que jamais personne n'ait cherché à les évaluer. Mozart est mort en 1791, d'avoir été saigné (de 2 à 3 litres de sang en une dizaine de jours) pour une maladie infectieuse probablement banale[72]. C'est ainsi que Louis se trouve être le père spirituel de la médecine basée sur l'évidence (EBM), avec laquelle le langage médical commence à avoir un contenu et des fondements solides.

Il ouvrit la voie aux essais cliniques d'Adolphe Quételet (1796-1874) et à des biométriciens plus sophistiqués comme Karl Pearson (1857-1936).

Une autre controverse historique : individus ou population

En philosophie, ce problème est celui du débat entre l'individualisme méthodologique et l'holisme.

« La définition de la maladie demande comme point de départ la notion d'être individuel. », écrit Canguilhem.

Quand la peste bubonique prit son point de départ en Chine, et se répandit sur l'Europe au XIVe siècle, la médecine n'était pas confrontée à des individus mais à des populations de malades. Et quand à notre époque, il nous faut traiter et prévenir la malaria, la stratégie vise des populations de malades, et non plus des individus. Et quand les autorités sanitaires nationales et internationales se préoccupent à présent de la fièvre d'Ebola, il ne s'agit pas de traiter des individus, mais de développer des stratégies de lutte contre une maladie contre laquelle nous sommes désarmés et dont nous craignons, à juste titre qu'elle ne devienne pandémique.

C'est ainsi que lorsque Canguilhem accuse la médecine de mettre entre parenthèses le malade individuel, il nous parle d'une voix surannée qui avait un sens au XIXe siècle, mais qui est aujourd'hui hors de propos dans la marche à la mondialisation[73].

Il est impossible de définir une maladie par la connaissance d'un seul patient. C'est le groupement des évènements ou des individus en catégories, qui permet des généralisations en ce qui regarde le comportement ou les caractères des membres du groupe, dans une dimension autre que celle qui a servi à leur formation[74]. Une maladie (mélanome malin, pneumonie ou conjonctivite) est une catégorie, une étiquette que le médecin attribue à un patient. Faire un diagnostic suppose l'existence d'une nosographie, de catégories morbides, une condition nécessaire au développement de la thérapeutique.

L'identification d'une nouvelle maladie est une chose complexe qui n'est pas à la portée d'un médecin praticien, car elle relève d'un projet de recherche médicale. Ce qui illustre cette difficulté, c'est que l'on a vu apparaître, soutenus par l'indigence de certains médias, des syndromes nouveaux proposés par des cliniciens, comme celui du syndrome du bâtiment malsain, celui de la « myofasciite » post-vaccinale à macrophages ou encore celui de la spasmophilie, alors qu'aucun d'entre eux n'entrera jamais dans la *Classification internationale des maladies* de l'Organisation mondiale de la santé[75].

Formuler et développer le concept d'une maladie fait appel à la reconnaissance d'une grappe de caractéristiques physiques ou psychologiques, indésirables et répétitives. Il faut alors tester les hypothèses concernant la relation entre ces caractéristiques et le dommage ou le dysfonctionnement physiopathologique, et leurs causes. Beaucoup de ces « grappes » se sont révélées, dans le passé, injustifiées, inutiles ou fallacieuses, comme le syndrome de Banti, la ptôse rénale ou gastrique, la diathèse arthritique, l'insuffisance hépatique, etc.

Le XIXe siècle a été le témoin de débats au sujet des ambitions de plusieurs adeptes des mathématiques, selon lesquels la pratique clinique, tout comme la recherche de laboratoire, ont besoin de la sécurité des nombres, qu'il s'agisse de l'observation des patients ou des résultats d'expérience, afin de rendre la médecine scientifique.

Kant et Quételet avaient montré que, quelles que soient les opinions métaphysiques sur le libre arbitre, les statistiques de naissance, de mariages et de décès, tout influencées qu'elles soient par la décision des individus, montrent néanmoins la même espèce de régularité que les évènements qui surviennent dans la nature.

L'astronome belge Lambert Adolphe Quételet (1796-1874) était allé à Paris en 1823, où il avait rencontré les mathématiciens de la grande école française, et en particulier, Laplace et Poisson. Entre 1823 et 1869, il se mit à étudier des problèmes statistiques. Sa *Physique sociale* comprenait la construction de *l'homme moyen.*

Claude Bernard objectait que la moyenne faisait disparaître le caractère oscillatoire et rythmique des phénomènes biologiques fonctionnels. Quételet répondait : « *Toutes les sciences cherchent nécessairement une plus grande précision dans leurs applications. L'étude des maladies et des difformités auxquelles elles donnent lieu, a montré les avantages qui découlent des mesures corporelles ; mais pour reconnaître ce qui est une anomalie, il est essentiellement nécessaire d'avoir défini le type qui constitue ce qui est une condition bonne ou normale.* » Il ajoutait : « *La prise en considération de l'homme moyen est si importante dans la science médicale, qu'il est quasi impossible de juger de la condition d'un individu sans le comparer à celui d'une autre personne imaginaire, considérée comme normale, et qui n'est intrinsèquement pas différente de l'individu que nous considérons.* » Si un médecin trouve le pouls de son patient trop rapide et sa respiration immodérément fréquente : « *il est tout à fait évident que pour en décider ainsi, nous devons être conscient de ce que les manifestations observées non seulement diffèrent de celles de l'homme moyen, ou d'un individu qui se trouve dans un état normal, mais qu'elles dépassent les limites de sécurité* ».

Canguilhem tente de critiquer Quételet, mais ses remarques n'ont pas grande consistance, et s'appuient sur une publication de Halbwachs qui date de 1912. La médecine a progressé depuis[76].

Ce qui légitime l'emploi de la courbe de Gauss, qui n'est qu'une approximation statistique, c'est que la variabilité biologique ainsi que la nécessité clinique justifient son usage pour toutes les mesures effectuées en biologie et en médecine. L'application des statistiques résume un ensemble de mesures, et elle est utilisée en médecine pour faire un pronostic impossible sans elle. Ajoutons que le modèle de Gauss fait l'hypothèse que les variations sont normalement distribuées, alors que nombre de variables ont une distribution non gaussienne, comme le poids corporel, la tension artérielle, le diamètre moyen des globules rouges ainsi que leur nombre, le cholestérol, la bilirubine et le potassium sanguins.

Alors que Quételet envisageait l'usage de ce concept de la moyenne dans le domaine du diagnostic, les recherches du mathématicien français Siméon-Denis Poisson (1781-1840) portaient sur l'usage de la *loi des grands nombres* dans le domaine de la thérapeutique médicale. « *Si le nombre de cas où la médication a été inefficace, est très faible comparé au nombre total des cas... il est probable,* écrivait-il, *que la médication réussira dans un nouvel essai* ». Les travaux de Quételet et de Poisson portaient sur l'idée de l'agrégation des données, et des perspectives qu'elle offrait en clinique médicale. Dans ce sens, leurs idées étaient celles de Louis.

Toutefois, la dichotomie entre l'impératif éthique de guérir le patient, et le désir de faire progresser la science médicale en effectuant des comparaisons entre populations, demeura au cœur du grand débat qui eut lieu en 1837 à l'Académie de médecine de Paris avec les interventions de Benigno Juan Risueno d'Amador (1802-1849), de François Double (1776-1842), Dubois d'Amiens (1797-1873) et celle, opposée, de P.-C.-A. Louis. Tout au long du débat, le terme de « calcul des probabilités » fut un motif récurrent.

Certains prétendaient que les individus malades sont uniques, et que leur diagnostic et leur traitement font appel à une forme de jugement qui s'acquiert par l'expérience : aucun médecin ne traite l'homme moyen. Durant plusieurs sessions de l'Académie de médecine, Risueno d'Amador avait contesté l'éthique des interventions qui consiste à traiter des patients selon des protocoles, et prétendait que la pensée probabiliste n'a pas de place en clinique. Ce qui est en question, disait-il, c'est « *la grande question de la certitude en médecine* ». « *Les probabilités,* disait-il, *sont complètement inutiles en médecine* ». Le médecin cherchera plutôt à déterminer quel individu va devenir malade, plutôt que d'établir des statistiques de morbidité dans la population.

À la même époque, Jules Gavarret (1809-1890), médecin et polytechnicien, demandait plus, plutôt que moins, de sophistication mathématique en clinique et au laboratoire. La majorité des médecins n'avaient aucune inclination pour les mathématiques, ce qui garantissait une audience bien limitée aux *Principes généraux de statistique médicale* de Gavarret, publié en 1840. Il prétendait que l'Académie de médecine négligeait la théorie mathématique des probabilités dans ses débats. Gavarret faisait une distinction philosophique entre les choses que nous connaissons avec une certitude absolue qui relèvent des mathématiques, et la connaissance empirique basée sur un certain degré de probabilité. Les fondements de la médecine ne sont donc pas plus fragiles que ceux des autres sciences, car toutes les sciences reposent sur les mêmes fondations probabilistes. En réponse à l'objection que l'individualité de chaque patient rendrait impossible l'application des résultats contenus dans des relations statistiques, Gavarret répondait que toute science empirique se sert de généralisations : si l'analogie basée sur des expériences passées et similaires était exclue du jugement humain, alors l'expérience clinique serait un mot vide de sens. Gavarret reconnaissait que si un médecin cherche à étudier une maladie chez un patient individuel, la méthode correcte est l'anatomie pathologique. Toutefois, si on désire classifier dans des catégories différentes les maladies observées dans un groupe d'individus, on est obligé de conserver les données cliniques, ce qui fait appel à la méthode numérique. Dans la tradition de Pierre Laplace et de Poisson, Gavarret soutenait que le calcul des probabilités est le seul langage assez bien construit pour permettre à la fois de remplacer des idées par des symboles numériques abstraits, et pour en déduire des conclusions. La science s'occupe de probabilités, pas de faits.

Ce débat a continué, mais seulement en France, jusqu'après la Seconde Guerre mondiale. C'est un polytechnicien, Daniel Schwartz (1917-2009) qui créa un service de statistique médicale à l'Institut Gustave Roussy dans un climat d'hostilité générale, et devint, en 1969, professeur de biostatistique à la Faculté de médecine de Paris XI-Orsay. C'est avec lui que se termine une controverse devenue bien oiseuse.

Il semble difficile pour Canguilhem de dépasser l'image hippocratique de la médecine limitée au rapport médecin-malade.

Ce genre de discussion a perdu tout intérêt. La statistique a pris au XXe siècle, principalement depuis la Seconde Guerre mondiale, une place capitale en clinique médicale et en santé publique. Les études cas-contrôles, les études de cohorte, les essais cliniques contrôlés et randomisés, et les méta-analyses sont des techniques qui se situent au cœur de la recherche médicale, avec des conséquences immédiates sur l'exercice de la médecine clinique.

Claude Bernard et la méthode expérimentale

La médecine expérimentale avait pris naissance avec Descartes, William Harvey et les iatromécanistes, mais il lui restait à prendre la place qui lui revient pour que la médecine devienne pleinement scientifique.

Le physiologiste Pierre Flourens (1794-1867), vitaliste et fixiste, fut le premier à montrer que le cerveau est l'organe de l'intelligence, et il fut aussi l'un des premiers à étudier la propriété du chloroforme et à le faire connaître à la communauté scientifique, une première étape vers le développement de l'anesthésie. Une cabale, montée contre la candidature de Victor Hugo, fit élire Flourens à sa place, au vingt-neuvième siège de l'Académie française au XIXe siècle. Dans son discours de réception, Flourens fit l'éloge de la tradition scientifique et intellectuelle, Newton, Fontenelle, Pascal, Voltaire et surtout Descartes et sa vision mécaniste. Un journal français de l'époque écrivit alors :

« *Ce n'est pas à l'Académie française qu'on extrait les racines cubiques, et Richelieu n'a nullement pensé, lors de sa création, aux alambics et à tous les appareils de laboratoire.* »

Cependant, c'est l'un de ses collègues, François Magendie (1783-1855), fils d'un chirurgien bordelais qui commença, vers 1808 à l'Hôtel-Dieu, à s'adonner à la physiologie expérimentale. L'École de médecine de Paris était proprement intoxiquée par le vitalisme de Bichat et sa vieille mentalité scolastique. Magendie, que son père avait éduqué avec les idées de Jean-Jacques Rousseau, décida de réagir, ce qui fait de lui l'un des fondateurs du positivisme. Son *Précis de physiologie* (1816) donna lieu, en France et en Allemagne, à l'école qui allait produire Johannes Peter Müller (1801-1858), Carl Ludwig (1816-1895) et Claude Bernard.

Il écrivait : « *Chacun se compare dans sa sphère à quelque chose de grandiose, à Archimède, à Michel-Ange, à Newton, à Galilée, à Descartes, etc.... Louis XIV se comparait au soleil. Quant à moi, je suis un chiffonnier. Avec mon crochet à la main et ma hotte sur le dos, je parcours le domaine de la science et je ramasse ce que je trouve* ». Il ramassa la démonstration de la spécialisation des fibres nerveuses, et le rôle des racines antérieures dans le mouvement, et celui des racines postérieures dans la sensibilité.

Claude Bernard était garçon pharmacien à Lyon, mais, attiré par le théâtre, il tenta sa chance à Paris, où on lui refusa une tragédie écrite de sa propre main, et on le renvoya à sa pharmacie.

Il se fit alors inscrire à la Faculté de médecine, et en 1839, il fut reçu comme interne à l'Hôtel-Dieu dans le service du professeur Magendie. Les conférences de Magendie au Collège de France l'avaient convaincu que la science médicale réside dans la physiologie expérimentale : il faut l'exercer comme une discipline autonome, indépendante de la pratique médicale, et dans des laboratoires où on puisse à la fois faire de la recherche originale et former de futurs chercheurs.

Cependant, Magendie était un empiriste *stricto sensu.* Un scientifique, déclarait-il, doit avoir des yeux et des oreilles, pas de cerveau : les faits s'interprètent d'eux-mêmes. Pour Claude Bernard, c'était mépriser trop le rôle de la théorie. La science ne consiste pas à accumuler des documents. « *La méthode expérimentale,* écrivait-il, *ne doit pas être autre chose qu'un* ***raisonnement*** *à l'aide duquel nous soumettons méthodiquement* ***nos idées*** *à l'expérience* ***des faits****.* »

Il mit en pratique ces idées à partir de 1847, quand il suppléa Magendie au Collège de France. Deux ans plus tard, l'Académie des Sciences couronnait son mémoire sur le pancréas. En 1856, il succédait à Magendie.

Magendie avait montré que le glucose était présent dans le sang, mais il pensait qu'il y était apporté par l'alimentation. Cependant, comme il se trouve dans le sang en quantité constante, Claude Bernard conclut qu'il était fabriqué à l'intérieur de l'organisme. Il découvrit ainsi le *mécanisme* par lequel le sang de la veine porte amène au foie du glucose, et les cellules hépatiques emmagasinent ce glucose sous forme de glycogène.

Au fur et à mesure, quand l'organisme en a besoin, il le transforme en glucose pour le déverser dans le sang.

Mais à quoi sert le glucose ? Claude Bernard montra que le glucose, véhiculé par le sang, est apporté avec l'oxygène dans les tissus, et sa combustion est la source de la chaleur animale. Et qu'est-ce qui fait que cette chaleur est réglée de manière constante ? Claude Bernard montra alors que c'est le système nerveux orthosympathique, le cordon nerveux qui longe la colonne vertébrale qui règle le débit sanguin, suivant que l'organisme a besoin de plus ou moins de chaleur. Pourquoi l'organisme a-t-il besoin de plus ou moins de chaleur ? Parce que les conditions du milieu se modifient (le froid et l'humidité), et parce le sujet fait plus ou moins d'exercice physique. Or, la mission du sang est de créer un milieu intérieur qui réagit à ces modifications.

Claude Bernard trouva le moyen d'agir sur chacun des organes isolément, sans gêner le moins du monde les autres. Il découvrit que le curare, le poison des Indiens du Brésil, agissait spécifiquement sur les muscles, la strychnine sur la moelle épinière et l'oxyde de carbone sur les globules rouges du sang. Les physiologistes allemands croyaient à la force vitale et établissaient une cloison entre l'organisme vivant et des sciences comme la physique et la chimie. Claude Bernard détruisit cette cloison : « *Les manifestations physicochimiques ne changent pas de nature, suivant qu'elles ont lieu au-dedans ou au-dehors de l'organisme, et encore suivant l'état de santé ou de maladie.* » « *Oserait-on soutenir qu'il faut distinguer les lois de la vie à l'état pathologique des lois de la vie à l'état normal ? Ce serait vouloir distinguer les lois de la mécanique dans une maison qui tombe, des lois de la mécanique dans une maison qui tient debout...* ».

Les humains et les animaux ne sont cependant pas, selon lui, des automates à la merci de leur environnement. Les organismes supérieurs ne vivent pas uniquement dans un environnement externe, car ils créent leur propre environnement interne, le milieu intérieur, la demeure d'une communauté de cellules vivantes.

Toutes ces découvertes, il les avait faites en moins de dix ans.

Malheureusement, il était affligé d'une épouse ignorante et légère, et était obligé de mener ses recherches dans des conditions lamentables. On peut imaginer les prodigieuses découvertes qu'il aurait pu faire, s'il avait appartenu à une université allemande qui subventionnait largement des chercheurs comme Muller, Virchow ou Ludwig.

Claude Bernard fit une dépression, tomba malade et alla se réfugier dans son pays natal. C'est là qu'il écrivit, en 1865, son *Introduction à la médecine expérimentale* qui, pour les siècles qui suivaient, allait devenir le credo des chercheurs en biomédecine.

Émile Zola (1840-1902) avait rassemblé en 1880, un groupe d'articles publiés dans *Le Bien Public*, dans un livre intitulé *Le Roman expérimental* dans lequel il poursuivait de manière très combative une analogie entre médecins et écrivains ; il y développait la thèse qu'il y a une corrélation historique très forte entre le naturalisme et, au moins une science réductrice, la physiologie expérimentale : il y prétendait que la méthode de recherche et l'expérimentation développée par Claude Bernard était identique à la sienne, mais que cette méthode est aussi celle de Balzac et de Flaubert[77].

La médecine traditionnelle, déclarait Claude Bernard, avait deux limitations : comme science d'observation, elle était purement passive, comme l'histoire naturelle. Les progrès de la physiologie demandaient une observation active, celle de l'expérimentaliste qui travaille dans des conditions contrôlées. Au chevet du malade, il y a trop d'impondérables pour espérer une compréhension précise. La maladie, pour lui, n'est pas un objet en soi, mais une variation quantitative se produisant au sein de l'organisme.

De plus, et en ceci, il s'opposait à Pierre Louis René Laennec (1781-1826) et son école, il pensait que la lésion anatomopathologique n'était pas l'origine, mais le point d'aboutissement de la maladie. La connaissance en physiopathologie n'était possible qu'au laboratoire d'expérimentation animale. Il insistait sur l'interaction entre physiologie, pathologie et pharmacologie, mais surtout : pas de pathologie sans physiologie.

Fonder la médecine sur les statistiques comme le faisait Louis en clinique, c'est considérer, pensait-il, la médecine comme une science passive, d'observation, plutôt qu'une science interventionniste et expérimentale, alors qu'une approche expérimentale garantira une base de connaissances sûre, qui dominera la totalité des conditions biologiques qui influencent un événement physiologique donné.

La formation médicale à son époque était essentiellement hospitalière, comme c'était déjà le cas 30 ans plus tôt, quand on débattait de la méthode numérique de Louis. La formation médicale, l'avancement et la promotion dans la carrière académique, étaient beaucoup plus centrés sur les compétences cliniques que sur l'aptitude à mener des recherches de laboratoire originales. Pour Claude Bernard, ceci était inacceptable : « *Je considère les hôpitaux comme l'entrée dans la médecine scientifique ; ils sont le premier domaine d'observation où entre une médecine ; mais le vrai sanctuaire de la science médicale est le laboratoire ; il n'y a que là qu'il cherche les explications de la vie dans les états normaux et pathologiques par le moyen de l'analyse expérimentale.* »

Claude Bernard partageait avec les critiques de Louis le souci de l'individu, mais il rejetait leur vision de la médecine comme un art, car il lui faut aller au-delà de l'art, pour devenir une science expérimentale. Il critiquait l'idée que la médecine est une science empirique, comme le défendait Louis : « *Je suppose qu'un médecin recueille un grand nombre d'observations particulières sur une maladie, et qu'il fasse ensuite une description moyenne de tous les symptômes observés dans les cas particuliers ; il aura ainsi une description moyenne de tous les symptômes observés dans les cas particuliers ; il aura ainsi une description qui ne se trouvera jamais dans la nature.* » De la même façon, en physiologie, « *il ne faut jamais donner des descriptions moyennes d'expériences, parce que les vrais rapports des phénomènes disparaissent dans cette moyenne ; quand on a affaire à des expériences complexes et variables, il faut en étudier les diverses circonstances et ensuite donner l'expérience la plus parfaite comme type, mais qui représentera toujours un fait vrai [...] Les moyennes, dans le cas où nous venons de les considérer, doivent donc être repoussées, parce qu'elles confondent en voulant réunir et faussent en voulant simplifier. Les moyennes ne sont applicables qu'à la réduction de données numériques variant très peu et se rapportant à des cas parfaitement déterminés et* ***absolument simples*** ».

Claude Bernard pensait que la médecine fondée sur la statistique n'était encore qu'une *science conjecturale*, mais il croyait que viendrait un jour où la médecine expérimentale n'admettra plus que des phénomènes déterminés ou déterminables. Pour que la médecine devienne scientifique, il fallait, selon lui, qu'elle se base sur la certitude, sur le déterminisme absolu et non sur la probabilité, et il rejetait donc la méthode d'agrégation.

Le 10 février 1878, la France fit des funérailles nationales à celui qui avait dégagé la physiologie du vitalisme : être mécaniste, ce n'était pas seulement cesser de croire à la force vitale, cela sous-entendait aussi employer en biologie les lois de la mécanique, de la physique et de la chimie.

Les critiques que formulait Claude Bernard au sujet de l'application des statistiques en médecine pouvaient sembler légitimes, mais ne sont plus recevables aujourd'hui, car la médecine expérimentale repose à présent, elle aussi, sur la statistique, et le raffinement constant des techniques utilisées en épidémiologie répond de manière très satisfaisante à ses objections.

Au demeurant, ce qui n'est plus acceptable, c'est la conception bien sommaire qu'il se faisait du déterminisme, une vision largement rejetée par la philosophie contemporaine, et notamment par la philosophie des sciences[78]. Claude Bernard tirait de l'idée qu'il se faisait du déterminisme, des conclusions qui nous paraissent abusives quand il croyait trouver en médecine des *lois absolues*, bases de la *science vraie* fondée sur des *certitudes*. Il n'y a pas plus de lois absolues en physique qu'en médecine. Les sciences humaines, sociologie, psychologie, médecine, décrivent des phénomènes si complexes dans leur structure, leurs manifestations et leur mécanisme, que l'application de la statistique s'y est généralisée.

Ajoutons que Claude Bernard ignorait sans doute la signification des recherches de Pierre-Charles Louis. Mais il ignorait aussi celles de Darwin qui avait introduit la conception statistique de « population », ce qui lui permettait de faire des généralisations au sujet des modifications que produisait la sélection sur des individus. Nous nous trouvons alors confrontés à deux visions de la science médicale.

D'une part, pour Louis, la recherche médicale consiste à diagnostiquer et classifier les maladies en clinique, et à évaluer un traitement en observant les conditions cliniques et anatomopathologiques des patients. La « science » prend alors forme quand ces observations sont numériquement rassemblées et représentées sous forme de tableaux.

En revanche, pour Bernard, la recherche consiste à analyser les mécanismes physiopathologiques de la maladie, par des expériences de laboratoire. La « science » émerge alors de la compréhension exhaustive et déterministe du fonctionnement de l'organisme.

C'est alors que devant ces deux approches, celle de Louis et celle de Claude Bernard, une troisième fit irruption parmi certains cliniciens, comme Carl Wunderlich (1815-1877), fondateur de la revue *Archiv für physiologische Heilkunde*, pour lesquels la précision des instruments de mesure comme le thermomètre — qui traduisait un acte physiologique de manière quantitative — était le fil conducteur qui devait fournir des données médicales objectives ; il appelait cette méthode *l'objectification de l'observation*. Nous avons aussi l'ophtalmoscope (1851) de Herman von Helmholz (1821-1894), le laryngoscope (1854) de Manuel Garcia (1805-1906), le cardiographe qui améliora le sphygmographe de Jules Marey et qui mesurait la tension artérielle (1830-1904), le kymographe de Carl Ludwig (1816-1895) qui mesurait la fonction respiratoire, et le diapason de Adam Politzer (1835-1920) qui mesurait la conduction osseuse.

En alléguant que leur credo professionnel exigeait l'emploi d'instruments précis pour mesurer les processus physiologiques, ils rejoignaient donc l'idée que la science médicale réside dans l'étude de la physiologie, comme le voulait Claude Bernard. Par contre, cet engagement en faveur d'instruments précis de mesure, de la part de certains cliniciens, leur faisait adopter certaines des attitudes de Louis : en continuant à considérer la clinique plutôt que le laboratoire, comme le lieu géométrique institutionnel de la recherche, ils utilisaient la méthode des agrégats ou l'analyse des groupes de Louis.

Major Greenwood (1880-1949), physiologiste et épidémiologiste anglais, observait en 1908 que « *l'époque est passée quand le travail purement expérimental en physiologie ou en anatomie pathologique pouvait grandement avancer nos connaissances. Au temps de Ludwig, Claude Bernard et Pasteur, le champ était comparativement libre. Ce n'est plus le cas, et il nous faut répondre au besoin de réaliser tôt ou tard, des méthodes plus rigoureuses logiques et statistiques.* » Greenwood pensait que les conclusions « scientifiques » doivent reposer sur des déductions valables, tirées des données de l'expérience.

Les brillants physiologistes, comme Claude Bernard, avec tout leur nouveau savoir, n'avaient aucun nouveau traitement à offrir. Ils étaient de brillants scientifiques, mais des médecins inefficaces.

Ces débats passionnés sont entrés dans l'histoire. Dès la seconde moitié du XXe siècle, les arguments développés au siècle précédent ont perdu de leur intérêt, car la médecine et la recherche médicale se réclament des deux grands courants du passé qui sont devenus complémentaires, et que plus personne ne met en doute, compte tenu de leur succès.

La vivisection

Canguilhem, tout comme les livres d'histoire de la médecine, évite de soulever la question de la vivisection qui était absolument essentielle au développement de la nouvelle science de la physiologie au XIXe siècle[79].

Claude Bernard écrivait : « *Le physiologiste n'est pas un homme du monde, c'est un savant, c'est un homme qui est saisi et absorbé par une idée scientifique qu'il poursuit : il n'entend plus les cris des animaux, il ne voit pas le sang qui coule, il ne voit que son idée et n'aperçoit que des organismes qui lui cachent des problèmes qu'il veut découvrir.* » Il en est de même du chirurgien qui « *n'est pas arrêté par les cris et les sanglots les plus émouvants, parce qu'il ne voit que son idée et le but de son opération. De même encore l'anatomiste ne sent pas qu'il est dans un charnier horrible ; sous l'influence d'une idée scientifique, il poursuit avec délices un filet nerveux dans des chairs puantes et livides qui seraient pour tout autre homme un objet de dégoût et d'horreur* »[80].

Or, au moment où il écrivait ceci, en 1865, l'anesthésie était chose courante. Ayant découvert que le curare immobilisait l'animal, il l'utilisait couramment dans ses expériences tout en sachant parfaitement qu'il ne soulageait pas la douleur, il immobilisait tout simplement l'animal. Claude Bernard était donc véritablement indifférent à la souffrance de ses animaux. Sa femme le quitta en 1870, en invoquant sa cruauté pour les animaux, comme une raison majeure de la rupture de leur mariage[81].

Samuel Johnson (1709-1784), un grand écrivain anglais, déclarait ce qui suit en 1758 : « *Parmi les professeurs médiocres de science médicale, il existe une race de bourreaux dont la vie est variée par différentes formes de cruauté. [...] Ce qu'ils prétendent pour défendre leurs odieuses pratiques, chacun le sait, mais la vérité est que la connaissance n'est pas toujours ce qu'ils recherchent, et qu'on l'atteint rarement avec des couteaux, avec le feu ou avec le poison. [...] Pas une seule maladie n'a été guérie par la vivisection. Et si la connaissance de la physiologie a quelque peu progressé, ils achètent bien cher la connaissance, quand ils apprennent à utiliser les canaux lymphatiques aux dépens de leur humanité. Il est temps que naisse un ressentiment universel contre ces pratiques horribles...* ».

Johnson reprochait trois choses à la vivisection : elle est cruelle, elle répète sans nécessité les mêmes expériences, et elle ne nous apprend pas grand-chose. Pour les Anglais et surtout les Anglaises tout au long du XIXe siècle, ces trois points constituaient les accusations principales dont la vivisection était l'objet.

En 1809, Charles Bell (1774-1842), physiologiste et chirurgien anglais, avait fait une série d'expériences pionnières sur des lapins, afin d'établir la fonction de différents nerfs, les uns moteurs les autres sensibles.

Comme il hésitait à travailler sur des lapins conscients, il les anesthésiait au préalable. « *Je ne peux pas me convaincre parfaitement moi-même que je suis autorisé, par la nature ou la religion, à commettre ces cruautés — pour quelle raison ? — pour quoi que ce soit d'autre qu'un modeste égotisme et l'autoglorification...* ».

En 1802, François Magendie répétait les expériences de Bell, mais cette fois sur des lapins conscients, ce qui fut présenté comme sa découverte la plus importante. En 1824, il alla à Londres où il donna des conférences publiques accompagnées de vivisections, mais elles provoquèrent ce que le *London Medical Gazette* appela « une violente clameur ». En 1837, James Macaulay, un médecin antivivisectionniste, assista aux conférences de Magendie à Paris avec des amis : « *Toute la scène était révoltante, non pas seulement la cruauté, mais le signe d'un esprit "tiger-monkey" [tigre-singe, qui ont des signes opposés dans le zodiaque chinois] visible chez les étudiants démoralisés. Nous avons quitté, dégoûtés, et nous étions reconnaissants de ce que de telles scènes ne seraient pas tolérées par l'opinion publique en Angleterre.* »

En 1876, de longues négociations aboutirent en Angleterre au *Cruelty to Animals Act*, la première législation dans le monde qui restreint la vivisection. Quiconque qui expérimente sur des vertébrés vivants doit obtenir une licence du ministre de l'Intérieur, afin de pouvoir soumettre sa demande à une société scientifique ou médicale, ou à un professeur de médecine. L'expérience doit être faite sous anesthésie, et ensuite, l'animal ne peut pas être maintenu en vie.

Autres controverses

Le choléra frappa la France en 1832 et en 1949. Il semble avoir débuté en 1826 dans la colonie britannique de Bengate, et avait suivi les grandes routes intercontinentales et les nouveaux axes maritimes de circulation commerciale et militaire, issus des colonisations. Cette première pandémie, entre 1830 et 1832, frappa l'Asie du Nord, une grande partie de l'Europe centrale et occidentale et l'Amérique du Nord.

Elle atteignit Paris en 1832, y fit plus de 18 000 victimes, et frappa tant les esprits que l'expression de « peur bleue », inspirée par le teint des malades, en est issue.

Éclata alors une dispute entre la tradition humorale des hippocratiques et la nouvelle médecine fondée sur la physiologie.

Les premiers, les contagionnistes, pensaient que quand une maladie atteint un certain nombre de personnes, ceci provient de la diffusion de miasmes, comme l'observait Galien, qui se transmettent par l'air et pénètrent les voies respiratoires. L'air était, en réalité, le seul facteur commun à toutes les personnes atteintes, de sorte que ces maladies étaient censées se transmettre par un processus infectieux (de *infectus*, gâté, corrompu, aussi au sens moral).

Les seconds, représentés en la personne de François Joseph Broussais (1772-1838), défendaient la médecine physiologique basée sur l'identité de la physiologie et de la pathologie : les maladies dépendent d'un mécanisme unique, c'est-à-dire, toutes les irritations, les inflammations aiguës ou chroniques. La santé est une irritation normale, tandis que la maladie est une excitation anormale de la propriété vitale originelle qui est celle de la vie.

Selon Broussais, le principal critique de la théorie contagionniste, la cause des épidémies était un foyer dans le sens où il est la cause irritante de la maladie inflammatoire individuelle. Il pouvait y avoir différents foyers générateurs de miasmes par décomposition de la matière organique ou par décomposition de la matière biologique (marais, cimetières), ou encore par des foyers produits par le rassemblement forcé de personnes (prisons, hôpitaux). Le foyer est donc un phénomène local de structure irritante. Le foyer doit être isolé et combattu, au contraire de ce que proposaient les contagionnistes, qui conservaient le foyer qui infectait l'air de miasmes, et qui, à leur tour, infectaient d'autres personnes.

Broussais décrivait le pathologique en termes de perturbations, de discordance, de disproportion, ce qui révélait l'absence de distinction entre le qualitatif et le quantitatif dans les phénomènes pathologiques. Le principe de Broussais n'a pas survécu à la flambée de choléra en 1832. Il fut lui-même atteint d'une forme mineure de fin d'épidémie, dont il se rétablit.

Cette épidémie a eu une conséquence inattendue aux États-Unis qui furent atteints, eux aussi, en 1832 : les guérisseurs alternatifs comme les homéopathes profitèrent de la confusion qui venait des désaccords médicaux sur les moyens de prévenir, de traiter ou d'expliquer la nouvelle maladie. Les homéopathes se livrèrent à une attaque contre les idées, les pratiques et les présuppositions des médecins habituels. La pandémie de 1832 fut donc à l'origine d'un long débat et d'une contestation qui durèrent jusqu'à la fin du siècle.

Les homéopathes et autres médecines alternatives, se réclamaient d'une vision « démocratique » de la médecine, et menèrent avec succès, une campagne contre l'octroi de permis d'exercer la médecine, de sorte que les États-Unis devinrent le marché médical le plus ouvert et le plus libre du monde. Ils baptisèrent, par dérision, les médecins traditionnels qui se considéraient comme « réguliers », du terme d'*allopathe*. L'abrogation des lois d'accréditation signifiait que les médecins allopathes ne pouvaient se réfugier derrière des statuts légaux, quand ils étaient provoqués par des homéopathes, car l'homéopathie était devenue fortement compétitive.

En 1847, face à cette menace, les médecins créèrent l'Association médicale américaine (AMA), deux ans avant la seconde pandémie de 1849, et refusèrent l'adhésion aux homéopathes. En compétition avec des sectes qui offraient des approches alternatives, l'élite médicale se mit à la recherche d'une solution et d'un nouveau fondement pour la connaissance médicale.

Ils trouvèrent la réponse à Paris, qui était alors, le centre de l'innovation médicale. Entre 1820 et 1861, plusieurs centaines de médecins vinrent à Paris pour compléter leur éducation. Ils adoptèrent l'empirisme radical de « l'École de Paris » et établirent des liens étroits entre le monde médical parisien et l'allopathie américaine. Le lieu de production du savoir était le lit du malade où médecins et malades interagissaient les uns avec les autres. L'empirisme radical autorisa les médecins à réfuter les arguments de leurs adversaires, mais il fallut cependant attendre que Robert Koch, en 1884, découvre la cause microbienne du choléra. Toutefois, alors même que les homéopathes et les allopathes revendiquaient le travail de Koch, le discours des allopathes montra son efficacité, ce qui mit les médecins réguliers en possession du laboratoire, et allait leur permettre de refonder la médecine. Les allopathes, consolidés dans leur titularité, établirent alors des liens avec la recherche de laboratoire allemande qui devint une alternative à Paris, quoique les échanges avec l'Allemagne ne commencèrent que dans les années 1860 et 1870.

L'École de Paris, au cœur de cette controverse, joua un rôle majeur à la fois pour l'élimination de l'homéopathie et des critiques alternatives, et en consolidant l'autorité professionnelle, ce qui donna lieu à la renaissance de la médecine américaine, conceptuellement et institutionnellement reconstruite autour du laboratoire. À la fin de la Première Guerre mondiale, les réformes de la médecine « allopathique » étaient achevées et la structure de la médecine moderne était en place[82].

Pasteur, père de la médecine préventive

L'environnement et les conditions de vie — ce que la biologie française appelle le milieu — étaient considérés comme les facteurs déterminants des niveaux de santé de la population, et ceci ne changea qu'avec l'avènement de la « révolution bactériologique » à la fin du XIXe siècle.

Lister (1853-1860) était, à Édimbourg, un chirurgien réputé qui était choqué par la fréquence des septicémies qui semblaient inévitables en cas de fracture ouverte, de sorte que les chirurgiens s'empressaient d'amputer le membre. Lister avait conclu, tout comme ses prédécesseurs qui croyaient aux miasmes, que l'air causait la putréfaction. Pasteur venait de découvrir que des organismes microscopiques causaient la fermentation du vin. Lister saisit l'analogie et conclut que ce n'était pas l'air, mais les bactéries en suspension dans l'air qui étaient responsables de l'infection des plaies. Il utilisa des pulvérisations d'acide phénique et des bandages ouatés trempés dans l'acide phénique. Il conseilla aux chirurgiens de se laver les mains avec soin avec une solution diluée d'acide phénique. Il fut le précurseur de l'asepsie en chirurgie, mais il rencontra une opposition décourageante parmi ses collègues.

Le 27 décembre 1892, Pasteur célébrait son soixante-dixième anniversaire. Quand il entra à l'amphithéâtre de la Sorbonne au bras de Carnot, Président de la République, l'audience, plus de 2 500 personnes venues de tous les coins du monde, lui donna une vibrante ovation. Bouleversé d'émotion, Lister s'avança vers lui et l'embrassa.

Louis Pasteur (1822-1895), un chimiste, traça la théorie des germes et donna ainsi une direction nouvelle à la lutte contre la maladie.

Il révolutionna l'industrie et la médecine en se servant de méthodes de laboratoire pour combattre la maladie. Il sauva ainsi des millions de vies dans son pays, suffisamment, disait-on, pour payer l'indemnité que la France devait à l'Allemagne, après la guerre franco-prussienne de 1871.

Professeur à l'École normale supérieure, Pasteur était un homme de laboratoire et les spéculations abstraites l'agaçaient. Il était aussi un chercheur en sciences sociales avec un grand sens pratique, et il mit son talent au service des grandes industries, celles de la bière, du vin, de la soie et du bétail. Mais il était aussi un propagandiste ardent et enthousiaste. C'est ainsi qu'il réussit à établir et à faire connaître ses théories importantes : que des microbes spécifiques étaient à l'origine de maladies spécifiques, et que ces maladies pouvaient être combattues par ces mêmes microbes sous une forme affaiblie, comme l'immunisation contre la rage, ou encore contre l'anthrax du bétail.

Entre 1870 et 1890, Pasteur et Robert Koch (1843-1910) changèrent le cours de la pensée médicale. Pasteur avait fait de la bactériologie une science, Koch en fit une science exacte.

En 1876, Koch démontra devant un groupe de scientifiques à l'Université de Breslau que des maladies spécifiques étaient causées par des germes spécifiques. Avec ses assistants, il réussit à identifier les germes de la gonorrhée, de la diphtérie, de la fièvre typhoïde, de la gangrène et finalement de la tuberculose.

Entre 1870 et 1900, les révélations de Pasteur et de Koch entraînèrent une nouvelle manière de traiter les blessures infectées. Les recherches en bactériologie mirent l'accent sur l'asepsie et l'antisepsie. Lister abandonna son pulvérisateur quand il s'aperçut que les bactéries aéroportées étaient inoffensives.

Les chirurgiens devinrent des hommes en blanc, — ou en vert aux États-Unis — leurs mains soigneusement désinfectées avant l'opération. Les instruments, blouses et serviettes et tout le matériel du quartier opératoire étaient « pasteurisés », c'est-à-dire qu'on les faisait bouillir pour l'asepsie. Alors qu'auparavant la région intestinale était pratiquement exclue de l'intrusion chirurgicale, elle devint, à la fin du siècle, son aire de jeu.

Ignatz Semmelweis (1818-1865), un obstétricien hongrois qui ne connaissait pas grand-chose au sujet des bactéries, se mit à prêcher l'asepsie d'un point de vue purement empirique.

En 1844, quand il arriva à la maternité de l'Hôpital général de Vienne, le taux de mortalité était d'environ 10 %. Mais dans la salle d'hôpital II, qui était réservée à la formation des sages-femmes, il était de 3 %. Semmelweis tira la conclusion que les étudiants qui venaient de la salle de dissection pour aller ensuite en maternité, transmettaient de la matière cadavérique aux femmes enceintes, alors que les infirmières de la salle II n'avaient aucun contact avec les autopsies.

Il demanda à ses étudiants de se laver les mains dans de l'eau chlorée et de se brosser les ongles avant d'entrer en salle. Le taux de mortalité qui était de 12,4 % tomba en deux mois à 1,27 %.

Malheureusement son zèle l'éloigna de ses amis qui se moquèrent de ses suggestions et s'opposèrent collectivement à lui. Il avait courageusement affirmé que les mains sales des médecins étaient porteuses de maladies chez les parturientes. Il s'agissait d'un affront à l'orgueil professionnel, car il était admis que la fièvre puerpérale était due aux « miasmes hospitaliers ».

Comme Semmelweis avait traité un collègue d'assassin, et avait blâmé son propre supérieur, Johann Klein, sa position devint intenable. Il quitta Vienne et retourna à l'hôpital Saint-Rochus à Pest en 1853, où il réduisit la mortalité puerpérale comme il l'avait fait à Vienne.

Ajoutons que Claude Bernard qui comptait Pasteur parmi ses amis, n'a jamais accepté sa théorie bactérienne de la maladie. Il pensait que les germes et les microorganismes changeaient constamment dans l'organisme et dans le milieu intérieur, ce qu'il appelait le « terrain ». Il était convaincu de ce que l'organisme luttait constamment pour maintenir un milieu intérieur stable et harmonieux, un milieu qui ne devrait pas être manifestement affecté par des influences extérieures, car un germe ne peut pas rendre quelqu'un malade, à moins que son milieu intérieur, son terrain, ne soit affaibli. Le terme de *terrain* est propre au vocabulaire de la culture médicale française : il exprime la résistance à une maladie spécifique. Alors que les Anglais et les Américains se concentrent sur l'agression et les facteurs de risque, les Français et les Allemands s'intéressent de préférence à la réaction à l'agression. C'est ce qui explique que Canguilhem semble plus préoccupé de « renforcer le terrain », plutôt que de traiter la maladie avec vigueur[83]. Le terrain est une notion héritée de Claude Bernard et qui ne survit que dans la pensée médicale française. Il n'y a pas de mot pour traduire « le terrain » en anglais ou en allemand. Le CREDOC avait fait en 1976, une enquête qui montrait que plus de 10 % des prescriptions médicales en France étaient des *modificateurs du terrain*, comparés à 3,7 % aux États-Unis. C'est cette même idée du terrain qui explique l'usage que fait la médecine française des cures thermales, des cures de sommeil dans les maladies mentales dont l'efficacité douteuse n'a jamais été établie, ainsi que le repos comme traitement médical.

Machine et organisme

Les machines sont des objets qui ont été créés par des êtres humains pour leurs propres besoins. Les fonctions de leurs mécanismes et de leurs engrenages sont clairement définies et limitées. On ne les découvre pas, et il n'est pas nécessaire de mettre en place un projet de recherche scientifique pour les comprendre. Descartes (1596-1650) écrivait dans sa *Sixième Méditation* : « *Ce n'est pas par l'analyse des lois de la nature que nous comprenons pourquoi l'horloge est mal faite.* »

Fabriquer une horloge signifie que les rouages accomplissent certaines fonctions. Ils ont un contenu intentionnel car ils sont ciblés, car ils reflètent l'intention de leur artisan. Ils sont *constitutionnellement téléologiques*. Les horloges sont des systèmes où chaque élément est nécessaire pour réaliser les buts prédéterminés pour lesquels elles sont construites. Un bon instrument remplit ses promesses. Un instrument déréglé requiert réparation pour le remettre dans son état initial.

Cependant, il faut clarifier ici le sens des mots. Une *machine*, selon le *Petit Robert*, est un objet fabriqué. Une machine est une invention organisée en partie conçue pour fonctionner ensemble. Les *mécanismes* sont souvent associés à des machines, car les mécanismes sont les plus évidents dans les artéfacts humains, comme une horloge.

Les machines procèdent donc comme si elles étaient guidées par une intelligence afin d'accomplir leurs fonctions, ce pour quoi elles ont été inventées, mais elles n'ont ni pensées, ni sentiments, ni désirs.

Pour Descartes, les animaux étaient des machines, ce qui voulait dire, des mécanismes. Avec cette vision dite *mécaniste*, le mode de fonctionnement d'un organisme vivant ou de ses organes, est censé s'expliquer de manière exhaustive, sans résidu, par des causes matérielles comparables à celles utilisées pour expliquer le comportement de corps inorganiques en termes d'évènements précédents. L'essence du monde corporel, toujours pour Descartes, est l'étendue, et ses attributs sont la divisibilité, la figure et le mouvement. La vie, c'est-à-dire le végétal, l'animal, le corps humain sont évidemment des corps ; leur réalité est donc étendue et douée de mouvement. Tout ce qui, en psychologie, traite non seulement des propriétés végétatives, mais aussi des facultés sensibles (sens externes et internes qui relèvent du corps), devient un chapitre de mécanique. Descartes écrit : « *Ces fonctions suivent tout naturellement en cette machine de la seule disposition de ses organes, ni plus ni moins que tout le mouvement d'une horloge ou autre automate, de celle de ses contrepoids et de ses roues.* » Car « *il n'existe dans tout l'univers qu'une seule matière connue par l'idée claire d'étendue ; et puisque les lois de la mécanique expliquent tous les phénomènes de la nature, il n'y a pas à chercher d'autres principes, comme "l'âme végétative"* ».

Cependant, l'idée de l'animal-machine a été l'objet d'une interprétation erronée que Descartes lui-même avait rejetée ; l'animal-machine n'était pas qu'une machine, et ne signifiait pas pour lui que les animaux étaient dépourvus de sensibilité et d'émotions, une doctrine qui, elle, s'apparente plutôt à celle de Julien Offray La Mettrie (1709-1751). Il ne prétendait pas que les corps humains étaient des machines (la thèse dite *éliminativiste*), mais que leur structure et leur comportement doivent être expliqués de la même manière que l'on explique ceux des machines (la thèse *réductionniste*). Canguilhem se trompe quand il s'efforce d'interpréter Descartes comme un éliminativiste qui a échoué[84].

Donc, en dehors de la psychologie — notre âme est la cause particulière des mouvements du corps —, Descartes n'admet qu'une seule connaissance vraie du réel, le *mécanisme*. Mais la matière étant inerte ne peut recevoir le mouvement que du dehors. Donc, la cause générale de tous les mouvements du monde ne peut être que Dieu.

Dans ses principes de philosophie 1644, I, 28, René Descartes écrit : « *Nous ne nous arrêterons pas aussi à examiner les fins que Dieu s'est proposées en créant le monde, et nous rejetterons entièrement de notre philosophie la recherche des causes finales ; car nous ne devons pas tant présumer de nous-mêmes, que de croire que Dieu nous ait voulu faire part de ses conseils ; mais, le considérant comme l'auteur de toutes choses, nous tâcherons seulement de trouver, par la faculté de raisonner qu'il a mise en nous, comment celles que nous apercevons par l'entremise de nos sens ont pu être produites...* ». Une vision dite « mécaniste » refuse donc d'accorder au concept de but, un rôle explicatif quelconque en science et en philosophie. Descartes est donc un des fondateurs du mécanisme, mouvement opposé au finalisme. Le monde est composé d'une infinité d'éléments, la seule fin possible de tout ce qui a lieu, doit être Dieu lui-même.

Les mécanistes cartésiens ont été à l'origine de la physiologie expérimentale, car ils cherchaient à expliquer l'opération des systèmes ordonnés par leur structure, leur composition matérielle et leurs seuls mécanismes. Ils essayaient d'expliquer, par exemple, les passions et les émotions partagées par les humains et les animaux, par l'effet mécanique des mouvements agités de particules matérielles séparées, qui constituent notre corps et notre cerveau. Il en est de même des autres fonctions des organes ou des organismes.

Par contre, pour Leibniz (1646-1716), un tel programme théorique était radicalement défectueux, car il se concentrait sur des particules. Il était défectueux car il n'expliquait guère l'unité et l'individualité des systèmes dans leur caractère global, c'est-à-dire leur caractère intégratif, au lieu de les considérer comme des structures matérielles. Canguilhem a repris cette critique leibnizienne à son compte.

L'idéologie des Lumières, écrivait l'évolutionniste Richard Lewontin (1929-), mettait l'accent sur le progrès plutôt que sur le statu quo, sur le devenir plutôt que sur l'être, sur la liberté et la désarticulation du monde, notamment sur ce qui est biologique et médical en leurs parties plutôt que sur leur indissoluble unité. La bête machine de Descartes et l'homme machine de La Mettrie offraient un programme pour l'analyse de la nature, par sa dissection et sa désarticulation, en causes et effets.

En revanche, la biologie nous propose un système organismique, où tous les processus sont interdépendants dans l'ensemble de l'organisme. Kant écrivait : « *Ses parties, dans leur existence et dans leurs formes, ne sont possibles que dans leur relation au tout* ».

Une horloge arrêtée est encore une machine, mais n'est plus un mécanisme, car un mécanisme est actif. Un cœur qui a cessé de battre n'a plus de fonction, mais un organisme malade est toujours un organisme.

Le mécanisme d'une horloge ou d'une voiture doit atteindre un niveau élevé de perfection. Par contre, la biologie ne connaît pas d'horloger. Les organismes sont le résultat de l'évolution et sont tout au plus, satisfaisants. Ils sont des machines délabrées, de sorte qu'un organisme dans son ensemble n'est pas un mécanisme au sens de Descartes. Au contraire des machines, les organismes vivants sont le résultat d'un bricolage à la fois satisfaisant et suffisant. Comme l'a fait remarquer l'évolutionniste Michael Ruse, l'idée que le monde est plein de machines bien conçues, a été remplacée par l'idée qu'il contient des machines qui se sont développées d'une manière bancale, et avec des parties disponibles.

La panne d'une machine se définit en termes syntaxiques, mais la dysfonction d'un organe se décrit en termes sémantiques. La panne d'une machine représente un échec de la logique intrinsèque au mécanisme. Ce qui fait qu'un instrument est bon, a une priorité logique sur ce qui fait qu'il est défaillant. D'où la priorité logique de ce que l'horloge est bien faite.

En médecine, le désordre est contingent au modèle d'explication que le physiologiste attribue à l'organe en question : il se distingue et souvent se définit par confrontation avec la nature contrefactuelle de la physiologie. En médecine, au contraire de ce qui se passe en mécanique, c'est donc ce qui est anormal qui a la priorité logique, comme le souligne Canguilhem.

Quelque féconde qu'ait été, et que soit encore cette idéologie, plus personne aujourd'hui ne pense que les êtres vivants sont des machines, au sens où l'entendait Descartes, ni comme l'entendait la mécanique classique. Thomas Nagel (1937-), professeur émérite de philosophie à la New York University, conclut que la physique peut cependant aspirer à être une théorie du tout, si on remplace la mécanique par la théorie des quantas, la biologie moléculaire et les neurosciences, et qu'on élimine Dieu[85]. Le sens du mot « mécanisme » s'est donc élargi entre-temps.

Au XVIIIe siècle, le mécanisme devient progressivement structuro-fonctionnel, mais ce n'est qu'au XIXe siècle qu'il se distingue des machines.

La biologie d'aujourd'hui est donc mécaniste dans un sens différent et beaucoup plus spécifique. Elle s'appuie sur deux principes.

Le premier, c'est que tous les processus de la vie sont explicables sans équivoque, et sans résidu, en termes physico-chimiques.

Le second point, c'est que ces mécanismes biologiques n'excluent pas le fait que les organismes vivants sont des organisations hautement complexes, ce qui signifie que la majorité des biologistes pensent que les activités des organismes vivants ne peuvent pas être expliquées *uniquement* en termes physico-chimiques, sans tenir compte de leur organisation et de leur ordre structurel.

Mécanisme est le maître mot dans la médecine moderne. Il se rapporte aux processus pathologiques qui conduisent à des altérations tissulaires ou à des dysfonctionnements corporels. La connaissance des mécanismes permet de faire des prédictions, elle aide à la conception et aux plans d'expériences, et autorise les interventions médicales à des fins pratiques. Depuis 2002, la *Lancet* publie chaque semaine une nouvelle section sur les mécanismes de la maladie. La thérapeutique traditionnelle était basée sur des doctrines humorales, et manquait de bases scientifiques, alors que la médecine moderne comprend ou cherche à comprendre les mécanismes de la maladie et le mode d'actions des agents pharmacologiques. De plus, la biologie moléculaire a donné raison à l'hypothèse du mécanisme, car elle relie les théories biologiques aux processus physiques et chimiques.

Les biologistes ou les médecins utilisent des *modèles*, plus faciles à comprendre et à manipuler que les mécanismes. Un exemple de modèle de mécanisme est celui du dogme central de la biologie moléculaire : ADN → ARN → protéine qui, dans les années 1950, fut modifié comme suit : ADN → matrice de ARN ribosomal → protéine ; ensuite certaines anormalités dans le mécanisme, ont conduit Crick à proposer un autre modèle qui tenait compte du mARN, le ARN messager[86].

Les mécanismes, les modèles analogiques et les modèles expérimentaux ont un rôle important dans la causalité et l'explication en génétique mendélienne, en biologie moléculaire et cellulaire, dans les neurosciences et les sciences cognitives, sans parler de l'analyse des mécanismes de sélection naturelle.

L'homéostasie est un processus qui maintient les constantes d'un corps humain, indépendamment de la magnitude des nombreux stimulants externes : le feed-back négatif maintient la stabilité et repose sur un modèle que l'on qualifie en logique de récursif. Le corps est inondé de systèmes de rétroaction (*feed-back systems*) pour maintenir l'homéostasie de la température, du fer, de l'énergie, de la composition du sang, du rythme respiratoire, etc. De tels systèmes ne diffèrent pas entre les humains et les autres animaux.

C'est Claude Bernard qui a découvert la notion de l'équilibre du milieu intérieur. Il a montré que de nombreux mécanismes maintiennent en équilibre, par l'entremise de fluides comme le sang et la lymphe, les concentrations de sucre, de sel et d'oxygène dans le sang et les fluides tissulaires ; ils maintiennent aussi une température corporelle uniforme en rapport avec les fluctuations extérieures. Il opposait le maintien du milieu intérieur avec sa défaillance dans la maladie.

Canguilhem analyse longuement la signification de ce concept, et il reprend à cette occasion, la métaphore de sagesse du corps, titre de l'ouvrage de Walter Bradford Cannon (1871-1945). Ce dernier avait rejoint l'armée américaine à l'âge de 45 ans, durant la Première Guerre mondiale, il s'était aperçu qu'il était possible de corriger l'acidification fatale du sang des soldats blessés en état de choc, par l'administration de bicarbonate de soude qui restaurait l'équilibre interne du pH. Retour à Harvard, il développa l'idée que le corps contrôle son environnement intérieur par des boucles de rétroaction où interviennent des hormones, comme l'insuline qui contrôle la glycémie.

L'homéostasie que Canguilhem considérait comme une des caractéristiques de la vie, est en fait un mécanisme bien plus général qui s'observe notamment en physique et en chimie. Il existe, en chimie, des mécanismes qui procèdent du même modèle. En 1857, le chimiste français Henri-Claire Deville (1818-1881) fit une curieuse découverte en observant que la vapeur d'eau à haute température, se dissociait en hydrogène et oxygène et que ce phénomène était réversible : il s'agissait, comme l'avait pressenti Berthelot d'une statique chimique.

Cette suggestion était si féconde que Marcelin Berthelot (1827-1907) et Péan de Saint-Gilles (1832-1863) en tirèrent une application importante dans la réaction dite d'éthérification entre un acide et un alcool. On découvrit alors l'œuvre de Gibbs *De l'équilibre des systèmes hétérogènes* en 1876, qui établissait un lien entre les réactions chimiques et la thermodynamique : il appelait cela la règle des phases pour déterminer les équilibres chimiques

Le principe de Henry Le Châtelier (1850-1936) montrait que, si on impose une modification (concentration, température, pression) à un système chimique en équilibre, le système évolue vers un nouvel état d'équilibre de manière à contrecarrer la modification introduite.

On admet aujourd'hui qu'il s'agit d'un principe général dont la biologie, la chimie, la pharmacologie ne seraient que des cas particuliers : un changement dans un statu quo précipite une réaction opposée dans le système correspondant[87].

De plus, un organisme peut être soumis à une régulation homéostatique alors qu'il est malade ou mourant : un malade décérébré peut rester vivant et être soumis à des processus homéostatiques. Les tumeurs malignes sont des systèmes homéostatiques admirables.

Finalement, une part importante du domaine de la pathologie résulte, non pas d'une défaillance de l'homéostasie, mais de ce qu'elle maintient un état stable et différent, mais dangereux, comme dans le cas de la maladie de Cushing ou de l'hypertension artérielle. La notion d'homéostasie n'est d'aucune utilité pour une théorie de la normalité et elle n'explique donc pas l'adaptation active, comme le voudrait Canguilhem[88].

Pour résumer un long discours, ce qui distingue une machine d'un organisme, c'est que l'efficience de la première est de nature syntaxique, celle de la seconde, de nature sémantique, la première résulte d'un dessein rationnel, la seconde d'une interprétation scientifique. Descartes soulignait déjà la différence entre une machine et l'être humain, en ce que ce dernier est doué de conscience.

Explication et pathogenèse

Il est une distinction importante à faire en médecine entre deux concepts que l'on confond souvent : l'explication des processus morbides et leur cause.

On savait dès 1950 que la cigarette cause le cancer du poumon, plusieurs années avant que nous n'en connaissions le mécanisme. L'expérimentation avait tout au plus réussi à montrer que les souris ou les chiens, eux non plus, ne devraient pas fumer. En d'autres termes, les déclarations causales nous disent que *A* entraîne *B*, tandis que les théories scientifiques ou les explications, nous disent *pourquoi A* entraîne *B*.

Claude Bernard nous a montré l'importance de l'explication, qui relève de ce que la physiopathologie peut nous faire connaître le mécanisme et le mode de production des maladies. Louis, de son côté, a mis en évidence le rôle de la causalité dans les interventions thérapeutiques, ce qui relève de l'épidémiologie. La recherche médicale depuis la seconde moitié du XIXe siècle a donc deux dimensions complémentaires, l'une biomédicale qui porte sur la pathogenèse, et l'autre, épidémiologique, qui comprend l'épidémiologie clinique et porte sur la causalité.

Or, la recherche biomédicale opère en quelque sorte *en circuit fermé*, c'est-à-dire qu'elle étudie des systèmes isolés de leur contexte physiologique et causal. La recherche scientifique de laboratoire, qu'elle porte sur les sciences naturelles ou sur l'investigation clinique, consiste à étudier des modèles expérimentaux dans le monde clos du laboratoire. Or, les organismes biologiques, tout comme les malades, sont des *systèmes ouverts* qui ne sont jamais dans un état d'équilibre vrai, mais tout au mieux dans un état constant d'équilibre dynamique. Ils sont donc très différents des systèmes fermés qu'étudient généralement la physique ou la médecine expérimentale.

C'est ce qui a permis à Nancy Cartwright (1944-) — qui a succédé à Karl Popper à la chaire de philosophie des sciences de la London School of Economics — d'affirmer que les lois de la physique mentent[89]. Il en est de même de la physiologie que définit la médecine expérimentale.

Claude Bernard reconnaissait qu'il était nécessaire d'isoler le phénomène que l'on étudie, afin de le séparer des facteurs extérieurs susceptibles d'intervenir. La recherche de laboratoire tend ainsi à neutraliser, et donc à mettre entre parenthèses, les facteurs de contexte et environnementaux qui introduisent une instabilité statistique.

Joseph Henry Woodger, théoricien et philosophe de la biologie, écrivait que « *Le processus de l'isolement est absolument indispensable dans la recherche physiologique [...] Mais du point de vue de l'interprétation de ces résultats, il est extrêmement important de garder à l'esprit une question méthodologique importante : il n'est jamais sûr d'admettre aveuglément et d'affirmer dogmatiquement qu'un phénomène isolé... manifeste les mêmes propriétés que dans sa place réelle, même si on l'entoure d'un environnement aussi "normal" que possible »*[90].

Le réductionnisme est une thèse métaphysique (souvent qualifiée de *physicalisme*), que Canguilhem appelle mécanisme, selon laquelle tous les faits, y compris les faits de la biologie, sont déterminés par des faits physiques et chimiques. Il n'y a pas d'évènements, d'états, de processus non physiques, et donc les évènements, états et processus biologiques ne sont rien que physiques.

Le réductionnisme affirme que les entités, processus et propriétés observés à un certain niveau, ne sont rien de plus qu'une manifestation d'entités, de processus ou de propriétés qui surviennent à un niveau hiérarchique inférieur ; la chaleur est identique à l'énergie cinétique moléculaire. Une fraction importante de la biologie, de la médecine, de la chimie et de la physique contemporaine, effectue ce genre d'analyse avec le succès qu'on connaît. La réduction, c'est l'absorption d'un système conceptuel dans un autre. Les mouvements planétaires sont réductibles à la dynamique newtonienne. Réduire une notion, c'est la définir ou l'analyser en termes de quelque chose d'autre. À titre d'exemple, Kenneth Schaffner (1947-), médecin et philosophe des sciences, prétend que le modèle du DNA de Watson et Crick, effectue une réduction de nature causale, des lois de la génétique classique à celles de la physique et de la chimie[91].

La recherche biomédicale ou physiopathologique, comme nous l'a montré Claude Bernard, est essentiellement *réductionniste*. Elle est réductionniste en ce sens qu'elle suppose qu'il y a différents niveaux dans la réalité. Nos organismes sont faits de cellules, nos cellules de molécules biochimiques, et nos molécules d'atomes et de nanoparticules, etc. Tous les processus normaux ou pathologiques sont susceptibles d'être expliqués par d'autres processus, qui se situent à des niveaux inférieurs, et qui finalement se réduisent à des mécanismes physico-chimiques.

Cette structure est-elle de nature ontologique ou simplement épistémique ? On est en droit de se demander, comme le fait Canguilhem, si les maladies et les observations cliniques sont complètement réductibles *sans résidu*, et sont donc complètement subordonnées à des processus physico-chimiques ? S'agit-il d'un mirage qui dépasse nos capacités cognitives ? Que faut-il faire de la réussite indéniable de l'analyse réductrice prônée par Claude Bernard ?

La réduction est un procédé d'analyse et de recherche biologique et médicale, qui accroît le pouvoir explicatif de la science ; en revanche, pour le *réductionnisme méthodologique*, l'explication scientifique est, et se doit d'être, réductionniste pour des raisons purement pragmatiques : il s'agit d'une technique de travail qui s'est montrée féconde, et qui ne fait pas d'hypothèses épistémiques ou ontologiques.

Le débat entre réductionnistes et non-réductionnistes en biologie est loin d'être clos[92], même si Canguilhem qualifie les premiers de réductionnistes dogmatiques[93].

Causalité et étiologie

Lichtenberg écrivait que l'homme pourrait être appelé le chercheur de causes. Il est impossible, comme l'avait montré Louis, d'établir une relation causale en médecine par l'observation d'un seul malade car rien ne permet de distinguer une cause d'une coïncidence. Les cliniciens, il est vrai, se livrent facilement dans leur pratique quotidienne à ce genre d'exercice, qui n'a de fondement qu'anecdotique, et qui repose sur une des erreurs de logique les plus anciennes, celle du *post hoc, heac propter hoc*. Tout au plus un clinicien peut suspecter une association.

La nécessité de découvrir des causes est l'une des raisons majeures du développement des techniques épidémiologiques, qui portent sur des groupes de patients ou sur des populations. L'épidémiologie est le seul instrument dont nous disposons pour établir des relations causales, et notamment pour les distinguer des simples corrélations. Il semble que Canguilhem n'avait pas compris le rôle cardinal de l'épidémiologie en médecine. « *L'épidémiologie*, écrit-il, *entraîne la médecine sur le champ des sciences sociales, et même des sciences économiques* »[94].

Bradford Hill, avec sa publication devenue légendaire sur le tabac comme cause du cancer, a formulé six critères qui permettent, dans une première approche, de distinguer une association d'une cause[95].

Imaginons que l'on observe que vivre avec un ou plusieurs chiens s'accompagne d'un risque accru de maladie de Crohn. Ceci signifie-t-il que les chiens peuvent transmettre aux humains un virus responsable de la maladie, ou alors que les patients souffrant de maladie de Crohn sont plus enclins à choisir un chien comme compagnon ? Cette distinction nécessaire est devenue le pain quotidien de la littérature médicale. Les médias, lorsqu'ils rapportent des nouvelles médicales, prennent souvent une association statistique pour une explication causale.

Au contraire de la recherche biomédicale, les recherches épidémiologiques opèrent dans des *systèmes ouverts*, et leur stratégie est probabiliste. Les explications fournies par les investigations biomédicales ne sont pas nécessairement applicables dans le contexte clinique, car elles ne sont applicables que toutes choses étant égales, *ceteris paribus*.

L'épidémiologie et les essais cliniques éliminent par des techniques statistiques, ou mettent entre parenthèses, les causes extérieures à l'enquête en cours, celles qui n'intéressent pas l'investigation en question, et ceci, par une stratégie comparative, celle de l'*elenchus* de Socrate. Pour l'épidémiologiste, les causes sont non seulement multiples, mais constituent aussi un réseau[96]. Les cliniciens tout comme les épidémiologistes, inspirés par leurs observations et par la recherche biomédicale, cherchent à établir de relations causales au-delà de l'aléatoire de l'observation clinique, mais aussi au-delà des pures corrélations, et dans le dédale des pièges, des biais et de la complexité méthodologique des techniques statistiques.

Devant un problème clinique, le médecin, comme le patient, se demandent parfois : quelle est la cause ? C'est la vieille question de ce qu'on appelle traditionnellement l'étiologie. On distingue *les causes immédiates des causes éloignées.*

La question est alors : qu'est-ce qui sépare les facteurs étiologiques des causes ? Pourquoi l'anophèle n'est-il pas considéré comme un facteur étiologique de la malaria ? Caroline Whitbeck (1938-2016) répond : « *D'une part, on donne d'habitude la préférence aux causes immédiates plutôt qu'aux causes éloignées, de l'autre, on préfère un facteur qui existe dans l'environnement avant le contact avec le corps du patient et qui ensuite agit sur lui... La raison de cette seconde préférence c'est qu'elle nous indique quelque chose dans l'environnement qui peut être reconnu et retiré avant qu'il n'agisse sur nous* ». [97] Hilary Putnam remarque ici que la notion de causalité est relative à l'intérêt que l'on porte à la question, et dépend de ce que l'on considère comme des alternatives pertinentes. Il observe qu'en physique fondamentale, il n'y a guère de distinction entre *la* cause et les causes contributives[98].

Le philosophe anglais Robin G. Collingwood (1889-1943) concluait : « *La cause d'un événement, c'est en quelque sorte la poignée qui permet de manipuler.* » La notion manipulatrice de la causalité est fondamentale en médecine, car elle est à l'origine de la prévention et, souvent, des interventions thérapeutiques.

Jusqu'à la fin du XIXe siècle, les maladies étaient considérées comme résultant d'un manque d'harmonie entre la personne malade et son environnement. Louis Pasteur et Robert Koch et ceux qui les suivent ont proposé une vision beaucoup plus simple et plus directe. Ils ont démontré, par des expériences de laboratoire, que la maladie peut être produite à volonté en introduisant un seul et unique facteur spécifique, un micro-organisme virulent dans un organisme sain.

Au départ du domaine de l'infection, la doctrine de l'étiologie spécifique s'est rapidement étendue à d'autres chapitres de la médecine, et à une variété de maladies bien spécifiques, dites *causales*. Agents microbiens, désordres de processus métaboliques essentiels, carences alimentaires, déficiences de certains facteurs de croissance ou d'hormones, traumatismes et stress physiologiques, certains facteurs génétiques sont aujourd'hui reconnus comme des causes spécifiques de maladies. L'ancienne idée de la perte d'harmonie entre le malade et son environnement, semble alors bien brumeuse, comparée à la terminologie et aux explications de la médecine moderne.

La doctrine de l'étiologie spécifique a été extrêmement féconde durant plus d'un siècle, et elle caractérise le début de la médecine moderne, c'est-à-dire de l'intervention thérapeutique.

Toutefois, elle a rarement fourni une version complète de la causalité des maladies, c'est-à-dire une *explication* pour le cancer, les maladies mentales ou l'artériosclérose. En réalité, la recherche de la cause a souvent été illusoire, car la majorité des maladies sont dues à une constellation de circonstances, plutôt que le résultat d'un facteur unique.

La sélection naturelle et l'adaptation

« *Il y a un désaccord virtuellement universel parmi ceux qui étudient l'évolution au sujet de la signification de l'adaptation* », écrit Richard Lewontin. L'adaptation selon Theodosius Dobzhansky (1900-1975), est un processus de l'évolution par lequel l'organisme devient mieux à même de vivre dans son ou ses habitats. Ce terme signifie soit le processus par lequel un organisme s'adapte, soit le produit, la modification qui en résulte.

Un *trait adaptatif* est un caractère qui a la propriété d'adaptabilité, c'est-à-dire que cette dernière n'est pas suffisante pour que le trait soit une adaptation.

Il y a aussi des *traits non adaptatifs*, c'est-à-dire qui ont un effet neutre ou délétère sur la valeur adaptative dans l'environnement actuel ; comme les gènes ont des effets pléiotropiques (qui agissent sur plusieurs caractères), tous les traits ne peuvent être fonctionnels comme l'a montré Stephen Jay Gould et Richard Lewontin ; d'autre part, certains traits ont été adaptatifs à un certain moment de l'histoire évolutive de l'organisme, mais un changement d'habitats a fait que ce qui était adaptatif n'est plus nécessaire (inadaptation), ou est devenu une entrave (maladaptation). Ces adaptations sont dites vestigiales.

En bref, c'est une idée pré-darwinienne et teintée de théologie, que de considérer l'adaptation comme une clef qui s'ajuste à une serrure. L'argument n'est pas qu'aucun trait n'est une solution qui répond à l'environnement, mais qu'il y a un grand nombre de traits qui ne le sont pas. L'importance que l'on donne trop souvent à l'explication par l'adaptation a créé des habitudes méthodologiques imprudentes, partiales et inconsidérées. On cherche trop souvent à concocter des adaptations pour chaque phénomène, de sorte qu'une explication en biologie ou même en médecine est incomplète, aussi longtemps que quelque ajustement adaptatif n'a pas été proposé.

Le zoologiste français Étienne Rabaud (1868-1956) avait, dès avant la Deuxième Guerre mondiale, dénoncé cette notion trompeuse : « *Quand un organisme persiste, nous décidons qu'il possède une disposition avantageuse, et nous déclarons avantageuse une disposition quelconque, précisément parce que l'organisme persiste.* »[99]

On qualifie de *trompe* en biologie, un caractère dont l'apparition n'est pas liée directement à une adaptation, et est une sorte de sous-produit de l'évolution. Cette notion a été introduite en 1979, dans une publication devenue légendaire, par Stephen Jay Gould (1941-2002) et Richard Lewontin (1929-), dans laquelle ils s'inspirèrent, pour la définir, de la façade de l'Église de Saint Marc à Venise.

La coupole de la basilique Saint Marc à Venise est construite sur quatre arches concaves qui se rejoignent au sommet. Entre chaque arche se crée un espace triangulaire qui s'appelle en anglais un *spandrel*, un écoinçon ou encore un pendentif. Une fois comblé, cet espace est un sous-produit architectural, car il dérive secondairement de la construction des arches : il est imposé par elle, constitue une trompe, et résulte d'une contrainte structurale. Les artistes ont alors décoré ces écoinçons avec grand soin, de sorte qu'un œil non averti ne les distingue pas esthétiquement. Ces quadrants ont donc acquis, par cooptation, une fonction esthétique.

Pour Gould et Lewontin, il y a aussi des caractères non adaptés qui peuvent devenir cooptés, ce qu'ils appellent, et ce qu'on appelle depuis, une *exaption*, et qui ne sont donc pas l'effet de la sélection naturelle[100].

Canguilhem n'a-t-il pas une lecture un peu trop optimiste de la sélection naturelle quand il écrit qu'elle élimine les erreurs[101], car Darwin se complaisait aussi à montrer des exemples de « dégénération ».

Il s'agit d'une caricature de l'adaptation darwinienne, celle qui voit dans toutes les caractéristiques des solutions optimales aux problèmes rencontrés par les organismes. La théorie de Darwin insistait sur le changement et l'instabilité distinctive du monde vivant, car l'adaptation était pour lui un processus de devenir, plutôt qu'un état dernier d'optimalité. L'idée que l'étude des formes vivantes pourrait mettre en évidence leur caractère optimal lui était étrangère. Ce qu'il écrivait, c'est que « *les capacités intellectuelles et physiques tendent à progresser vers la perfection* », ce qui signifie qu'elles ne l'ont pas atteinte.

L'image populaire de l'évolution comme *équilibre et stabilité dynamique* est donc contraire au darwinisme et au néodarwinisme.

À cette vision classique de l'évolution, il faut ajouter ce qu'on appelle « la synthèse moderne », le néodarwinisme, qui résulte des recherches de sir Ronald Fisher (1890-1962) et de Sewall Wright (1889-1988) durant la période 1918-1960, qui ont montré que la sélection naturelle est loin d'être le seul facteur d'évolution. À titre d'exemple, la *dérive génétique aléatoire* est l'évolution d'une espèce causée par des phénomènes aléatoires, et qui est d'autant plus importante que la population est petite. Un exemple de dérive génétique est celle du yorkshire-terrier qui, sur le continent européen, perd dès l'âge de un an, la couleur feu doré des poils de la tête et la robe bleu acier foncé que conserve le chien anglais, pour prendre une robe terne et grise.

L'isolement géographique est un second élément. La séparation de l'Australie du continent durant plusieurs éons, suggère que les organismes ont évolué dans l'isolement, séparés du développement des organismes ailleurs, ce qui explique pourquoi ils sont si manifestement différents.

D'autres facteurs interviennent dans l'évolution, comme les migrations ou encore les *croisements entre populations*.

Un quatrième facteur important est *l'effet de l'organisme sur son environnement*. L'activité de tous les êtres vivants transforme le monde extérieur de manière à promouvoir ou à inhiber la vie de l'organisme. L'environnement est un produit de l'organisme, tout comme l'organisme est le produit de l'environnement. C'est ce que Richard Dawkins (1941-) appelle le *phénotype étendu*, qui tient compte de l'impact des gènes sur l'organisme et son environnement. On a alors l'équation qui suit : génotype + phénotype + interaction génotype/phénotype = phénotype étendu. Par exemple, le patrimoine génétique des castors détermine non seulement leur anatomie, mais aussi leur instinct à construire des digues et des lacs artificiels.

C'est aussi ainsi que les humains sont en train de détruire leur propre niche écologique, et celle d'un nombre croissant d'animaux supérieurs, mammifères et oiseaux, sans parler des abeilles.

Enfin le *développement* est un processus hautement régulé. Depuis les années 1930-1940, on connaît l'importance des *processus de régulation*, qui intéressent Canguilhem, et qui permettent tout à la fois de comprendre la stabilité du développement embryonnaire individuel, et les possibilités de transformations évolutionnistes. Malgré les perturbations de l'environnement écologique, les humains donnent toujours naissance à des humains et les anguilles à des anguilles. L'étude du développement décrit les séquences de transformation qui vont de l'œuf fécondé jusqu'à l'adulte. L'évolutionniste, lui, cherche à comprendre comment, durant le cours de l'évolution, quelque chose de nouveau peut émerger dans ces séquences de développement.

En bref, et pour en revenir à Darwin, il y a deux erreurs assez répandues, qui consistent à définir l'adaptation par la simple survie, et à croire que tout trait que possèdent les survivants est le plus adapté. Pour Darwin, la sélection naturelle était une *force créatrice*. La sélection naturelle, selon Stephen Jay Gould, donne une direction à l'évolution. C'est pourquoi elle a été comparée à un compositeur par Dobzhansky, à un poète par Simpson et à un sculpteur par Mayr. L'essence de la sélection darwinienne, c'est qu'elle crée l'adapté, c'est sa créativité[102]. Les néodarwinistes parlent de *générateurs de diversité*, et leur acronyme humoristique : GOD (*generators of diversity*).

Dans la nature, l'évolution darwinienne est une réponse au changement d'environnement. La sélection naturelle ne propose ni des principes de perfectionnement, ni aucune garantie d'amélioration globale ou de progrès inhérent à la nature. La sélection naturelle est une théorie de l'adaptation locale. Elle porte sur un design amélioré, mais amélioré pour un environnement local, immédiat. Comme l'environnement change constamment, l'évolution n'est rien d'autre que la poursuite d'un environnement continuellement en mouvement.

Canguilhem a le talent de réveiller de vieux débats comme celui qui opposait les partisans de la préformation et ceux de l'épigénèse[103]. Haller, au début de sa carrière, croyait que l'œuf ou le sperme contenaient un *homunculus*, une miniature de l'organisme adulte, mais en 1750, il se tourna vers la préformation. Il s'opposait en ceci à Caspar Friedrich Wolff (1734-1794) qui défendait une doctrine épigénétique venue de Harvey, dans sa *Theoria generationis* (1759).

Ce débat entre préformation et épigénèse n'a plus aucun intérêt, sauf historique, car ce problème est si complexe et multidimensionnel, qu'il se réfère à une suite de questions multiples et inextricablement liées, et à des domaines de recherche interdépendants. Ces questions ne sont plus de nature spéculative, mais relèvent d'un programme de recherche[104].

Une autre question porte sur *la distinction entre les raisons et les causes d'une déclaration.* D'une part, on peut discuter de la vérité ou de la fausseté d'une proposition, et des raisons pour lesquelles elle est vraie ou fausse. De l'autre, on peut analyser les motifs pour lesquels on affirme ou on nie cette proposition, pourquoi on cherche à y croire, ou à la rejeter.

Quand Canguilhem prend une position de naturaliste, il dérive sa connaissance de sa nature biologique, et de son rapport avec la nature, il cherche, dans l'exemple qui suit, à prouver que la vérité de son opinion est simplement fonction de l'adaptation de son organisme à son environnement. Mais il passe sous silence les aspects médicaux qui réfuteraient sa thèse[105].

L'anémie falciforme (ou anémie à hémoglobine S) ou drépanocytose, est très fréquente chez les populations exposées à la malaria. Un Africain sur 400 est atteint *d'anémie falciforme* et est porteur de deux gènes falciformes. Cependant, un Africain sur 10 n'a qu'un seul de ces gènes et est porteur du *trait falciforme*. En 1954, A. C. Allison (1925-2014) a montré que ce trait représente une protection partielle contre le paludisme, car le parasite à l'intérieur des globules rouges de ces patients ne peut pas se développer, de sorte qu'il ne peut pas détruire les globules rouges et que la maladie a un effet protecteur relatif contre le paludisme.

On admet que ceci résulte de l'intervention de la sélection naturelle, car quand ce gène est seul (le trait), il apporte un avantage de survie quant à la résistance à la malaria, comparé à ceux qui ont deux gènes normaux.

Canguilhem se trompe quand il mentionne « *la supériorité sélective des hétérozygotes sur les homozygotes* », car il s'agit en réalité de la supériorité sélective des hétérozygotes, porteurs de l'hémoglobine HbAS, sur les sujets *normaux*, porteurs de l'hémoglobine HbA.

Les sujets atteints d'anémie falciforme ont une mortalité très élevée et souffrent de thromboses, osseuses, cérébrales, rétiniennes, rénales, d'anémie hémolytique et d'infections à pneumocoques et à méningocoques. Les porteurs de traits ne sont pas à l'abri de ces complications quoiqu'elles soient plus rares. L'anémie falciforme est codée **D57.0, D57.1 et D57.2**, et le trait falciforme est codé **D57.3** dans *la classification internationale des maladies.* Elle est la première maladie génétique dans le monde, et la première en France, et touche 50 millions de personnes. Le gène de l'hémoglobine S aurait dû être éliminé par la sélection s'il ne conférait pas un avantage aux porteurs du trait.

Il s'agit, pour Canguilhem, d'un exemple d'adaptation[106]. Étant donné que cette maladie exténue les populations atteintes, peut-on légitimement parler d'adaptation ? Sélection n'est pas adaptation.

Thérapeutique

Le chirurgien et anatomiste français, Ambroise Paré (1510-1590) écrivait en 1552, que « *L'office du bon médecin est de guérir la maladie : que s'il ne vient pas à cette fin, au moins faut-il qu'il la pallie.* »

« Traiter », selon le *Petit Robert*, c'est soumettre quelqu'un à un traitement médical. De même, une « médication » c'est l'emploi de médicaments dans un but thérapeutique déterminé. Ce qui caractérise donc un traitement, c'est que c'est une intervention délibérée, donnée en réponse à une maladie, avec l'intention d'améliorer son cours.

Une maladie se caractérise par une histoire naturelle. Elle a un début et une fin (guérison, chronicité ou mort), et entre ces deux pôles, elle suit un cours que décrivent les traités de médecine. Le but du traitement médical est de modifier d'une manière favorable le cours naturel d'une maladie.

Le médecin et scientifique allemand Paul Ehrlich (1854-1915), considéré comme le père de la chimiothérapie, pensait que les maladies doivent se guérir avec des *balles magiques*, c'est-à-dire des traitements spécifiques, qui atteignent leur but sans atteindre d'autres cibles. On a tendance à croire qu'à chaque maladie correspond un traitement spécifique, comme ce fut le cas pour le salvarsan et la syphilis. Cependant, la vision de Ehrlich n'a que des applications partielles et limitées aux carences alimentaires spécifiques ou encore aux maladies infectieuses. On peut conclure avec Virchow : « *L'erreur de base c'est que des remèdes spécifiques ont été créés pour des maladies particulières, d'où vient la notion que tout le cours d'une maladie, ou même ses étapes séparées, pourraient être annihilées par un remède unique.* »

Comme la majorité des interventions thérapeutiques ne sont pas ciblées, la plupart des médicaments ont des effets indésirés ou indésirables, connus ou inconnus, à court ou à long terme. Ces effets secondaires sont, de surcroît, embrouillés et multipliés par les effets nocebos. Les maladies iatrogènes sont assez fréquentes. Sur 800 patients admis pour des affections complexes dans un grand hôpital américain, 260 avaient développé des conditions iatrogènes, généralement dues à des médicaments ; parmi ceux-ci, 76 représentaient des complications sévères, et dans 15 cas, elles avaient contribué à leur décès. Inutile de dire que ceci représente un objet majeur de recherche.

En 1985, Barack Obama annonçait que le gouvernement américain allait investir plusieurs centaines de millions de dollars dans l'initiative de la « médecine de précision » (*precision medicine*). Cette nouvelle approche, encore très limitée, tient compte du patient en tant qu'individu, de ses gènes, son environnement et son style de vie, plutôt que des moyennes de population. Les développements récents de l'immunothérapie et ses premiers succès, par exemple l'immuno-oncologie dans le traitement des mélanomes, les manipulations génétiques et la pharmacogénomique, permettront, et permettent déjà, de mettre au point des traitements beaucoup plus ciblés à la fois sur la maladie mais aussi sur l'individu.

Un traitement doit donc remplir certaines conditions.

Primum non nocere, que Canguilhem confond, à dessein sans doute, avec ce qu'il appelle la médecine expectante. Il prône la tradition hippocratique « *qui fait confiance en la nature* » et les médecins « *qui proclament leur attachement aux devoirs médicaux traditionnels* »[107]. Il est difficile de croire qu'il ne distingue pas ce qui sépare ces deux conceptions qui n'ont rien de commun entre elles. C'est ainsi qu'on efface d'un coup de plume plus de deux mille ans de civilisation occidentale ! Son idéologie pousse Canguilhem jusqu'à s'opposer à la transplantation rénale, une intervention chirurgicale qui, avec plus de soixante ans de recul, a un taux de réussite élevé, améliore la qualité de vie du malade, et augmente que son espérance de vie d'environ quatorze ans[108].

Ensuite, un traitement est une intervention intentionnelle, de la part du médecin, du pharmacien, du malade ou de toute autre personne ou institution. Il est généralement bénéfique, même s'il peut occasionnellement ne pas l'être. Il est fondé sur un modèle rationnel, basé sur des données probantes qui indiquent qu'il est efficace, c'est-à-dire qu'il accroît la probabilité d'une amélioration clinique, si on le compare à l'absence d'intervention.

Un traitement est une intervention prudentielle : il doit faire plus de bien que de mal. Il doit équilibrer le bénéfice et le risque, le gain et le coût, par des compromis acceptables entre efficacité et sécurité.

Ce sont là des sujets majeurs de préoccupation de la recherche et de la littérature médicales, et sur lesquels portent aussi les publications de la collaboration Cochrane.

Un traitement doit être minimalement holistique, et assurer une vision globale mais réduite au minimum. Un traitement, il est vrai, s'applique à un patient et non à une maladie, mais un malade relève aussi d'une ou de plusieurs maladies. Un traitement doit faire mieux qu'un placebo, dans l'amélioration de l'histoire naturelle d'une maladie. C'est ce surplus qu'on appelle son efficacité.

Ajoutons que l'enseignement de la médecine et les traités de médecine, comprennent tous un sujet qui porte sur la qualité de la vie, ses méthodes d'évaluation et ses objectifs thérapeutiques, au contraire de ce que pense Canguilhem[109].

Dernier point mais non des moindres, un traitement implique la présence d'une maladie. Dans nos sociétés affluentes, il arrive très souvent que des personnes qui ne présentent aucune maladie ou aucun syndrome morbide, manifestent des symptômes médicalement non significatifs, se considèrent comme malades, et exigent de leur médecin une intervention thérapeutique inutile et coûteuse pour la sécurité sociale.

Canguilhem affirme aussi qu'une thérapeutique efficace suppose une pathologie expérimentale, et qu'une pathologie expérimentale ne se sépare pas d'une physiologie[110]. Ceci correspond à une vision théorique et irréelle de la médecine : en 1754, Dr James Lind (1716-1794), dans son livre *Treatise of Surgery*, montrait que le scorbut était dû au jus de citron, et il recommandait son traitement. Il avait fallu quarante ans pour que les lords de l'amirauté britannique, préoccupés de ce que le scorbut tuait plus de matelots que les canons de l'ennemi, adoptent ses recommandations. Mais il a fallu 150 ans avant que la physiologie ne découvre l'existence de la vitamine C.

L'efficacité d'une thérapeutique, ainsi que ses effets indésirables s'évaluent par des techniques d'épidémiologie clinique, et ne se mesurent pas à l'aune de leurs fondements physiopathologiques, ou de l'observation clinique, qui reste inévitablement anecdotique.

Placebos

Montaigne avait observé qu'il y avait des patients pour lesquels la simple vue d'un médecin était thérapeutique.

Un *placebo* est un procédé thérapeutique, qui est médicalement inerte et inefficace, et qui est administré, consciemment ou non, par une personne soignante, ou utilisé par un patient pour une condition médicale, maladies, symptôme ou handicap. Un placebo, quoiqu'il n'ait aucune activité propre, peut cependant être utile, et c'est ce qu'on appelle l'*effet placebo*.

Si au contraire, il est suivi d'effets indésirables, c'est ce qu'on appelle l'*effet nocebo*. Un placebo peut donc avoir un rôle causal, mais n'a pas de capacité causale.

C'est ainsi que Sydenham écrivait que « *L'arrivée d'un bon clown exerce un effet bien plus bénéfique sur la santé d'une ville que vingt ânes chargés de médicaments.* » Et Claude Bernard ajoutait : « *Un médecin qui essaie un remède et guérit son malade est incliné à penser que la guérison est due à son traitement.* »

C'est John Haygarth (1740-1827) qui avait découvert l'effet placebo avec son ouvrage publié en 1800 : *Of the Imagination as a Cause and a Cure of Disorders of the Body*. Il donnait, pour la première fois dans l'histoire de la médecine, un sens à la vie *medicatrix naturae* des hippocratiques.

Avec cette publication, le génie était sorti de sa bouteille. C'est au début du XXe siècle qu'avaient commencé les premières études doublement aveugles, qui se multiplièrent rapidement dès la première moitié du siècle[111].

Le terme de placebo signifie « je plairai », et fut utilisé pour la première fois en 1811, dans le dictionnaire de Robert Hooper, *Qincy's Lexicum Medicum*. C'est en 1834 et en Allemagne qu'un placebo fut utilisé pour la première fois dans un essai clinique, qui démontra l'inefficacité thérapeutique de l'homéopathie. Les placebos sont susceptibles d'améliorer subjectivement et objectivement des conditions cliniques, principalement celles qui s'accompagnent de douleurs comme les arthroses, ou encore l'hypertension, l'asthme et les désordres psychiatriques.

Ajoutons qu'un quart des patients qui prennent des placebos dans les essais cliniques contrôlés, manifestent des effets nocebos, c'est-à-dire indésirables, et que l'incidence des effets nocebos, peut parfois égaler ou même surpasser celle des effets indésirables. L'effet dit nocebo est associé avec l'attente du malade : Platon ne disait-il pas qu'il suffit de se penser malade pour se sentir malade. Inutile de dire que la liste des effets secondaires indésirables, que portent les notices qui accompagnent les produits pharmaceutiques, comprend et donne naissance à des effets nocebos.

L'effet placebo est de nature complexe, mais produit parfois des effets réels : il peut s'agir d'un processus purement psychologique, d'un biais statistique, ou d'une régression vers la moyenne, mais il peut aussi représenter un mécanisme physiologique, comme la libération dans le cerveau d'endorphines, c'est-à-dire, d'opioïdes produits par l'organisme.

L'acupuncture, l'homéopathie et la psychanalyse sont aussi des placebos, puisqu'elles n'ont aucune efficacité thérapeutique démontrée[112].

L'efficacité d'une intervention thérapeutique comprend donc deux composantes : son efficacité réelle, biomédicale, et son effet placebo. Les essais cliniques contrôlés et randomisés permettent de séparer ces deux effets. Objectivement, une même substance ou un même procédé peuvent être ou ne pas être un placebo. La différence rappelle ce qui sépare l'urinal de Marcel Duchamp d'un urinal ordinaire. La majorité des succès thérapeutiques décrits avant 1860, étaient probablement des effets placebos.

Mais la difficulté principale qui concerne les placebos et les nocebos, est de nature philosophique, c'est qu'ils embrument les bords du diagnostic et de la thérapeutique. L'importance du placebo est à la fois historique — elle participe au mouvement de la médecine basée sur l'évidence — médicale, car elle concerne la nature de la thérapeutique et son évaluation, et philosophique[113,114]. L'effet placebo a probablement une place importante en psychothérapie et plus particulièrement en psychanalyse.

On admet que, même en 1950, un flacon de médicaments était un placebo chez au moins 40 % des patients d'une consultation de médecine générale[115].

Canguilhem mentionne, mais n'a pas compris le sens du placebo et ses conséquences médicales et philosophiques : il y a des maladies qui ne guérissent pas, et il y a des maladies qui guérissent spontanément.

Prévention et élimination des maladies

Les médecins sont attirés par la médecine pour guérir ou aider les malades. Mais pourquoi attendre de devenir malade ? Beaucoup préféreraient ne pas devenir malades, ou, si une maladie est inévitable, pouvoir s'en débarrasser au plus vite avant qu'elle ne cause de dégâts. Les soins préventifs représentent une part croissante de la pratique médicale et ils répondent à des impératifs moraux et humanitaires universels.

Dans une société progressiste, la médecine ne peut pas se contenter de réagir. Il faut lui donner une présence universelle et positive de sorte qu'elle s'adresse à la totalité des problèmes de santé dans la communauté, et s'efforce de les corriger avec une approche prévoyante et clairvoyante qui concerne notamment l'éducation, la législation et la promotion de la santé.

On ne peut plus comprendre simplement la maladie au niveau individuel et clinique, selon le modèle hippocratique du contrat sacré entre le médecin et son malade ; on ne peut la combattre que par des interventions planifiées, car la médecine est une expression du contrat social.

Au demeurant, le paysage épidémiologique a changé durant la seconde moitié du dernier siècle. Les maladies infectieuses ont considérablement diminué d'importance, et la médecine doit faire face à des problèmes nouveaux, les maladies chroniques telles que les séquelles des accidents vasculaires cérébraux, les maladies d'Alzheimer, les maladies du vieillissement, les maladies professionnelles, ainsi qu'à des problèmes médico-sociaux comme les enfants maladifs, les mères anémiques, les douleurs lombaires, et les états dépressifs des travailleurs de bureau.

L'Organisation mondiale de la santé estime que les programmes de vaccination infantiles dans le monde sauvent entre deux millions et demi et trois millions de vies, chaque année, mais ce chiffre atteindrait 1,5 million de plus si tous les enfants étaient vaccinés.

En 1950, Max Theiler (1899-1972) recevait le prix Nobel de médecine pour le développement d'un vaccin contre la fièvre jaune.

On a réussi à éradiquer la variole, la première maladie envers laquelle un vaccin efficace a été développé par Edward Jenner, en 1798. Le dernier cas de variole a été observé en 1978, et l'*Assemblée générale de l'Organisation mondiale de la santé* (OMS) a reconnu l'éradication totale de la maladie. En 1966, 10 à 15 millions d'individus avaient encore contracté la variole.

Ensuite Jonas Salk (1914-1995) de l'Université de Pittsburgh, proposait un vaccin injectable du virus de la poliomyélite, inactivé et tué, suivi par Albert Sabin (1906-1993) de l'Université de Cincinnati, qui privilégiait un vaccin de virus vivant mais atténué, une technique qui avait été utilisée avec succès pour la production de vaccins contre la variole et la rage. En 1988, l'OMS et le *Center of Disease Control and Prevention* des États-Unis ont pris l'initiative d'éradiquer la poliomyélite, de sorte qu'à la fin 2016, 37 cas étaient encore décrits, principalement au Nigeria, au Pakistan et en Afghanistan.

La malaria a été éliminée en Europe, en Amérique du Nord, en Australie, en Afrique du Nord et en Afrique du Sud, et partiellement en Amérique du Sud et en Asie.

Le 29 avril 2015, l'OMS de la région des Amériques a constaté l'élimination de la rubéole, alors que l'Europe a échoué à cause de l'insuffisance de vaccination en Europe centrale et occidentale. La schistosomiase est actuellement dans le collimateur, avec couramment 150 millions de personnes infectées, et, comme dans le cas de la malaria, l'espoir d'un vaccin.

Modifications génétiques

La thèse de Canguilhem critique la nouvelle orientation prise par la médecine, qui consiste dans la déshumanisation de la médecine moderne qui se manifeste notamment par la « police des gènes », c'est-à-dire le projet d'éliminer les formes géniques anormales de l'espèce humaine.

Un exemple parmi d'autres : *la déficience immunitaire combinée sévère* (DICS). Les enfants affectés naissent sans défense immunitaire, et meurent d'infections, à moins d'être élevés dans une bulle. L'introduction du gène thérapeutique (ADA) dans les cellules de la moelle osseuse a permis, en Italie, de guérir un enfant atteint de cette maladie.

Dans un autre ordre d'idées, l'ingénierie génétique permet de fabriquer des cellules immunitaires synthétiques, les cellules T dites CARD, qui sont particulièrement efficaces dans le traitement de cas avancés de leucémie et de lymphome.

Canguilhem aurait-il refusé ce traitement à un enfant atteint de DICS, ou aurait-il suggéré de ne pas traiter un patient atteint d'un lymphome grave au nom de l'« humanisme » ? Qui traite les malades comme des objets : le discours de Canguilhem, ou la médecine qui, finalement, sauve des vies, guérit des maladies et lutte contre la souffrance humaine ?

Il ne fait aucun doute que les questions concernant l'usage et les limites des interventions sur le génome humain pour la prévention des maladies mortelles et ses implications éthiques, sont tout à fait légitimes : elles touchent, entre autres, le cancer, le diabète, l'anémie falciforme, la schizophrénie ; la chorée de Huntington, et les maladies susceptibles de chirurgie génétique corrective.

Si le XXe siècle a été celui de la physique et de la chimie, le XXIe sera celui de la biologie et de la biotechnologie. Un débat historique fait rage au sujet des progrès technologiques et leurs conséquences sociales.

L'avortement provoqué, la procréation médicalement assistée, le clonage, l'euthanasie, les xénogreffes, les recherches sur l'embryon humain, la thérapie génique, les OGM, sont des sujets qui, depuis la Seconde Guerre mondiale, divisent l'opinion publique. Dans le domaine médical, ces pratiques qui visent à modifier la lignée germinale sont interdites en France et aux États-Unis. En revanche, ces recherches médicalement prometteuses ont débuté en Suède, en Grande-Bretagne et en Chine.

L'humanité va-t-elle prendre en mains sa propre évolution biologique ? Il ne fait guère de doute que les progrès de la technologie et ceux de la médecine soulèvent des problèmes éthiques nouveaux, qui ont ouvert un nouveau chapitre de recherche médicale dont s'occupent notamment les grands organismes nationaux (les Académies des sciences et les Académies de médecine, l'Association médicale américaine, le *General Medical Council* anglais, et le Comité consultatif national d'éthique en France), et internationaux (OMS, le Conseil européen de l'ordre des médecins, le Conseil de l'Europe, l'UNESCO).

Jurgen Habermas (1929-), philosophe et sociologue allemand, a soulevé dans un livre très important, la question de l'ingénierie génétique et de ses implications éthiques et l'a soumise à une analyse philosophique très soigneuse. Les récents développements de la recherche génétique et de la biotechnologie soulèvent des questions d'éthique complexes concernant le champ et les limites de l'intervention génétique. Comme nous commençons à contempler la possibilité d'intervenir sur le génome humain pour prévenir des maladies, l'humanité va pouvoir bientôt prendre en main son évolution. L'ère métaphysique est révolue, ainsi que celle des réponses exhaustives aux grandes questions philosophiques. La morale a cessé d'être et de régler les comportements et les mœurs, pour devenir une éthique qui ouvre les potentiels de chacun. La biotechnologie génétique soulève des questions à la fois morales et juridiques, et Habermas propose un eugénisme libéral fondé sur l'évolution technologique, au-delà d'un certain conflit entre le bien et le mal, et qui s'ancre dans une définition claire et limitée, mais révisable des modifications génétiques autorisées[116].

Où va la médecine ?

Les hôpitaux sont des lieux où on consulte des spécialistes aidés de techniciens médicaux et d'un appareillage coûteux, qui permettent de diagnostiquer les maladies. Ils sont aussi le cadre principal pour la chirurgie et les interventions médicales, comme la chirurgie, la chimiothérapie, ainsi que la surveillance et les soins de santé.

Or, les systèmes de santé sont tous en difficulté, comme en témoignent le système français au bord de la banqueroute, les grincements du National Health Service, et les controverses politiques du Obama Care. Durant le dernier demi-siècle, l'impact des maladies s'est déplacé : les maladies communicables ne sont plus un grand problème, et ce sont les maladies chroniques dues à l'accroissement de l'espérance de vie qui nécessitent des soins continuels. Les écarts se sont accentués entre les besoins médicaux de la population et les soins offerts par les hôpitaux.

Un hôpital du futur sera (et est déjà parfois) un groupe de personnes assises dans une salle pleine d'écrans et de téléphones. Les équipes médicales, comme dans une tour de contrôle de trafic aérien, surveilleront les patients, proches ou loin d'eux, et les relieront à un centre de soins intensifs. Cet hôpital sera susceptible de s'occuper de personnes gravement malades qui se trouvent à des dizaines ou des centaines de kilomètres. Ce système pourra porter l'hôpital à la maison. Il surveillera donc les patients à l'hôpital et à domicile.

Les soins généralistes dits primaires se tiendront alors dans des dispensaires qui sont des endroits plus commodes pour les affections mineures, et mieux équipés pour le traitement des malades, pour la prévention et pour les problèmes sociaux qui résultent de la maladie.

La technologie améliorera les compétences du médecin. L'hôpital universitaire de Marburg en Allemagne utilise un robot IBM, appelé *Watson,* qui apprend à raisonner, et que l'on nourrit des données de la littérature médicale, comme dans une faculté de médecine. Il améliore le diagnostic et le traitement des maladies rares. Un de ses récents succès a été le diagnostic de troubles gastriques mystérieux, qui se sont avérés dus à des mollusques d'eau douce qui provenaient de l'aquarium du patient, ce qui a conduit au diagnostic d'une maladie tropicale, la bilharziose.

On traite d'ores et déjà avec succès, des diabétiques type 2, par télémédecine, c'est-à-dire par des conversations vidéo à distance patient-médecin. La télémédecine permet aussi des consultations entre médecins.

Ceci dit, il est évident qu'il y aura toujours des hôpitaux de soins tertiaires pour les maladies complexes, pour le diagnostic et le traitement multidisciplinaire par une équipe de spécialistes, et il y aura aussi toujours des hôpitaux de soins secondaires pour des interventions d'arthrodèse de la hanche ou de cataracte.

Les consultations dans l'hôpital lui-même, seraient uniquement celles qui demandent l'expertise de plusieurs spécialistes travaillant en équipe. On pourrait alors mieux s'occuper de ces patients qui seraient moins nombreux. Les erreurs médicales seraient plus rares. L'an passé, la moitié des consultations offertes par le *Kaiser Permanente,* un système américain de soins de santé intégrés, qui administre plusieurs hôpitaux, étaient virtuelles, à l'aide de professionnels qui communiquent avec leurs patients par écran, par téléphone ou par vidéoconférence. Les malades quittent l'hôpital beaucoup plus tôt car ils restent sous surveillance et sous traitement chez eux. L'idée maîtresse est d'apporter les soins au patient, plutôt que d'apporter les patients aux centres de soins[117].

Ajoutons que le champ d'application de la médecine, va en s'élargissant, de sorte qu'elle risque parfois de médicaliser des questions inappropriées. Toutefois, elle s'étend progressivement, depuis ces trente dernières années, au rôle de la santé publique dans la prévention de la guerre[118]. En 2009, l'Association américaine de santé publique a fait un certain nombre de recommandations pour la promotion de compétences dans la compréhension et la prévention des déterminants politiques, économiques, sociaux et culturels de la guerre, et en particulier du militarisme, qu'elle recommande d'incorporer dans la préparation professionnelle, les programmes, la recherche, et la promotion de la santé publique.

L'éthique médicale

De manière générale, il semble que l'exercice de la médecine clinique relève de l'éthique des devoirs de Kant ou de celle des vertus d'Aristote, tandis que les décisions de santé publique et de médecine sociale sont plutôt concernées par l'éthique utilitariste ou conséquentielle, celle qui sert l'intérêt public.

Les directives du devoir éthique des médecins remontent à l'Antiquité avec le serment d'Hippocrate, suivi par d'éminents érudits du monde arabe, comme Ishaq ibn Ali al-Ruhawi au IXe siècle, par Avicenne (980-1037), par des penseurs juifs comme Maimonide, ou catholiques comme Thomas d'Aquin. Le médecin anglais Thomas Percival (1740-1804) rédigea le premier code en 1794, et il utilisait le terme d'« éthique médicale », ou de « jurisprudence médicale ».

En 1847, l'Association médicale américaine adopta son premier code d'éthique, basé en grande partie sur celui de Percival. Au XXe siècle, le théologien protestant, Joseph Fletcher (1905-1991) enseigna l'éthique médicale de 1944 à 1970 à l'Université de Harvard.

En France, on enseignait la déontologie, mais, sauf le livre de Max Simon de 1845 qui resta un fait isolé, la déontologie consistait tout au plus à quelques règles au début non écrites. Finalement, un grand congrès de déontologie eut lieu à Paris en 1900. La droiture, le courage et l'honneur furent présentés comme les éléments les plus importants.

En 1936, la Confédération des syndicats médicaux français (CSMF) publia un premier code de déontologie dans l'histoire de la médecine française. Mais c'est après la Seconde Guerre mondiale que l'Ordre des Médecins publia son premier code en 1947, celui-ci fut progressivement complété par l'énumération des droits des patients.

L'émergence d'un intérêt nouveau pour l'éthique médicale a réveillé la philosophie morale d'un certain exil, perdue qu'elle se trouvait dans des débats abstraits et raréfiés. Le développement de nouvelles technologies médicales comme la dialyse rénale, les transplantations d'organes, la cathétérisation cardiaque et les respirateurs artificiels, a éveillé l'intérêt pour la complexité morale des décisions médicales. Le philosophe anglais Stephen Toulmin (1922-2009), plus que tout autre, a montré que la médecine a libéré la philosophie morale de ses préoccupations méta-éthiques.

Plutôt que d'appliquer des principes abstraits à des cas particuliers, comme l'impératif catégorique d'Immanuel Kant (qui nous dit d'agir toujours d'une telle manière que le principe de notre action soit une loi universelle), ou encore comme la doctrine utilitariste (qui décide que des problèmes du bien et du mal, en termes du plus grand bien pour le plus grand nombre), le raisonnement casuistique dont parle Toulmin, au lieu de se fixer sur la nécessité d'ajuster des principes généraux à des cas particuliers, insiste sur la nature particulière de la dérivation ; se développe ainsi une moralité qui, au lieu d'être un processus descendant, comme les interprétations du code Napoléon, se développe de cas en cas, comme le droit coutumier anglais.

Toulmin se réclame des *Lettres provinciales* de Pascal, qui représentent selon lui, le document le mieux connu sur la méthode casuistique, avec son attaque vigoureuse du laxisme de la morale casuistique des Jésuites[119].

L'alternative la plus importante à l'éthique médicale de Toulmin, c'est l'ouvrage de Tom Beauchamp (1939-), de la Johns Hopkins University, et de James F. Childress (1940-), de l'université de Yale, qui en est à sa septième édition, et qu'ils sont venus présenter, en 1985, à la Commission européenne. L'éthique médicale, selon eux, gravite autour de quatre principes : l'autonomie, la bienfaisance, la non-malfaisance et la justice. Cette « approche des quatre principes » est censée exprimer des idéaux moraux valables dans des conceptions très variées et divergentes, et devrait donc pouvoir guider le processus de délibération et de décision sur les questions de bioéthique d'une manière qui soit acceptable dans des sociétés pluralistes comme les nôtres[120].

Au cours du dernier quart de siècle, on a assisté à un changement du paradigme de la relation paternaliste médecin-malade, vers l'autonomie du patient comme centre de décision. Ce modèle individualiste se fonde sur la reconnaissance de l'autonomie absolue et des droits absolus des patients en ce qui concerne leur propre corps.

D'une part, nous avons donc les fournisseurs de soins de santé, et de l'autre les « consommateurs ». Le danger de ce modèle, c'est qu'il affaiblit l'*ethos* de l'attitude des médecins, ainsi que sa dimension empathique. Le corps médical risque de se trouver émotionnellement désengagé, car après avoir expliqué au patient quelles sont les options, la décision revient entièrement au patient. Le patient, lui aussi, doit faire face à l'exigence de comprendre une quantité d'informations techniques complexes, et de les réévaluer tout au cours du traitement. C'est ce qui fait qu'en réalité, il s'agit plutôt d'une décision partagée, d'un contrat négocié et d'une alliance bilatérale.

Ce dernier modèle fait donc une distinction entre la relation médecin-malade et la relation médecin-maladie[121]. Il y a quatre étapes dans le passage de la science médicale aux décisions cliniques, ce qui concerne un nouveau chapitre de la médecine : *la médecine translationnelle*[122] : faire la recherche, transférer les résultats au clinicien, transférer les résultats au patient, et finalement, l'intégration par le médecin et le malade des résultats avec un ensemble de jugements de valeur.

Les trois premières étapes sont compatibles, dans certaines limites avec une vision réaliste du monde et des connaissances médicales, vision que Canguilhem accepte.

C'est la quatrième étape qui pose problème.

C'est ici que dès 1956, dans la ligne des idées de Michel Balint (1896-1970), le Hongrois Thomas Szasz (1920-2012) a proposé trois modèles de la relation médecin-malade[123].

Dans le premier, qu'il appelait *activité-passivité*, le patient accepte passivement l'intervention médicale, comme chez un patient comateux, sous anesthésie, victime d'un traumatisme grave, ou dans un état de délire mental.

Dans le second, le modèle *guidance-coopération*, le médecin explique au malade que faire, ce dernier coopère ou obéit, comme dans le cas des maladies infectieuses aigües.

Dans le troisième modèle, le médecin aide le malade à s'aider lui-même, un malade qui participe comme partenaire à la relation médecin-malade, ce qui s'applique d'habitude à la majorité des maladies chroniques, ainsi qu'aux désordres mentaux.

Les auteurs ne prétendaient pas que le modèle de participation mutuelle était le meilleur, car ils reconnaissaient que les trois styles ont chacun leur place. Toutefois, ils ajoutaient que les deux premiers modèles satisfont le besoin psychologique du médecin pour un sentiment de maîtrise et de supériorité. Le second modèle implique la gratification de *l'effet Pygmalion* où les médecins cherchent à modeler les patients à leur propre image, et à les persuader de la valeur de leurs intentions.

Ce que les auteurs cherchaient à encourager, c'était une renégociation des droits et obligations à la fois des médecins et des malades.

Par ailleurs, Richard Savage, un clinicien, et David Armstrong, un sociologue, ont comparé deux groupes répartis de façon aléatoire en deux styles de consultation, une approche directe centrée sur la perspective médicale, et une approche centrée sur le patient. De manière générale, les patients préféraient l'approche directe, avec cependant des exceptions qui, précisément, sont souvent celles de patients souffrant de conditions soit chroniques, soit psychologiques[124].

Comme l'écrivait Jean Bernard (1907-2006) : « *Les médecins étaient plus respectés quand ils étaient inefficaces.* »

Je ne m'étendrai pas sur les divers organismes nationaux et internationaux qui s'occupent d'éthique médicale, comme l'*Association médicale mondiale* (AMM) ou l'*Organisation mondiale de la santé* (OMS), sans parler du code de Nuremberg rédigé en 1947 à la suite des expériences effectuées par les nazis.

À partir des années 1970, la question des droits des patients est devenue une question importante. Certains pays comme la France, la Hollande et l'Angleterre ont établi des chartes du patient juridiquement exécutoires[125].

La responsabilité du médecin

On distingue en médecine la *demande* de soins, et les *besoins* de soins. La première exprime l'attente du patient, la seconde l'exigence du médecin.

La relation médecin-malade doit, en principe, respecter l'autonomie du patient : le médecin et le malade sont des partenaires égaux dans la relation thérapeutique. Les demandes du patient sont, en principe, prioritaires. Toutefois, surgit fréquemment et de plus en plus souvent un conflit, si le patient s'attend à ce que le médecin accepte ses demandes, alors que celles-ci dépassent ses besoins médicaux. Quel que soit le volume de soins que l'on offre à une population, ceux-ci seront absorbés. Une des raisons du déficit de l'assurance-maladie et de la sécurité sociale dans les pays occidentaux, vient de ce que les patients, globalement, ont des exigences qui dépassent leurs besoins de soins. Les demandes sont de nature psychologique, les besoins sont normatifs. La définition des besoins est et doit rester un geste essentiellement médical, notamment si l'on cherche à éviter la médicalisation de problèmes existentiels qui n'ont rien de médical.

Répondre à la demande du patient peut être à l'origine de situations paradoxales. Si un médecin avait affaire à un malade souffrant d'*apotemnophilie*, un désordre probablement neurologique, qui s'exprime par un désir intense de subir l'amputation d'un ou plusieurs membres en bon état, devrait-il approuver sa demande ?[126]

Une intervention thérapeutique est une activité qui répond à un besoin, qui est effectuée par l'équipe de santé, par le patient ou par sa famille, ou encore par ses amis, et qui est intrinsèquement bonne, non pas parce qu'elle répond au désir du patient, mais indépendamment de sa demande ; elle est dépourvue de valeur si on la dissocie de son contexte médical, parce que le concept de traitement est intrinsèque au concept de maladie ; par contre, qu'un traitement soit acceptable par le malade ne fait pas partie des caractéristiques qui définissent un traitement, même s'il s'agit généralement et cliniquement d'une condition désirable pour son application.

Un médecin est moralement et légalement responsable de ses actes professionnels, un rebouteux ne l'est pas. Il se doit donc d'offrir à son patient les meilleurs soins faisables. Si le malade refuse le traitement proposé, et c'est son droit, le médecin a alors intérêt à couvrir sa responsabilité légale. Il lui faut dialoguer avec son patient pour choisir, avec lui, parmi les décisions possibles, celle ou celles qui conviennent au mieux aux deux personnes en présence. Si c'est le rôle du médecin de définir les besoins du malade, il peut arriver qu'aucun accord ne soit possible entre les deux parties, et en ce cas, la responsabilité du médecin est de quitter la scène.

Deux mille ans de médecine hippocratique

La grande gageure de toute l'histoire de la médecine avant la théorie du germe est de savoir pourquoi la médecine, pendant si longtemps, a passé pour une science. La comparaison avec l'astrologie est éloquente : il n'est pas toujours facile de mettre en évidence l'absurdité de l'astrologie, et souvent facile pour les astrologues de convaincre le public que leurs théories correspondent aux faits. En revanche, en médecine, il est relativement facile de vérifier l'efficacité d'un traitement. S'il est donc difficile de dire, si et pourquoi un astrologue se trompe ou non, il est relativement aisé de mesurer le succès d'une thérapeutique.

La médecine est la plus jeune des sciences, car le plus grand obstacle auquel elle a dû faire face au cours de son histoire, a été la difficulté de rejeter sa propre autorité. Pour pouvoir comprendre le corps humain, il a fallu attendre que mûrissent les sciences naturelles comme la physique, la chimie et la biologie. La médecine scientifique est le résultat d'un triomphe de la connaissance humaine sur un ensemble d'obstacles au progrès médical : idées préconçues, superstitions, irrationalisme, et surtout habitudes et inerties intellectuelles, qui font que les sangsues, les purges, les ventouses et les émétiques ont été transmis pendant plus de deux mille ans depuis Hippocrate et Galien, jusqu'au XXe siècle.

La médecine traditionnelle qui s'est répandue de la Grèce à Rome, au Moyen Âge, et après la Renaissance, jusqu'au début du XXe siècle, traitait par la saignée les symptômes mineurs et les symptômes majeurs, mais souvent aussi à des fins purement prophylactiques. La saignée contribuait à la déshydratation des patients, et de plus, elle était combinée à d'autres formes de déshydratation, comme les clystères, les vomitifs, les purgatifs, la sudation et les scarifications, qui, sans aucun doute ont tué plus de patients qu'aucun autre traitement dans toute l'histoire de la médecine.

Mais alors, pourquoi la médecine traditionnelle a-t-elle survécu dans l'autosatisfaction, jusqu'à la fin du XIXe siècle, alors que l'astrologie a été abandonnée avec le siècle des Lumières ? Il y a deux raisons.

D'une part, les médecins grecs croyaient obtenir des résultats, qui sont tout simplement ceux auxquels aboutissent les processus spontanés de guérison et, durant des siècles, l'effet placebo qui renforçait l'illusion de succès fut complètement invisible pour les médecins comme pour leurs critiques, et ce, jusqu'à la fin du XIXe siècle, qui, en conséquence, marque la fin définitive de la médecine hippocratique.

De l'autre, afin d'évaluer un traitement, il est nécessaire d'avoir un concept de maladie et de son histoire naturelle, non pas comme une condition qui n'affecte qu'un patient particulier, mais comme une condition typique de nombreux patients, à défaut de quoi il est impossible de savoir si on compare des choses comparables.

Quand débute la connaissance scientifique ?

Il est une question que Canguilhem ne se pose pas, et dont les livres d'histoire de la médecine ne traitent guère : où commence la médecine, et quand ?

Tournons-nous au préalable vers d'autres sciences.

Quand Aristote ouvrit son lycée, il cherchait à en faire une sorte d'université : il y enseignait tout, la logique, la zoologie, l'astronomie, la physique et la météorologie, ce qui permit de rédiger une gigantesque encyclopédie. Cependant, Aristote n'était pas, comme Platon, mathématicien, et son enseignement était le fruit du raisonnement, parfois de l'observation, par exemple, avec ses livres d'histoire naturelle, et rarement d'expériences, mais en général, il s'agissait de spéculations métaphysiques bien éloignées de la réalité. Les grands « scientifiques » de l'Antiquité étaient en fait des mathématiciens, comme Euclide et Archimède, ou des géomètres, comme Apollonius et ses sections coniques, et non des scientifiques.

La physique, en tant que science, débute au XVIIe siècle par la révolution scientifique et la naissance de la méthode expérimentale avec Galilée, Harvey et Newton. En 1602, Galilée (1564-1642) découvrit la loi de la chute des corps, à l'aide de billes de laiton glissant dans des rainures inclinées longues de quatorze mètres, et en mesurant les durées de chute avec une horloge à eau. Dans son *Discours concernant deux sciences nouvelles* (1638), un des protagonistes imaginaires, Simplicio, qui représente la science médiévale, demande : « *Pouvez-vous nous dire si vos expériences donnent des résultats conformes à vos conclusions théoriques ?* » Salviati (Galilée) répond : « *Galilée n'a nullement négligé de faire des expériences ; soucieux moi-même de m'assurer que l'accélération des graves en chute libre s'opère bien selon la proposition que nous avons décrite, j'en ai plus d'une fois cherché la preuve expérimentale, en sa compagnie, de la façon suivante.* »

Il détaille alors une centaine d'expériences avec des billes sur des plans inclinés. Cette expérience montrait que leur vitesse était d'autant plus grande que leur chute durait plus longtemps. Il en concluait que la longueur de la chute ne dépendait pas de sa durée, mais du carré de sa durée, c'est-à-dire qu'après un temps double, les billes avaient parcouru un espace quadruple. Ces recherches lui permirent d'établir les bases essentielles de la mécanique.

C'est Alexandre Koyré (1892-1964) qui a montré pourquoi Galilée a réussi là ou Descartes a échoué : Galilée ne fait pas d'hypothèses ou de spéculations au sujet du possible, ce qui l'intéresse c'est la réalité. *Nullus in verba*. À l'université de Pise, on enseignait encore la physique d'Aristote, tandis que Galilée se préoccupait d'observer et de mesurer.

Cependant, l'œuvre de Galilée était essentiellement descriptive, elle n'offrait pas de théorie du comment et du pourquoi. C'est Newton (1642-1727) qui, avec ses *Principia*, produisit de grandes généralisations théoriques en 1687. C'était le début de la connaissance scientifique, c'est-à-dire, *cumulative*, car elle se distinguait en ceci de la philosophie, de la littérature ou de l'art. Galilée observait : « *Quant à la science, elle ne peut que croître.* »

Quand débute la médecine ?

L'histoire du développement des connaissances des sciences biomédicales depuis Aristote, est un processus ininterrompu, sauf durant le Moyen Âge, avec la différenciation progressive de leurs diverses disciplines. On présente d'ordinaire l'histoire de la médecine comme une grande narration qui commence avec Hippocrate. La Grèce a vu l'émergence du naturalisme, par le rejet du surnaturel : la médecine a hérité de la Grèce son ontologie naturaliste.

Avec Hippocrate de Cos (460-375 av J.-C.) et Galien, la doctrine des quatre éléments était en vigueur : le corps humain était formé de terre, d'eau, d'air et de feu, caractérisés par quatre qualités, chaud, froid, sec et humide. Ces quatre qualités produisaient quatre humeurs, le sang, le flegme, la bile jaune provenant du foie et la bile noire provenant de la rate. La santé du corps était pour Hippocrate et Galien, un équilibre correct des humeurs biologiques, c'est-à-dire entre le corps et l'environnement extérieur. La maladie était donc un déséquilibre entre ce que recevait ou consommait le corps, et ce qu'il rejetait ou expulsait. Toutefois, la médecine dite d'Hippocrate n'était pas une science, mais une fantaisie de science, tout comme l'astrologie face à l'astronomie. Les hippocratiques considéraient la santé et la maladie comme une forme d'équilibre ou de déséquilibre, dans leur effort de comprendre la stabilité et les changements de l'univers.

Ce que nous avons hérité de la Grèce ancienne se limite à un vocabulaire : apoplexie, asthme, cancer, coma, choléra, emphysème, hémorroïdes, hépatite, herpès, jaunisse, lèpre, néphrite, ophtalmie, paraplégie, pleurésie, pneumonie, spasme, tétanos, typhus, etc.

Si la médecine hippocratique s'accompagnait d'avantages pour le patient, *c'était en mobilisant l'effet placebo*. Quand Canguilhem écrit que *le premier des médecins, c'est la nature,* ceci se traduit en termes médicaux par *le premier des médecins, c'est le placebo*. Toutefois, les thérapies hippocratiques n'étaient pas des placebos, car un placebo est une substance inerte que l'on utilise dans les essais aveugles, et qu'un médicament est censé surpasser pour qu'on le considère comme efficace. Cette médecine de tradition hippocratique faisait plus de mal que de bien. Les remèdes hippocratiques, saignées, émétiques, purges agissaient sur l'organisme, mais ils étaient souvent nuisibles, si pas dangereux : utilisés dans des affections dont l'histoire naturelle évolue vers la guérison, ces traitements pouvaient donc être pris pour efficaces[127,128].

Le traitement médical consistait aussi dans des tâches qui ont longtemps été l'apanage du corps infirmier, et qui, dans certaines limites, le sont encore : laver, réchauffer, alimenter, réconforter, encourager, réhabiliter, sans parler du traitement des blessures et lacérations dues à la présence constante de la guerre, en somme la même médecine qu'au temps de Molière.

Les médecins, durant 2 350 ans, continuèrent à utiliser des thérapies inutiles ou nuisibles, et à s'appuyer sur des témoignages anecdotiques, des cas cliniques individuels de traitement fructueux dus à l'effet placebo. Au XIXe siècle, il devint apparent qu'il y avait un besoin urgent de thérapies efficaces. Les recherches de laboratoire n'avaient pas entraîné l'abandon de la médecine conventionnelle. Jusqu'en 1820, la médecine était une sorte de religion, imperméable à la vérification pratique.

Ce qui est surprenant, c'est que, alors que l'astronomie moderne a rejeté l'astrologie dès le XVIIIe siècle, la médecine moderne a incorporé la tradition hippocratique et ce, jusqu'en 1865, de sorte que la médecine, jusqu'en 1865, n'a pas quitté un univers de fantasmes.

À partir de 1865, le triomphe de la théorie des germes a eu lieu parce que les médecins ont progressivement adopté, non sans réticences, les nouvelles thérapies, et abandonné les anciennes, et c'est cette même année que Lister introduisit l'antisepsie en chirurgie, quelques années après la généralisation de l'anesthésie. La résistance à l'innovation et aux nouvelles formes d'intervention était plus marquée dans les grandes institutions hospitalières que dans les petites, et plus prononcée en France, même dans les centres de recherche médicale, qu'en Allemagne ou en Angleterre.

En 1656, George Starkey (1628-1665) avait déclaré que, à Londres, seulement un tiers des malades étaient guéris, mais moins d'un dixième étaient guéris par les médecins. Il cherchait à montrer le caractère illusoire des succès de la médecine. De plus, jusqu'à la fin du XIXe siècle, les concepts de maladie, les différentes théories médicales et physiologiques, avaient très peu d'effet sur la pratique médicale, si ce n'est que les substances toxiques que la thérapeutique enjoignait d'éliminer, n'étaient plus considérées comme des humeurs peccantes, mais comme des substances chimiques. La malaria est la seule maladie que la médecine ait guérie.

La question est alors : où et quand commence la médecine ? Il est difficile d'y répondre, car les critères sont autres que ceux qu'on utilise pour la physique, la biologie ou la chimie. La médecine n'est pas une pure science, mais une science appliquée[129].

Michel Foucault (1926-1984) est le premier à avoir soulevé cette question en 1963 dans *La naissance de la clinique*, un titre malencontreux, car il aurait mieux fait de l'intituler *La naissance de l'hôpital*. Il pensait que la médecine moderne a commencé en 1816, avec la physiologie pathologique de François Broussais, et qu'elle pourrait être identifiée avec une manière particulière de regarder le corps humain ; en réalité, il a plutôt décrit la dernière crise de l'ancienne médecine. Broussais n'était pas meilleur médecin qu'Hippocrate, et il continuait à utiliser des sangsues.

Canguilhem mentionne une remarque intéressante, qu'il relève dans l'ouvrage de Gottfried Treviramus (1776-1837), qui en 1802 déclarait « *qu'il ne se souciait pas de dissocier, sinon de distinguer le naturaliste et le médecin dans leur conception philosophique* ». Cette question prend un relief particulier puisqu'elle fut faite peu avant l'aube de la médecine, comme discipline autonome.

Le progrès dans la connaissance médicale et le progrès thérapeutique sont deux choses distinctes, de même que les notions biologiques ou physiopathologiques sur l'organisme, et celles sur la thérapie médicale sont fondamentalement différentes. Les idées qui portent sur le corps humain ont été fondamentalement remaniées entre le XVIe et le XIXe siècle, mais les soins médicaux ont très peu changé. La saignée restait un traitement médical majeur, malgré la découverte de la circulation du sang (1628), de l'oxygène

(1775) et de l'hémoglobine (1862). On continuait à utiliser les purges et les émétiques, alors que la physiopathologie avait fait des progrès considérables. Les nouvelles théories servaient à confirmer les anciennes pratiques.

« *Les convictions*, écrivait Nietzsche, *sont de plus grands ennemis de la vérité que les mensonges.* » Afin de progresser, la médecine moderne a dû renverser les convictions anciennes au sujet de la maladie et de la santé, qui étaient fortifiées par l'appui des systèmes de pensée, ainsi que de l'autorité et du pouvoir des institutions.

Le biologiste Lewis Wolpert (1929-) a souligné que la science va à l'encontre du sens commun et est profondément contre-intuitive. Ce fut donc une étape majeure dans l'histoire de la médecine et des idées que d'importer dans le corps humain une perspective contre-nature. Un exemple saisissant est celui de la circulation sanguine. Ce n'est qu'après moins d'un dix millième des millions d'années durant lesquelles les hommes savaient que leur cœur battait, qu'ils ont finalement su que le sang circule dans le corps ! Il a fallu attendre la venue d'un physiologiste de génie.

Les thérapies hippocratiques ont ainsi survécu jusqu'aux années 1920. Pourquoi ce long interrègne ? Pourquoi le progrès a-t-il été si lent ? Certainement pas parce que les médecins étaient opposés au progrès. Ceci s'explique plutôt par la manière dont les êtres humains, et donc les médecins, s'identifient avec leurs propres compétences, surtout quand ils se sont donné beaucoup de mal, et ont engagé de grands frais pour les acquérir.

On a assisté alors à la crainte d'adopter des idées nouvelles, d'abandonner le paradigme, comme le décrirait Thomas Kuhn. Depuis Hippocrate jusqu'aux années 1870, on disposait d'une thérapeutique admise qui a survécu parce qu'on la croyait efficace, et quand on a su qu'elle ne l'était pas, on a continué à l'employer, parce que les patients le demandaient, et les médecins n'avaient rien d'autre à offrir. Louis pensait qu'un médecin saignait un malade mourant, non pas parce qu'il avait le moindre espoir de lui sauver la vie, mais parce que cela lui permettait de montrer à la famille qu'il avait fait tout ce qui était en son pouvoir.

Finalement, les saignées furent largement abandonnées, parce que les études statistiques avaient mis leur inefficacité en évidence, mais aussi parce que les recherches physiologiques avaient montré qu'elles provoquaient une chute de taux d'hémoglobine, ce qui pouvait difficilement paraître salutaire.

En 1879, un médecin anglais W. Mitchell Clarke déclarait : « *nous vivons une période où la lancette se conserve dans sa boîte en argent ; plus personne ne saigne et pourtant, quand j'observe mes amis conserver leur lancette, et veiller à ce qu'elle ne rouille pas, je ne peux m'empêcher de penser qu'ils attendent l'heure où ils pourront s'en servir à nouveau* ».

Ce qui était le plus préoccupant, c'est que la suspension des saignées marquait un coup d'arrêt, car elles n'étaient pas remplacées par une autre thérapie, de sorte qu'il devenait nécessaire de combler la brèche laissée par leur absence. En 1911, la *Lancet* publiait un article intitulé : « *Cas cliniques illustrant la nécessité des saignées* ». Dans les tranchées de la Première Guerre mondiale, la saignée était un traitement approuvé pour traiter les victimes des gaz de combat. Les sangsues sont toujours utilisées en Russie pour traiter l'hypertension, le glaucome, les lombalgies, la conjonctivite, les accidents vasculaires cérébraux et les maladies cardiaques, car elles sont censées s'abreuver d'un sang impur.

Le discrédit du sens commun, comme guide à la compréhension de la maladie et à la connaissance cumulative, est étroitement lié au moteur le plus puissant de l'acquisition des connaissances : *l'incertitude et le doute*[130] qui caractérisent la médecine actuelle, et qui contrastent avec les rassurantes et fallacieuses certitudes des deux millénaires qui ont précédé et que Canguilhem met bien en évidence. C'est ce qui a mis le problème de l'effet placebo au centre de l'évaluation des soins de santé.

Au demeurant, c'est la naissance de l'incertitude qui caractérise cette mutation par laquelle va prendre naissance la médecine, et qui contraste avec la certitude sécurisante de l'avant-médecine, c'est-à-dire des auteurs que Canguilhem nous décrit à loisir. La médecine moderne débute avec le doute, avec la mouvance sceptique du *nihilisme thérapeutique*, et le rejet des thérapies hippocratico-galénistes, purges, émétiques, clystères et saignées.

En 1854, un professeur de Harvard, Oliver Wendell Holmes, ne conservait que trois choses dans sa thérapeutique, l'opium, le vin et l'anesthésie : « *Le reste, vous pouvez le jeter au fond de la mer. Tant mieux pour les malades, tant pis pour les poissons !* ».

Paul Beeson (1909-2006), professeur de médecine à l'Université de Yale et à celle de Oxford, était l'éditeur du célèbre *Cecil's Textbook of Medicine* qui, après la Seconde Guerre mondiale, fut longtemps en Europe, le seul manuel de médecine de référence ; il avait comparé les traitements recommandés dans la première édition de 1927, avec sa quatorzième édition, cinquante ans plus tard. Nombre de remèdes de la première édition étaient soit inutiles, soit toxiques, comme la liqueur de Fowler (trioxyde d'arsenic) qui était recommandée dans une quarantaine de maladies comme la tuberculose, la pellagre, la « ptose gastrique » (une maladie inexistante) et la chorée de Sydenham. L'iodure de potassium était conseillé pour une trentaine de maladies dont les oreillons, l'intoxication au plomb, l'angine de poitrine, et l'hypogonadisme masculin. Seuls six pour cent des traitements de l'édition de 1927, étaient considérés, selon Beeson, comme « efficaces et utiles »[131].

Durant 2 000 ans, notamment avec la théorie des humeurs de Galien, on a considéré les maladies comme des entités ayant une existence indépendante de l'observateur. Un médecin ne peut éviter de classer, et donc de réifier les catégories qui en résultent., mais la révolution médicale et les progrès récents dans la connaissance ont mis en évidence les relations dimensionnelles sous-jacentes à nombre de syndromes cliniques apparemment discrets. Les systèmes nosologiques internationaux sont des règles provisoires appliquées sur une base d'observations cliniques qui reflètent avec précision la condition du malade, mais les catégories ne sont pas des entités, mais plutôt des instruments qui aident le clinicien et les hypothèses de recherche.

En somme, les maladies ne sont pas un fait nécessaire de la vie, mais elles ne sont pas non plus un ensemble de conditions facilement maîtrisables par les activités des médecins. Il se fait que jusqu'à la fin de la Seconde Guerre mondiale, la médecine était très peu curative. La santé des populations avait progressé avec la découverte de la bactériologie, et l'amélioration des conditions de vie et de l'hygiène publique. Mais la médecine clinique était pratiquement inefficace, si pas nuisible.

L'accroissement de l'espérance de vie entre 1850 et 1970, a été de 40 %, et était dû à la diminution de la mortalité par maladies infectieuses, tuberculose, pneumonie, grippe, coqueluche, rougeole, diphtérie et variole. [132] Thomas McKeown (1912-1988), épidémiologiste anglais, a montré que les mesures médicales curatives n'ont joué qu'un rôle mineur dans le déclin de la mortalité de 1700 jusqu'au début du XXe siècle. Ce déclin considérable est probablement dû à un ensemble complexe de facteurs qui portent non pas sur le rôle de la médecine, mais sur l'amélioration des conditions de vie et des conditions de logement, l'isolement des malades, l'amélioration de l'agriculture, le rôle du niveau socio-économique, de la nutrition et de la pureté de l'eau. La médecine dans la première moitié du siècle, et exception faite de la vaccination contre la variole, n'explique qu'une petite partie de la chute de mortalité historique des maladies infectieuses.

Cependant, la médecine ne pouvait pas se limiter au doute et à l'inaction. Il lui fallait aller de l'avant. Antérieurement à 1865, les progrès de la connaissance médicale conduisaient rarement à des améliorations thérapeutiques, ce qui n'empêche que les connaissances biomédicales s'accumulaient. Hélas ! le diagnostic était inutile en l'absence de traitement efficace. Quand Laennec, à l'aide de son stéthoscope diagnostiquait une phtisie, le malade en mourait, et il en a lui-même été victime, alors qu'aujourd'hui, nous l'appelons « tuberculose », car nous savons qu'elle est due à un germe spécifique ; nous faisons des tests pour l'identifier et nous disposons de traitements efficaces et spécifiques.

Le terme *biomédecine* est mentionné dans le *Oxford Dictionary* dès 1923. Ce terme qui définit l'union ou la fusion de biologie et de la médecine a été utilisé pour la première fois en 1947 dans un rapport de la *Rockefeller Foundation*[133]. L'apparition de ce néologisme a été l'objet de controverse[134], mais il n'empêche que son utilisation en France et aux États-Unis, ainsi que sa présence dans les documents du Manhattan Project, de la NASA, dans plusieurs dictionnaires médicaux, ainsi que dans le *Dictionnaire historique de la langue française* dès 1970, est une balise linguistique qui scelle la fusion de la connaissance biologique et de la pratique médicale, c'est-à-dire la naissance de la médecine contemporaine.

« *Im Anfang war die Tat* », « *au commencement était l'action.* », écrivait Goethe (*Faust :* 1224-37). La médecine commence quand elle ne se contente plus d'être une science naturelle, quand les maladies cessent d'être des faits d'observation, comme la naissance, la mort, la souffrance, la chute des pluies, les séismes ou la gravitation céleste. Les médecins ont alors pris conscience que l'objet de ce qu'ils décrivent a un statut normatif ou prescriptif, qui implique projets et attitudes. La maladie, la souffrance, les négativités biologiques depuis Hippocrate ont toujours été intrinsèquement liées à la nécessité de les combattre. *Tolle causam* est une vieille maxime médicale, mais c'est la bactériologie qui lui donna un sens nouveau.

La médecine commence donc quand elle entend un interlocuteur lui demander : « *Voltati, che fai ?* » (*Retourne-toi : que fais-tu ?)* (Dante, *l'Enfer,* chant X). Elle est une activité, et non une théorie.

La charnière que représente la profonde révolution philosophique de l'après-guerre pourrait se résumer dans la brochure emblématique de 1971, *Effectiveness and Efficiency* (efficacité et efficience) de Archie Cochrane (1909-1988)[135]. Ce livre résultait de son expérience de médecin durant la Seconde Guerre mondiale : il avait été capturé et chargé des soins médicaux de ses compagnons de captivité, et il ne disposait pratiquement d'aucun médicament, mais la majorité de ses camarades se rétablirent complètement. Ce livre court et influent était un manifeste préconisant à la fois l'usage d'essais contrôlés et randomisés, ainsi qu'une base de données accessible permettant à tout chercheur de réanalyser et de vérifier les résultats appropriés à ces études.

Le second développement majeur a alors été, suite à l'ouvrage de Cochrane, la création de la *Collaboration Cochrane.* La méta-analyse, un terme introduit en 1976, est une méthode de recherche médicale qui date du début du XXe siècle. Elle permet de combiner les résultats d'études scientifiques multiples. La Collaboration Cochrane est une organisation sans but lucratif, qui regroupe plus de 37 000 volontaires dans plus de 130 pays. Elle organise d'une manière systématique les informations concernant la recherche et les nouvelles idées médicales. Elle publie nombre de méta-analyses sur les grandes questions actuelles, nécessaires pour la prise de décisions médicales au chevet du malade ou à l'hôpital, et elles sont donc essentielles pour le clinicien. Elles sont le fruit d'une démarche scientifique rigoureuse, constituée de plusieurs étapes bien définies, incluant une recherche systématique de la littérature, l'évaluation de la qualité de chaque étude, et une synthèse des résultats obtenus.

Le résultat de ce travail permet de conclure à l'efficacité ou la non-efficacité d'un soin, mais parfois aussi à l'absence de données scientifiques rigoureuses. La Collaboration Cochrane a des relations officielles avec l'Organisation mondiale de la santé en tant qu'organisation non gouvernementale.

Il est permis de conclure que la médecine commence avec l'émergence d'un monde qui établit une boucle de rétroaction entre la connaissance médicale et la thérapeutique, et quand les progrès de la connaissance se sont mis à produire des progrès thérapeutiques.

C'est l'incertitude qui a conduit au développement, dans la seconde moitié du XXe siècle au développement de la *médecine basée sur l'évidence* (EBM). Le terme et le concept de médecine basé sur l'évidence sont souvent identifiés avec un article publié en 1992, qui l'étendait au-delà de ses origines en épidémiologie clinique[136].

Avec un continent européen détruit par deux guerres, c'est en Angleterre, par ce changement de paradigme, que la médecine a finalement pris son essor, immédiatement après la Seconde Guerre mondiale, avec l'introduction par le *Medical Research Council* des essais contrôlés randomisés qui sont entrés dans l'histoire, quand sir Bradford Hill (1897-1991), professeur à l'École de médecine tropicale et d'hygiène de Londres, avait mis en place en 1946 un essai clinique pour évaluer l'efficacité de la streptomycine dans le traitement de la tuberculose pulmonaire. Dix ans plus tard, le 18 juillet 1964, l'Institut de la santé et de la recherche médicale (INSERM) était créé en France, et remplaçait l'Institut national d'hygiène d'avant-guerre. Il a pour mission l'étude de la santé humaine, avec vocation d'investir dans la recherche biomédicale fondamentale et appliquée.

Depuis la fin de la Seconde Guerre mondiale, la science médicale avance donc à pas de géant. La multiplication des spécialités médicales vient de ce qu'il n'est plus possible pour un esprit humain de se tenir au courant, et souvent même de comprendre dans leur complexité croissante les informations mais aussi les idées nouvelles relatives à la profession. La médecine a le regard tourné vers l'avenir, un avenir qui se présente comme prometteur.

La médecine familiale

Après la Seconde Guerre mondiale, la médecine générale est entrée dans une ère nouvelle[137]. Le développement inévitable des spécialités médicales a eu pour conséquence de chercher à redéfinir la médecine familiale. Le Collège international de médecine générale, fondé en Autriche par Robert Braun, a tenu sa première conférence en 1959. La France a aussi son propre Collège de médecine générale créé en 2009.

Tous les médecins savent que l'exercice de leur profession nécessite un apprentissage tout au long de la vie. Toutefois, il devient de plus en plus difficile de trouver le temps nécessaire pour l'étude, à cause d'une demande accrue de productivité et de travail administratif. Dactylographier, envoyer des SMS et cliquer sur chaque icône occupe plus de temps que les soins des patients[138]. Il en résulte que l'enthousiasme pour l'exercice de la médecine générale ou pour la médecine de chevet, est de plus en plus difficile à préserver face aux difficultés de l'exercice de la profession. Les médecins se plaignent de plus en plus d'être sans cesse à court de temps. On observe une pénurie de candidats, et de plus en plus de généralistes partent en retraite anticipée, ou se plaignent de burn-out ou d'épuisement professionnel.

Même dans les centres de médecine académique, les exigences et les processus relatifs à la documentation et aux autres tâches administratives, rongent le temps autrefois réservé à suivre et contribuer aux progrès des soins médicaux.

Cette situation tient, entre autres choses, aux changements dans la structure et le profil des maladies ; avec la disparition virtuelle des maladies infectieuses communes, les médecins s'occupent du traitement à long terme de maladies chroniques comme l'asthme, le diabète ou l'hypertension artérielle, ou comme la prévention et le dépistage précoce des maladies comme le cancer. Un nouveau spectre de pathologies est apparu comme l'autisme, l'obésité, l'anorexie et la boulimie, le syndrome de fatigue chronique, l'Alzheimer, le parkinsonisme et la toxicomanie.

La prescription et l'utilisation des nouveaux médicaments sont devenues très complexes, et nécessitent une foule d'informations notamment sur leurs effets secondaires. L'introduction des contraceptifs oraux confie aux médecins de nouvelles responsabilités dans la politique familiale, tout comme quand nos gouvernements mettent en place des politiques de dépistage, par exemple, pour le cancer du col de l'utérus.

Au demeurant, l'effet placebo et l'effet nocebo sont la plaie du généraliste. Alors que ceci ne crée pas de difficultés majeures pour la médecine académique, celle qui s'exerce dans les grands hôpitaux. Elle brouille les cartes, car elle se manifeste au cœur même de la médecine de chevet. Exemple : les médecins, les patients et nombre de personnes savent que la prise de statines peut provoquer des douleurs musculaires. Or, une étude récente a montré que ces douleurs musculaires sont aussi fréquentes chez des personnes (de même âge, de même sexe, etc.) qui ne prennent pas de statines, que chez celles qui en prennent. En d'autres termes, ceux ou celles qui consomment des statines signalent leurs épisodes de douleurs musculaires au médecin, tandis que ceux qui ne prennent pas de statines n'en parlent pas[139]. L'idée communément admise sur la fréquence de ces effets secondaires est donc fausse.

En France, en Allemagne et en Hollande, les généralistes continuent à exercer seuls, alors que dans beaucoup d'autres pays se développent les dispensaires, avec leurs réceptionnistes. Quant aux visites à domicile, elles ont disparu aux États-Unis dans les années 1970, alors qu'en Belgique, 50 % et en Angleterre, 10 % des consultations représentent des soins à domicile.

La durée d'une consultation dans les années 1990 était en moyenne de 25 minutes en Suède, de 14 à 15 minutes aux États-Unis et au Canada et de 8.5 minutes en Angleterre. Ceci dépend largement des modalités de remboursement des systèmes d'assurance-maladie, avec les conséquences que l'on peut imaginer sur la qualité des soins, et leur impact sur les dépenses de sécurité sociale.

Pour conclure

1. Tous les concepts médicaux découlent de la distinction conventionnelle qui divise les processus biologiques en deux : le normal et le pathologique.

2. Les caractéristiques et les processus dits anormaux ou pathologiques ne sont ni factuels ni non factuels. Être anormal ou pathologique a une signification normative, et donc prescriptive, et non descriptive. Être normal ou anormal ne se démontre pas scientifiquement, car ce sont des présupposés de la théorie médicale. Ce que l'on qualifie d'« anormal » sont des altérations qui dépendent de causes.

3. Ce qui est pathologique est intrinsèquement délétère, et conceptuellement antérieur à ce qui est normal, de sorte que la normalité se conçoit comme contre-factuelle, comme une convention par défaut. C'est la pragmatique médicale qui inverse la convention du normal en une nouvelle convention clinique. À partir de ce moment, la distinction entre normal et pathologique devient clinique, et donc descriptive et objective.

4. Être anormal représente un continuum qui va du normal au pathologique. L'histoire de la médecine montre que la mensuration et l'évaluation quantitative sont une condition et une étape essentielles, si pas nécessaires du développement des connaissances médicales. Cependant, comme la médecine doit prendre des décisions, elle a besoin de points de coupure, de démarcation entre les deux pôles du continuum que constitue ce qui est anormal, c'est-à-dire entre ce qui est physiologique, et ce qui est morbide : l'intervention clinique exige que ce qui est pathologique soit défini comme une question de tout ou rien. Ces démarcations ne résident pas dans le monde de la biologie, car il s'agit de conventions ou de normes qui résultent de la nécessité des décisions médicales, et qui reposent sur l'estimation du risque.

5. Le terme de « normal » est ambigu en médecine. Il signifie soit un état qui n'est affecté d'aucune condition pathologique, soit une moyenne ou une médiane empiriques — mais elle comprend alors parfois certaines anomalies — soit enfin un standard conventionnel, un modèle, une figure de perfection, qui se rapportent à un paradigme comparable aux gaz parfaits de la physique, et c'est ce qui constitue la physiologie.

6. Une fraction importante, de 20 à 50 %, des patients qui consultent un médecin généraliste, présente des symptômes dépourvus de signification médicale, en l'absence de toute anomalie structurelle ou fonctionnelle. Ces patients ne sont pas des simulateurs, mais leurs maladies fictives reflètent des

difficultés existentielles, et dissipent inutilement les ressources des assurances-maladie. Leur traitement consiste souvent dans l'administration de placebos.

7. Le XXe siècle nous a présenté deux approches de la maladie : l'une, biomédicale, qui cherche à expliquer les dysfonctionnements intérieurs au corps du malade, l'autre, épidémiologique, qui définit des catégories morbides et identifie le réseau causal qui les détermine. La recherche médicale a donc deux dimensions, l'une biomédicale, celle de Claude Bernard, l'autre clinique et épidémiologique qui est celle de Jules Gavarret et de Charles Louis. La première s'intéresse à la physiologie normale et pathologique, c'est-à-dire aux mécanismes de la pathogenèse. Elle est plutôt de conception déterministe. La seconde est celle de la clinique et de l'épidémiologie, qui recherchent les causes des maladies et qui sont de conception statistique.

8. Les maladies sont des processus répétitifs, qui ont une histoire naturelle : il s'agit d'agrégats statistiques de modifications biologiques partagées entre les individus affectés, et dont la majorité sont humainement négatives, c'est-à-dire pathologiques, ou tout au moins anormales. Elles ont des causes, parfois uniques et nécessaires, mais en général multiples. De plus, la nécessité de l'intervention médicale est propre au concept même de maladie. Seules les maladies définies par leur cause nécessaire, comme les infections ou les carences alimentaires, correspondent à des entités dites « naturelles ».

9. La santé publique s'est développée avant la médecine clinique, mais cette dernière n'a commencé à aider la souffrance qui résulte de la maladie que progressivement entre la fin du XIXe siècle et la fin de la Seconde Guerre mondiale. La médecine et son histoire s'amorcent vers la fin du XIXe siècle, mais ne commencent réellement qu'au cours XXe siècle quand les interventions thérapeutiques commencent à faire mieux qu'un placebo.

2. Introduction à la méthode de Georges Canguilhem

Georges Canguilhem a été un philosophe majeur, encore sous-estimé, mais dont l'importance est bien mise en évidence par la figure dominante de la philosophie française d'aujourd'hui, Jacques Bouveresse. Avec l'autorité qui est la sienne, la longue introduction qu'il a consacrée à Canguilhem, à la fois attachante, profonde et émouvante, confère à Canguilhem la place qui lui revient dans la philosophie française du XXe siècle, car il s'est intéressé à certaines des grandes questions de la science et de la culture contemporaines.

Le présent ouvrage porte uniquement sur les recherches, les idées et la vision que se faisait Canguilhem de la médecine et de ses rapports avec la biologie. Rien n'indique que ses conclusions sont extrapolables à l'ensemble des activités, des réflexions ou des écrits de Canguilhem, ou même à sa personnalité et à son enseignement. Son œuvre est fascinante, parfois énigmatique ou paradoxale, mais toujours inspirée. Son ouvrage *Le normal et le pathologique* est profondément original et merveilleusement écrit, riche d'imagination, parfois d'humour, souvent de poésie. On aime à suivre les méandres de ses réflexions. Cependant, il représente, pour le domaine qui nous occupe, une gageure, et ce, pour plusieurs raisons. L'auteur a une connaissance et une compréhension très grande de la formation de certains concepts au cours de l'histoire de la médecine et de la biologie. Son projet est de nous montrer que ces modes de raisonnement ne sont pas dépourvus d'intérêt à la fin du XXe siècle.

Une des ambitions de Canguilhem, complémentaire de sa culture historique, c'est donc de souligner l'apport de l'histoire de la médecine à la recherche et à la pratique médicales. C'est ici, probablement, qu'il se méprend, peut-être parce que ce projet était condamné dès son origine. Même si son programme était utopique, il eût été intéressant qu'il puisse le porter à bon port, ou en tout cas le pousser aussi loin que faire se peut, tout chimérique qu'il ait été. Il est regrettable qu'il n'ait pas préparé une seconde édition remaniée de cet ouvrage.

En réalité, un médecin qui lirait *Le normal et le pathologique* serait certainement surpris, non pas par certaines erreurs médicales qu'il pourrait y relever, mais parce que ce livre le laisserait perplexe. La lecture de Canguilhem n'est pas facile et elle est parfois déconcertante, surtout pour l'esprit très pragmatique d'un clinicien. Rien de commun avec la lucidité, la transparence et le plaisir de lire *La naissance de la clinique* de Foucault qui est le plus cartésien des deux, par son souci de clarté. Canguilhem suit des parcours plus complexes, avec de brèves allusions, des regrets et des retours, des provocations, des affirmations péremptoires suivies d'hésitations ou de reculs prudents, ce qui n'est pas nécessairement une critique, mais ce qui, pour l'esprit pragmatique du médecin, peut paraître, à tort sans doute, brumeux.

En écrivant *Le normal et le pathologique*, Canguilhem rassemblait ses réflexions de médecin et de philosophe, et cherchait à représenter la médecine dans le cadre de la philosophie des sciences. Il a accepté la gageure. Jusqu'à quel point a-t-il réussi à relever ce défi ? Il ne fait aucun doute qu'il s'agit d'un ouvrage captivant ; s'il a échoué ou s'il a partiellement échoué, ceci n'enlèverait rien à l'intérêt de ce livre, car sa réussite se situe ailleurs. Il n'a probablement pas atteint son but ni sur le plan de la médecine, ni sur celui de la philosophie, ni même sur le plan de la biologie. Il faut donc nous tourner vers la question du pourquoi, et celle du comment. Et s'il n'a pas réalisé ce qu'il cherchait à faire, quel héritage, positif ou négatif, nous laisse-t-il ?

La rationalité médicale

L'histoire de la rationalité médicale commence avec Descartes et se poursuit dans un courant qui passe par William Harvey et aboutit à Claude Bernard et à Charles Alexandre Louis. Cette mouvance qui nous vient de Galilée et de Newton élève la physique et toutes les sciences qui s'occupent de phénomènes généraux, universels et répétitifs, à un niveau de respect et de reconnaissance majeur. Cette approche repose sur ce qu'on qualifie de mécanisme, ce qui en biologie porte sur l'explication causale des processus physiologiques et pathologiques que manifestent les organismes. Cette manière de voir remonte à une certaine vision du cosmos à la fin de l'Antiquité, à l'époque de Marc Aurèle et de Cicéron. La philosophie stoïque — au contraire de celle des épicuriens — enseignait à ses adhérents à chercher les sources de leur ordre intérieur et humain, de leur rationalité, en dehors d'eux-mêmes, et les exhortait à vivre en harmonie avec la nature. Les Stoïques partageaient avec Platon et Aristote l'idée que la structure du cosmos est *anhistorique.*

En revanche, le système des épicuriens était essentiellement *historique.* Les principes du monde naturel n'avaient rien de général ou d'universel, mais étaient plutôt un déroulement non répétitif, ce que nous appellerions une évolution. Nous avons donc ici deux mouvances, l'une synchronique, celle de Descartes et Claude Bernard, et l'autre diachronique, celle de Darwin et des évolutionnistes.

L'idée majeure, l'idée la plus importante qui domine l'histoire des idées au XIXe siècle, c'est l'attente et l'acceptation du changement dans les affaires humaines, planifié et dirigé. Ceux qui ont le mieux illustré le concept de la part que joue le changement dans nos vies, s'appellent John Stuart Mill, Karl Marx, Charles Darwin et Herbert Spencer. Au lieu de voir le monde de l'extérieur, l'abandon du dualisme cartésien a eu pour effet de réintroduire l'humanité dans le monde de la nature. Au lieu d'une vision externe de la nature, il est possible de comprendre comment nos vies humaines et nos activités opèrent comme des éléments à l'intérieur du monde de la nature. Seulement, il est possible que ce retour à une vision plus riche de la nature se fasse aux dépens de la connaissance pure.

Une certaine conception scientifique du monde, notamment celle de Canguilhem, est donc *historique*, avec une approche *évolutive*, un retour vers les épicuriens, car eux seuls, dans l'Antiquité considéraient que l'histoire avait une signification fondamentale et polarisée avec les opérations de la nature. On retrouve ces préoccupations au XVIIe siècle avec les idées d'harmonie et de dessein, et plus tard, celles d'évolution et d'adaptation. Le monde de la nature, où se trouvent les représentants du grand schéma de l'évolution, est un lieu où les humains sont bien adaptés, où ils sont chez eux, se sentent chez eux, et ont la capacité de faire en sorte qu'ils soient chez eux. Or, se sentir chez soi est étroitement lié à notre idée de la théorie de l'évolution. Nous sommes les héritiers des millions d'années du jeu de l'adaptation et de l'évolution, et, dans les temps à venir, de notre adaptabilité. C'est ainsi que l'on retrouve une vieille idée de la réunion et de la relation de l'humanité et du cosmos, un cosmos évolutif. Cette vision diachronique est celle des sciences naturelles, de la biologie et de l'anthropologie, et essentiellement celle de Canguilhem.

En revanche, l'exercice de la médecine est *synchronique et anhistorique* : l'essentiel de ses préoccupations gravite autour de ce qui, *nécessairement,* distingue chez un patient une maladie donnée de l'absence de cette maladie. La réponse se trouve dans ce qui, à l'intérieur de l'organisme, diffère d'un individu sain. La maladie est un processus intrinsèque à un organisme, qui conduit, directement ou indirectement, aux décisions thérapeutiques, et qui les nécessite. Causalité, étiologie, physiopathologie, diagnostic, traitement, palliation, prévention, politique de santé publique, sont des formes d'interprétation et d'action présentes dans la *réalité actuelle* de ces phénomènes, fondées sur des causes actuelles : mécanisme ou pathogenèse sont des mots-clefs dans la médecine moderne, de sorte que la biologie moléculaire et la connaissance du génome leur ont donné un sens nouveau. Ils se réfèrent aux processus pathologiques qui conduisent aux modifications tissulaires, fonctionnelles et cliniques dans le corps, que Claude Bernard avait déjà mis en évidence.

Toutefois, il peut y avoir, dans l'explication médicale, une dimension biologique et donc historique, qu'apporte la théorie de l'évolution, à laquelle le clinicien doit sans cesse faire face, comme la résistance aux antibiotiques, les erreurs de réplication de l'ADN, les maladies de la civilisation, etc.

John McTaggart (1866-1925), philosophe de Cambridge, distinguait deux manières de caractériser des évènements dans le temps[140]. Dans le premier cas, un événement peut être futur, mais il sera bientôt présent et ensuite passé. Cet aspect permanent, historique, qui est celui de l'évolutionniste, contraste avec le second cas, de nature transitoire, anhistorique, où un événement peut être antérieur, simultané ou postérieur à d'autres évènements, de sorte qu'ils s'ordonnent les uns par rapport aux autres ; la médecine se préoccupe de l'étiologie, l'histoire naturelle et le pronostic des maladies.

Ajoutons que les médecins et leur langage sont insérés dans le monde qu'ils essaient de moduler. Ils sont des *observateurs-participants* et le langage médical fait partie du monde qu'ils décrivent. La médecine ne nous dit pas ce qui se passe dans le domaine clinique, mais ce qui devait être et quels sont les buts à atteindre. Les termes descriptifs refluent, le langage devient performatif et la connaissance propositionnelle ou représentationnelle cède le terrain au savoir-faire pratique. La médecine intervient par un lien de causalité avec le monde et elle essaie de remanier la vie et les êtres sensibles. Les déclarations et les décisions médicales deviennent en quelque sorte correctes ou incorrectes, plutôt que vraies ou fausses.

La biologie et la physiopathologie se demandent *comment ?* L'évolutionniste se demande *pourquoi* ? La médecine se demande *quoi faire ?* et *comment faire ?* Rappelons-nous la déclaration de Goethe : *Im Anfang war di Tat.*

Canguilhem s'intéresse peu à la thérapeutique, à son histoire, sa rationalité, son évaluation et ses limites. Il ne mentionne pas la chirurgie qui a pourtant une place cardinale dans l'histoire de la médecine. La chirurgie d'urgence est sans doute une des premières thérapeutiques efficaces décrites dans l'histoire de la médecine. Il mentionne la découverte de Watson et Crick, qui leur a valu le prix Nobel de médecine, et l'importance de DNA dans la médecine moderne, mais il passe sous silence, par exemple, le prix Nobel de 1956 d'André Cournand (1895-1988), un médecin français, pour la cathétérisation cardiaque, qui a bouleversé la clinique des maladies cardiaques, leur diagnostic et leur traitement. Pas un mot, pour ne citer que quelques exemples, de la chlorpromazine issue en 1952 du laboratoire Rhône-Poulenc, qui a bouleversé la psychiatrie ; du traitement de la leucémie lymphoblastique aigüe de l'enfant, incurable il y a 50 ans, et dont la survie globale dépasse 90 % ; de la prothèse de la hanche depuis 1961, avec un taux de succès de plus de 90 %, et qui évite à une personne sur 30, âgée de plus de 66 ans, d'être impotente ; de la streptomycine qui a permis de maîtriser la tuberculose.

La promotion de la santé et le diagnostic précoce sont devenus une préoccupation majeure de la médecine. Le rôle de la médecine n'est pas seulement de traiter les malades, mais aussi d'éviter les maladies. La lutte contre l'hypertension artérielle commence par la lutte contre l'abus d'alcool. Le régime alimentaire végétarien réduit de 20 % la mortalité toutes causes. La promotion de la santé porte principalement sur la cigarette (Canguilhem n'en parle guère !), l'abus d'alcool, la malnutrition, la surveillance du cholestérol sanguin, le problème de l'inactivité physique et celui de l'obésité.

Cependant, Randolph Nesse (1948-) biologiste évolutionniste et médecin, résume la situation : « *Tous les traits biologiques appellent deux formes d'explication, celle des causes immédiates et celle de son histoire évolutionnaire. Les explications directes et immédiates décrivent ce qui ne va pas dans le mécanisme du corps de l'individu concerné. Une explication évolutionniste est complètement différente ; elle explique pourquoi nous sommes tous semblables dans la manière dont nous sommes vulnérables à la maladie.* »[141,142]

L'approche de Georges Canguilhem est essentiellement *diachronique*. Quand il nous parle de médecine, il nous parle souvent de biologie. Il s'intéresse à l'historique du développement du concept de maladie, avec un accent évolutionniste sur la relation entre le malade et son milieu. Ce regard anthropologique essaie d'identifier une maladie, non pas par ce qu'elle a de nécessaire et d'essentiel, mais par *ses origines évolutionnistes* ou *historiques,* ou par ses *conséquences accidentelles*, qui dépendent du milieu, et qui varient selon le type de relation qui s'établit entre le patient et son environnement, notamment social, comme le rôle de la maladie.

On serait tenté de dire, abusivement, que Canguilhem jette sur la maladie un regard myope ; en Italie, on dirait qu'il regarde le doigt et pas la lune. Mais en réalité, ce qui ressort de la lecture de ses œuvres, c'est qu'il est, avant toute chose, anthropologue, naturaliste et biologiste, plutôt que médecin. Il ignorait largement le développement de la thérapeutique, et s'étonnait de ce que le livre de Kurt Goldstein, un de ses auteurs de référence, ait si peu d'échos en dehors des cercles philosophiques, mais il ajoutait, à juste titre, que ceci tient probablement à ce que sa thèse soit plus une épistémologie de la biologie qu'une philosophie de la thérapeutique.

Il parle de maladies comme un naturaliste ou un botaniste qui observe la nature avec un accent évolutionniste. Cette approche passive, attentiste, tranche avec l'attitude médicale où coexistent une philosophie de la connaissance et une philosophie de l'action. Et quand il nous parle proprement de médecine, il s'agit soit de spéculations, soit de recherches physiologiques préalables à la naissance de la médecine.

Toutes ses recherches, ses réflexions, ses analyses souvent très fines, la majorité des sources sur lesquelles il s'appuie, la plupart de ces éléments très divers dont il s'efforce et, dans une large mesure, réussit à élaborer une doctrine cohérente, se situent avant cette césure. Cette approche anthropologique explique aussi pourquoi Canguilhem a, devant la maladie, une attitude attentiste, que l'on pourrait presque qualifier de fataliste. La maladie, tout comme la chute de pluie, les tempêtes ou les aurores boréales sont des faits ou des processus naturels.

Quant au terme d'« adaptation », il se réfère soit à un processus synchronique, donc médical, qui est celui de Hans Selye, soit à un processus diachronique qui est celui des évolutionnistes et celui des biologistes. Il s'agit du même mot, mais il est porteur de deux significations qui n'ont rien de commun entre elles, et Canguilhem choisit le second sens.

Quand il questionne l'utilisation de la statistique, ou qu'il cherche à définir le normal ou le normatif, il le fait dans une vision diachronique de la variabilité, une vision évolutionniste, pas dans un sens proprement médical[143].

Quand il s'intéresse à l'idée d'anomalie, il s'étend sur les variations individuelles de certains traits ou certaines constantes biologiques, mais ici aussi, en anthropologue, c'est-à-dire toujours d'une position si éloignée de la clinique, de sorte qu'il en conclut que l'hémophilie n'est pas une maladie.

Canguilhem définit ce qui est pathologique diachroniquement, c'est-à-dire en biologiste évolutionniste, et refuse de le définir synchroniquement ; ceci a pour conséquence qu'il sous-estime ce qui fait l'objet de la recherche médicale depuis le siècle passé : les processus intérieurs à chaque organisme qui conduisent à la maladie ; de même, il ignore la rationalité de la méthodologie de la recherche, de sorte que la frontière entre le normal et le pathologique est, pour lui, imprécise pour des individus multiples, considérés simultanément, mais elle est parfaitement précise pour un seul et même individu, considéré successivement.

« *Pas de médecine sans anthropologie* », écrit Anne Fagot-Largeault qui résume le divorce qui sépare un biologiste ou un anthropologue qui examinent un organisme, d'un clinicien qui a besoin de catégories pour faire un diagnostic et proposer un traitement. *Non erat his locus*. L'anthropologie est une discipline, la médecine en est une autre. Canguilhem est souvent, trop souvent, un anthropologue qui jette un regard extérieur à la médecine.

Il consacre 4 pages au diabète. Il s'étend sur la glycosurie, sur la glycémie, sur l'intervention du rein, des îlots de Langerhans, de l'hypophyse, du foie, du système nerveux, des remaniements endocriniens, notamment la puberté, la grossesse, et la ménopause (mais pas des surrénales !), tout ce qui relève de recherches expérimentales sur des animaux. En revanche, il ne nous dit pas que 95 % des diabétiques ne dépendent pas d'un manque d'insuline, ce qu'avait montré dès 1936, Harold Percival Himsworth (1905-1993), professeur de médecine à l'Université de Londres. Seuls cinq pour cent des diabétiques sont insulinodépendants et deux pour cent relèvent de causes variées, génétiques, médicamenteuses ou traumatiques.

Tout ceci nous montre l'intérêt que Canguilhem porte à la biologie, à la médecine expérimentale et à leur histoire, plutôt qu'à la médecine clinique, celle qui doit faire face à des malades : il ne nous entretient pas de la suite, et des problèmes cliniques qu'elle soulève. Il ajoute : « *Le diabète, ce n'est pas grave si c'est glycosurie seulement.* ». En réalité, le diabète est responsable de nombreuses et fréquentes complications : artériosclérose, avec accidents vasculaires cérébraux, infarctus du myocarde, et artériopathie oblitérante des membres inférieurs (mal perforant plantaire) ; rétinopathie qui peut entraîner la cécité ; néphropathie qui peut évoluer vers l'insuffisance rénale ; ostéoarthropathie des chevilles et des pieds ; sensibilité aux infections comme la candidose et les infections parodontales ; enfin, une femme enceinte diabétique risque de mettre au monde un enfant frappé de malformations congénitales.

Quand il cherche ce qui sépare l'anormal du pathologique[144], il s'engage dans une longue analyse des mutations et des variations chez la drosophile, des papillons dans certaines régions industrielles en Angleterre et en Allemagne, pour aboutir à une définition de ce qui est pathologique, comme une norme nouvelle dont l'infériorité se manifeste dans *la relation de l'organisme avec son milieu.* Ce qui est pathologique, c'est ce qui a une valeur vitale négative, mais cela n'est, pour lui, nullement inhérent à l'organisme. Le culte de la nature et la place qu'il lui donne, et qu'il donne au milieu, dans ses écrits, la nature médicatrice, la passion communicative avec laquelle il nous expose les étapes successives qui ont conduit à l'élaboration de concepts médico-biologiques qui, pour la plupart d'entre eux, sont susceptibles d'être remis en question pour un médecin engagé dans la grande aventure que représente la médecine d'aujourd'hui, ne prennent leur sens qu'à la lumière des préoccupations naturalistes de Canguilhem. Les longs et nombreux développements de Canguilhem sur le rôle du milieu dans l'adaptation et dans la pathogenèse, font que ce qui est pathologique ne peut l'être que dans un rapport avec le milieu, le milieu extérieur, et non pas simplement par une *anomalie intrinsèque* à l'organisme, comme le montre la science médicale.

Or, pour un médecin, la maladie se comprend et se définit indépendamment du milieu, même si celui-ci peut avoir un rôle causal. On voit mal quel est le rapport patient/milieu qui met en évidence ce qu'il y a de pathologique chez un malade souffrant de cancer du côlon ou de sclérose multiple. Cependant, même si Canguilhem se trompe, ce qui fait l'intérêt de sa lecture, c'est qu'elle représente un effort, probablement vain, pour cerner les concepts d'anormal et de pathologique, sans trop s'éloigner de sa position de naturaliste évolutionniste.

Soulignons ici que le concept de maladie n'appartient à personne. C'est la recherche et le regard que l'on qualifie de « médical », qui, au cours des siècles, ont progressivement élaboré une doctrine qui cherche à cerner, à définir, à décrire et à expliquer ce qu'on entend par maladie. Les anthropologues, biologistes, sociologues, économistes, historiens, paléontologues, démographes, et philosophes ont tous apporté leur pierre à l'édifice. Toutefois, leur contribution à la notion de maladie, a toujours été, et est nécessairement corollaire de celles et de ceux — médecins, infirmières, biochimistes, biophysiciens, psychologues, techniciens de toutes sortes, biostatisticiens — qui opèrent au cœur de son espace empirique et sémantique.

Les réflexions de Canguilhem prennent leur départ, et se développent autour d'une vision de la biologie centralement bien définie, mais avec des limites floues, et sur laquelle il essaye de ne faire aucune concession. Cette vision de la biologie est athée, mais déiste, en quelque sorte un déisme athée. Il emprunte avec précaution, car il n'est certainement pas dogmatique, au déisme, ses idées maitresses : la finalité du dessein intelligent, la nature providentielle — mais uniquement pour les humains, pas pour les bactéries — aboutit, bon an mal an, à une représentation plus anthropomorphique que biologique de la vie, ce dont il se défend.

Il s'intéresse ensuite à la médecine, et procède prudemment, pas à pas, en s'appuyant sur des sources historiques, qui commencent avec l'hippocratisme, qui sont inévitablement souvent en conflit entre elles, et qui se poursuivent, en décrue, jusqu'à la première moitié du XXe siècle. La majorité de ses écrits portent sur des recherches faites avant le début de la médecine, c'est-à-dire avant qu'elle ne soit identifiée avec un art de guérir, non pas en paroles, mais en réalité. En médecine, il choisit ses exemples à la carte. Il évite de mentionner, et surtout d'analyser les sources qui vont à l'encontre de sa vision des choses.

Il regrette que pour exercer la médecine, nul ne soit tenu d'avoir la moindre connaissance de son histoire ; il suggère à ce titre de relire Hippocrate, alors qu'un des plus grands obstacles que la médecine ait dû affronter pour le développement d'une médecine clinique moderne, a été de se débarrasser de sa propre autorité. La médecine a dû cultiver une méfiance permanente de ses propres pratiques, de ses traditions, de son passé. C'est la pesanteur de ce passé qui fait que jusqu'en 1940, la médecine a généralement, sauf dans la chirurgie d'urgence, fait plus de mal que de bien.

Canguilhem avait-il compris que la médecine était, au cours du siècle où il a vécu, devenue extrêmement complexe, compliquée par le développement inévitable de spécialités de plus en plus spécifiques, et fondée sur le doute, le questionnement et l'incertitude ? Il devient de plus en plus difficile pour un médecin, non seulement de suivre l'évolution des connaissances, mais aussi de savoir où va une médecine qui ne cesse de se réinventer loin, très loin en avant des paradigmes du passé. Il est difficile de savoir jusqu'à quel point il a été conscient de cette révolution dont il a été le contemporain, mais, semble-t-il, pas le témoin. Canguilhem a-t-il senti qu'un bouleversement fondamental était en train de se produire sous ses yeux, bouleversement scientifique mais aussi philosophique ? A-t-il perçu que tous les développements scientifiques et conceptuels, ainsi que les conclusions philosophiques qu'il en tirait, arrivaient, ou mieux étaient arrivés, à leur fin, et qu'une ère nouvelle avait commencé, dont il semble qu'il ait eu quelques difficultés à saisir pleinement la portée, malgré ses efforts dans ce sens ?

La médecine a cessé d'être une entreprise artisanale. Elle laisse loin derrière elle des traditions thérapeutiques inutiles, nuisibles et trop souvent dangereuses. C'est ce qui fait que nombre de sujets que Canguilhem traite avec beaucoup de soin, n'ont plus grand écho pour un clinicien préoccupé du traitement des maladies chroniques comme les maladies cardio-vasculaires, la maladie d'Alzheimer, les arthroses, l'obésité, des nouvelles thérapies du cancer, du traitement des maladies mentales comme la dépression.

La crainte d'une pandémie est devenue une préoccupation médicale majeure. Plusieurs affections à virus, l'ebola, la fièvre de Lassa, le SARS, le MERS et les coronavirus, sans parler d'agents encore inconnus, sont sous surveillance, car il ne fait aucun doute que, dans un avenir prochain, il faudra faire face à des pandémies avec leur contagion exponentielle, contre lesquelles nous sommes complètement désarmés. Récemment, le sida a fait 35 millions de victimes. Il y a près de mille virus qui sont sur la liste rouge. Rappelons que la grande épidémie d'influenza, la grippe espagnole, avait fait plus de morts que toutes les guerres du XXe siècle. Le risque de pandémies provient de la conjonction de plusieurs facteurs, la mondialisation, la globalisation du commerce, le surpeuplement des villes, les migrations, les modifications climatiques qui, notamment, redistribuent la faune sauvage et les agents pathogènes[145].

En ce début de siècle, il semble évident que la technologie accomplira bientôt les tâches qui constituent la routine quotidienne de la médecine, et pour laquelle des algorithmes sont déjà au point.

Le rôle et la valeur du médecin se situeront dans cette échelle de gris, et seront d'aider le patient à vivre dans l'incertitude, une activité essentielle à la relation médecin-malade. Il est important aussi de communiquer cette incertitude au patient, s'il faut qu'il participe aux prises de décisions, car il s'agit, non pas d'une menace, mais d'un obstacle insurmontable[146].

En bref, Canguilhem s'est illustré par ses nombreux écrits originaux et souvent provocants sur l'histoire de la biologie et de l'anthropologie, notamment dans la mesure où ils ont contribué au développement de la médecine, mais il s'est arrêté au seuil, là où débute la médecine.

Il nous décrit avec grand soin la pathologie et la physiologie de la thyroïde au XIXe siècle, mais il cesse de s'intéresser à ce sujet de recherche au moment où il prend son essor à la fois thérapeutique et préventif avec les études de grande échelle sur la prophylaxie par iode stable.

Pour situer Canguilhem, quant au sujet qui nous occupe, il faut savoir se mettre à sa place. Il décide de se pencher sur l'histoire de la médecine et sur certains aspects de l'histoire de la biologie. Il passe le meilleur de son existence à retrouver et à lire les sources, à y réfléchir, à essayer d'y démêler ce qu'il y a de plus pertinent, et à en tirer une vision générale de la médecine et des sciences de la vie, sans négliger le temps qu'il a passé dans les conférences et dans l'enseignement. Le volume et l'intérêt de ses œuvres sont considérables. En bref, il a fait montre d'une assiduité, d'une énergie, d'une originalité et d'une créativité impressionnantes.

Toutefois, et toujours pour le situer, certains de ses confrères médecins, français ou autres, ont suivi une autre voie ; ils ont fait une carrière clinique de plusieurs décennies, dans des hôpitaux universitaires ou de haut niveau. Eux aussi ont consacré toute leur vie à leur travail, c'est-à-dire qu'ils ont passé le meilleur de leur temps à se pencher sur des malades, à échanger des idées avec leurs collègues, à faire de la recherche médicale, à assister à des conférences nationales ou internationales, à publier les résultats de leurs recherches et de leurs réflexions, et surtout, à passer une partie appréciable de leur temps à lire la littérature médicale, une vraie course contre la montre. Pressés par le temps à une époque où l'histoire s'accélère, ils ne se préoccupent guère de la théorie de l'évolution, sauf ceux d'entre eux qui ont fait de la médecine évolutionniste leur spécialité.

Un médecin qui prend sa retraite perd rapidement le contact avec son métier, avec ce sur quoi il a passé le meilleur de sa vie.

En d'autres termes, Canguilhem et l'élite médicale de son époque ont suivi des trajectoires différentes et divergentes.

Durant toute son existence, Canguilhem a parcouru l'histoire des idées médicales, il analysait leur enchaînement, et il tentait de les situer dans le contexte du développement des idées de la biologie, mais, ce faisant, il avait perdu le contact avec la médecine en expansion rapide.

En revanche, les cliniciens ne lisaient pas, pas plus qu'ils ne lisent l'histoire de la médecine, sauf éventuellement pour se divertir.

La situation était donc symétrique : on ne peut pas reprocher à Canguilhem d'avoir vécu dans l'exil de la médecine, de ne pas s'être tenu au courant, de ne pas avoir perçu, sauf par quelques éclairs, la mutation profonde dont cette discipline était l'objet, et d'avoir cru, dans sa retraite académique, éloigné comme il l'était de la médecine clinique et hospitalière, pouvoir porter sur elle des jugements personnels.

Souvenons-nous de la maxime d'Osler : « *La médecine est une science de l'incertitude, et un art du probable.* »

Épistémologie, philosophie et historiographie

Canguilhem entretient souvent, et bien malgré lui, une confusion entre ce qu'il appelle l'épistémologie et la philosophie des sciences. Il est en quelque sorte victime de ce que l'usage du terme d'« épistémologie », le sens de ce mot dans la langue française, est profondément ambigu : il correspond à ce qu'on appelle dans d'autres langues, l'historiographie des sciences, et concerne une branche de l'histoire des sciences qui cherche à déterminer leurs origines, leur développement et leurs filiations. Récemment, ce terme a pris, en français, une signification nouvelle, de sorte qu'il a, à présent, un double sens : cette acception nouvelle nous est venue de l'anglais. L'épistémologie, dans les langues autres que le français — et notamment pour Aristote, pour qui il s'agit des canons de la méthode scientifique — se réfère à la théorie de la connaissance, une branche de la philosophie, qui a débuté, de manière spectaculaire, avec le *Théétète* de Platon. Ce terme se traduit en allemand par *Erkenntnistheorie*, théorie de la connaissance[147].

Quant à la philosophie des sciences, elle est l'étude des concepts de la méthodologie des sciences, et de leur justification, ainsi que l'analyse de leur structure logique et linguistique, de leur extension, de leur reconstruction, et de leur application précise et cohérente dans l'obtention de la connaissance ; la relation entre logique, mathématiques et réalité ; la nature des entités théoriques ; les sources de la connaissance et leur validité, ainsi que les concepts de vérification, réfutation, explication, disposition, probabilité, expérimentation, mesure, évidence, faits, lois, induction et déduction, etc. Les théories scientifiques sont-elles probables, ou s'agit-il de conjectures provisoires ? Ou alors, faut-il plutôt s'intéresser à une approche plus contextuelle où les méthodes et les succès d'une science se lisent en termes de méthodes disponibles à un moment donné, de paradigme et de contexte social ? Ces questions, au XXe siècle, ont été poursuivies dans un cadre hautement abstrait, en partant du principe qu'il doit être possible de découvrir une logique générale de la découverte, ou de la justification scientifique[148,149,150].

Canguilhem était complètement étranger à cette mouvance dans le cours de son siècle. Il écrit : « *[...] l'épistémologie n'a jamais été qu'historique* »[151]. A-t-il été marqué, et s'est-il identifié avec ces références marxistes, nietzschéennes, et freudiennes que résumait Foucault ? « *L'histoire de la science, l'histoire des connaissances n'obéit pas simplement à la loi générale du progrès de la raison [...]* ». « *Il y a au-dessous (et l'on reconnaît là une célèbre métaphore nietzschéenne) de ce que la science connaît d'elle-même, quelque chose qu'elle ne connaît pas, et son histoire, son devenir, ses épisodes, ses accidents obéissent à un certain nombre de lois et de déterminations* ». Pour Foucault, l'histoire de la science est susceptible de *compléter* la connaissance scientifique, mais ne s'identifie pas à elle.

Il est vrai qu'à l'appui de la méthode de Canguilhem, Eugène Chevreul écrivait : « *S'il est vrai que quelque estime soit accordée à l'esprit humain, l'exposé des absurdités même, auxquelles l'homme s'est laissé aller, fait partie de cette histoire* ».

Hilary Putnam écrivait que les philosophes des sciences n'ont pas à faire de recommandations directes aux scientifiques, tout comme les philosophes moralistes seraient mal avisés de penser qu'ils peuvent donner des conseils immédiatement pertinents sur des questions touchant comment vivre sa vie, ou quel projet de loi adopter au parlement[152]. Canguilhem certainement faisait exception à cette règle.

La méthode historiographique, si elle a des ambitions philosophiques, doit faire face à plusieurs difficultés. Un appel à la Bible peut prouver n'importe quoi, et un recours à l'histoire peut appuyer et réfuter n'importe quelle affirmation méthodologique. De plus, l'historiographie, l'appel au passé de la pensée médicale, est trop vague et trop faible pour expliquer pourquoi la médecine a procédé comme elle l'a fait, et pourquoi cette progression a été fructueuse. Ce qui serait nécessaire, ce serait de démontrer que les réflexions, les recherches et tout l'historique de la médecine que Canguilhem nous décrit merveilleusement, ont nécessité ou ont déterminé les développements de la médecine d'aujourd'hui, ce qui est tout à fait illusoire.

Cette problématique correspond à une distinction introduite en 1938 par Hans Reichenbach, entre ce qu'il appelait le contexte de la découverte et celui de la justification. La découverte relève de l'histoire et de facteurs psychologiques, heuristiques et sociétaux, tandis que la justification s'accomplit avec l'aide de la rationalité et de la logique déductive et inductive.

Ceci dit, il serait erroné de conclure que les origines d'une idée, ou d'une notion scientifique ou médicale, sont toujours dénuées de pertinence pour la justification de certains aspects ou certains concepts actuels.

La difficulté est que défendre une idée sur la base de ses origines, si celles-ci ne sont pas étroitement liées par un raisonnement déductif à sa justification, relève de ce qu'on appelle en logique *le paralogisme génétique.*

L'approche « généalogique » de Nietzsche s'appuie sur la recherche historique, avec l'aide d'investigations sociologiques, psychologiques mais aussi physiologiques : il s'agit de la connaissance des conditions et des circonstances au sein desquelles se sont développées, ont grandi et se sont modifiées les idées. Cependant, il mettait en garde sur ce que cette généalogie n'est pas identique avec une réévaluation de ces idées (l'existence de Dieu) ou de ces valeurs (les valeurs morales). Il évitait ainsi d'être accusé du sophisme génétique. Foucault, comme Nietzsche, évite l'erreur de Canguilhem pour qui l'activité philosophique devrait se définir par la méthode généalogique.

L'histoire de la philosophie est un chapitre parmi beaucoup d'autres de la philosophie[153]. Ce qui veut dire que l'on peut y étudier les philosophes du passé du point de vue de leur contribution aux problèmes *actuels*, ou à ceux qui peuvent le devenir. Le même intérêt pour la vérité qui nous guide dans l'étude de la philosophie modèle la conception de son histoire. L'histoire de la philosophie est une perspective qui cherche à identifier *les fondements* de nos pratiques et la *validité* de nos différents concepts.

L'entrée dans la pensée de l'histoire de la philosophie a pour condition préalable que l'on ne considère pas les questions qu'elle soulève comme verrouillées. La représentation de l'histoire de la philosophie n'est donc pas tellement une présentation des influences et des filiations qu'une mosaïque de figures qui, indépendamment de leur situation dans l'ordre temporel, peuvent être comprises comme si elles nous étaient contemporaines. Au cours des siècles, les philosophes ont développé un éventail de méthodes historiques, métaphysiques, analytiques, logiques, phénoménologiques, herméneutiques, etc. L'histoire de la philosophie est forcément lacunaire, car elle s'intéresse à certains philosophes qui nous ont laissé des expressions exemplaires de problèmes qui sont toujours les nôtres, et parmi eux, Platon, Aristote, Descartes, Kant.

La philosophie est essentiellement anhistorique, une idée certainement surprenante dans un pays comme la France où la philosophie est une discipline encore très littéraire. En revanche, l'*histoire des idées* est, elle, foncièrement historique. C'est Arthur Lovejoy (1873-1962), professeur de philosophie à l'université de Johns Hopkins à Baltimore, qui a inventé cette expression. En quête d'une *perspective historique*, elle cherche à révéler notre héritage intellectuel et quels concepts ont été considérés dans le passé comme valides[154], de sorte qu'elle est l'étude de la manière dont on faisait de la philosophie dans le passé. Un historien des idées peut être un mauvais philosophe, ce qui veut dire mauvais dans l'évaluation de la validité des arguments ou dans la vérité de leurs conclusions, mais il faut qu'il soit un bon historien. Car il lui faut décrire, et si possible expliquer l'influence des idées dans l'histoire, indépendamment de leur mérite philosophique[155,156,157]. L'histoire de la philosophie relève de la philosophie, tandis que l'histoire des idées relève de l'histoire.

Prenons l'exemple de l'existence de Dieu. Un philosophe essayerait de développer un argument pour ou contre cette position. Un historien des idées pourrait discuter de l'histoire du concept de Dieu.

Cette distinction entre la philosophie et l'histoire des idées est probablement mal connue en France, notamment parce que la philosophie s'y enseigne à la faculté des Lettres et n'est donc pas une discipline autonome comme c'est le cas au Royaume-Uni ou aux États-Unis. Foucault, un modèle d'historien des idées, rejetait la tradition narrative des historiens en faveur de ce qu'il appelait « l'archéologie » qui recherche non pas la vérité dans l'histoire, mais le discours qui la tisse. Foucault n'a-t-il pas déclaré durant son débat avec Noam Chomsky (1928-) : « *Je ne me suis jamais préoccupé de philosophie* »[158]. Il était en effet Professeur au Collège de France d'histoire des systèmes de pensée.

L'histoire des idées s'occupe de cette part de l'activité des philosophes qui est entrée dans le climat d'opinion des classes intellectuelles. Elle traite de la relation entre les idées des philosophes, des scientifiques, des intellectuels, des penseurs, et de la manière de vivre des millions d'individus qui mènent à bien les tâches de la civilisation. L'historien des idées s'intéresse aux idées là où il les trouve, aux idées saugrenues aussi bien qu'aux idées raisonnables, à la spéculation peaufinée et aux préjugés les plus communs ; mais il se soucie de ces approches, de ces activités intellectuelles dans la mesure où elles influencent ou sont influencées par l'existence tout entière des êtres humains. L'œuvre de Georges Canguilhem s'inscrit en droite ligne dans la tradition de l'histoire des idées médicales, c'est-à-dire de l'historiographie.

Au demeurant, il existe une communauté internationale en philosophie des sciences, dont Canguilhem ignorait tout, qui s'occupe des fondements de sciences particulières, comme la philosophie des mathématiques, de la statistique, de la logique, du langage, de la connaissance, de la physique, de la chimie, de la biologie, de la médecine, de la psychiatrie, de la psychologie, de l'histoire, de l'éthique, de l'économie et des sciences sociales[159]. Par ailleurs, cette recherche philosophique porte aussi sur la science en général, avec soit une vision *fondamentaliste* et *axiomatique* — avec, par exemple, Carl Hempel et Karl Popper (1902-1994) — qui porte sur des questions comme celles du réductionnisme, de l'induction et de la déduction, de la nature de la causalité, de l'explication, de la vérification et de la réfutation, de ce qui sépare les sciences des pseudosciences, des fondements des sciences et de leur pluralisme méthodologique ; soit une vision *cohérentiste*, la thèse de Duhem-Quine, selon laquelle les propositions scientifiques ne sont pas validées individuellement, mais plutôt justifiées car elles font partie d'un système cohérent. La philosophie des sciences porte sur la science actuelle, et non sur la science dont aucun scientifique n'a plus le souvenir[160].

Cette mouvance internationale est liée à la *philosophie analytique*, qui est issue de la philosophie de Gottlob Frege (1848-1925), de Bertrand Russell (1872-1970), de Ludwig Wittgenstein, du Cercle de Vienne et des recherches anglaises sur la philosophie du langage — sans oublier Henri Poincaré en France. Ce courant philosophique, représenté en France par Jacques Bouveresse, représente, selon John Searle (1932 -), 90 % de la recherche philosophique dans le monde ; il se concentre sur l'analyse conceptuelle et ne s'intéresse guère, en principe, à l'histoire des sciences, pas plus qu'un spécialiste de la physique quantique ne se préoccupe de la physique d'Aristote ou de celle de Galilée. À titre d'exemple, 50 % des philosophes italiens sont dans la mouvance analytique.

Simon Blackburn (1944-), professeur de philosophie à l'Université de Cambridge, déclarait que plutôt que d'être désigné comme philosophe, il préférerait qu'on le traite *d'ingénieur conceptuel.* Il s'agit d'une école de pensée *anhistorique*, comme le montre la lecture de la *Structure des révolutions scientifiques* de Thomas Kuhn (1922-1966), un des ouvrages les plus importants de la philosophie des sciences, qui a eu un retentissement considérable et que le *Gardian* de Londres incluait dans la liste des 100 ouvrages les plus importants de critique philosophique. Une révolution scientifique, disait Kuhn, advient quand une théorie scientifique devient une tautologie ou inversement. À titre d'exemple, affirmer que chaque espèce vivante est adaptée à son environnement, et ensuite, prétendre expliquer l'adaptation, en déclarant qu'elle exprime cette propriété grâce à laquelle une espèce peut vivre dans son propre environnement, représente une tautologie. La révolution darwinienne, selon Kuhn, consiste à avoir transformé cette tautologie en une théorie scientifique de l'évolution.

Un paradigme est l'ensemble des théories, des habitudes d'esprit, des compétences intellectuelles et techniques qui, réunies, définissent la manière de mettre en œuvre une science particulière à un moment donné. Quand suffisamment d'anomalies se sont accumulées à l'encontre d'un paradigme établi, une « révolution scientifique » a lieu, qui consiste à remplacer un paradigme par un autre.

C'est en tant qu'historien des idées que Canguilhem a écrit ses nombreux livres et articles, qui portaient sur les sciences naturelles, et qu'il a excellé quand il nous décrivait et nous expliquait avec une lucidité rare, ce que j'appellerais la préhistoire de la médecine, c'est-à-dire l'historiographie médicale. En bref, Canguilhem, au contraire de ce qu'il pensait, n'était pas un philosophe des sciences, mais un historien des idées scientifiques.

Il est important de mettre à son crédit qu'il n'est pas tombé dans l'erreur de son élève Michel Foucault, qui défendait l'idée de la relation intime entre la connaissance et le pouvoir. Foucault a d'ailleurs, erronément, considéré Canguilhem comme un relativiste. On peut très bien tenir compte des facteurs sociaux qui peuvent être des conditions préalables à la connaissance, sans nier que la connaissance a sa propre historicité comme le défendait Canguilhem. L'histoire de la science était pour lui une histoire de concepts et de leur transformation, de problèmes et de leurs solutions, et non une simple histoire de pouvoir et de pratiques sociales. De plus, Canguilhem n'était pas « post-moderne », et il ne s'est jamais, comme Foucault, perdu dans des clichés, comme celui du pouvoir médical[161].

Résumé

Georges Canguilhem nous propose une analyse détaillée, originale et fascinante de l'historiographie de la médecine et de ses sources biologiques. Sa méthode est celle d'un anthropologiste qui jette sur la maladie un regard à la fois extérieur et diachronique, c'est-à-dire historique, ce qui distingue son approche de celle de la médecine qui est essentiellement synchronique, c'est-à-dire anhistorique. Il s'intéresse peu au traitement, à la prévention et à la santé publique, et à tout ce qui situe la médecine au cœur de la culture contemporaine.

Il porte sur la médecine un regard philosophique qui n'est pas celui de la philosophie des sciences, mais plutôt celui d'un historien des idées. Il ne nous parle guère de ce qui structure la réflexion médicale, comme les questions de causalité, d'explication, d'évidence, de maladie, de dépistage, de demande et de besoins de soins, de fonction et de dysfonction, d'émergence, de la place respective de l'induction et de la déduction, ou de la rationalité de la thérapeutique.

3. Canguilhem et la médecine

Il nous faut à présent lire Georges Canguilhem, sa conception de la médecine, et les spéculations qu'il porte sur elle, sur la toile de fond de ce qui précède.

Qu'est-ce que la biologie ?
La biologie durant ce siècle, est en train de devenir la reine des sciences. Canguilhem était très préoccupé par la question suivante : qu'est-ce qu'une idée biologique ? Ou plutôt qu'est-ce qu'une idée du biologique ? Pour lui, la vie n'est ni une chose, ni un état, ni une propriété, mais plutôt un équilibre précaire, plus ou moins stable et autorégulé, qui maintient son organisation dynamique.

Ces questions qui ont préoccupé les philosophes et les scientifiques au XIXe siècle sont toujours actuelles, et, compte tenu des développements considérables de la biologie au XXe siècle, la littérature récente sur ce sujet est considérable[162]. Au XIXe siècle, il y avait deux réponses à la question : qu'est-ce que la vie ? Il s'agissait soit de la cellule, soit de quelque chose d'inférieur à la cellule, avec de grandes discussions sur ce qu'est ce quelque chose d'inférieur, une molécule ou une entité intermédiaire entre une cellule ou une molécule.

Au XXe siècle, la biologie a fait l'objet de recherches philosophiques à commencer, en 1927, par John Henry Woodger, théoricien et philosophe anglais de la biologie, suivi notamment par Ernest Nagel, professeur de philosophie à la Columbia University à New York[163]. Karl Popper écrivait que Woodger a « *influencé et stimulé l'évolution de la philosophie de la science en Angleterre et aux États-Unis comme personne d'autre* »[164]. Le premier livre de Woodger cherchait à corriger le sentiment qu'avaient les biologistes dans les années 1920, d'une science fragmentée et immature, à laquelle il apportait des principes unificateurs comparables à ceux dont jouissaient la physique et la chimie. Woodger rejetait à la fois le réductionnisme, trop métaphysique, et le vitalisme, trop newtonien, car la compréhension des phénomènes de la vie devait relever uniquement de *l'observation et de l'expérience* — tout comme procède la physique — plutôt que de spéculations philosophiques.

Constamment en quête de la pierre philosophale de la biologie, qui va lui permettre d'identifier ce qui caractérise la nature des phénomènes biologiques, Canguilhem soulève des questions périlleuses comme celle de l'irréversibilité : « *[...] l'irréversibilité des phénomènes biologiques, soit du point de vue du développement de l'être, soit du point de vue des fonctions de l'être adulte, constitue une autre difficulté pour l'extrapolation chronologique et pour la prévision* »[165]. Et : « *... la vie ne connaît pas la réversibilité* »[166]. Pourtant, une fibrillation auriculaire est souvent réversible, soit spontanément, soit par cardioversion électrique.

Le goût de la spéculation et l'effort pour généraliser, portent inévitablement Canguilhem à soulever des questions qui, parfois, rappellent une époque où on discutait du sexe des anges. À titre d'exemple : « *Les philosophes disputent pour savoir si la tendance fondamentale du vivant est la conservation ou l'expansion* » ;[167] ou encore : « *L'organisme même, du seul fait de son existence, résout une espèce de contradiction, qui est la contradiction entre la stabilité et la modification.* » N'en est-il pas de même de la terre qui est un système unique, autorégulateur, qui comprend les rochers, le sol et l'atmosphère comme l'a montré James Lovelock ? Le soleil est lui aussi un système autorégulé, et il en est de même, en chimie, des systèmes tampons qui montrent un pH beaucoup plus stable que celui de l'eau pure.

Ou encore : « *L'instabilité et l'irrégularité sont, selon lui (Bichat) des caractères essentiels aux phénomènes vitaux.* »[168] N'en est-il pas de même des phénomènes météorologiques ? Et des crises économiques ? Ne s'est-on pas aperçu que, même avec les ordinateurs les plus perfectionnés, il est impossible de déterminer l'orbite de Pluton ? Manfred Eigen (1927-), biophysicien et prix Nobel 1967, parle du *jeu de la vie* (*Lebenspiel*), et cherche à définir la vie comme un jeu de codes en évolution continue, codes biochimiques, génétiques, comportementaux ainsi que jeu écologique[169].

Canguilhem avait cru avoir trouvé une réponse. En 1963, il écrivait, à propos du second principe de thermodynamique : « *Les organismes vivants, comme les autres systèmes physico-chimiques, vérifient la validité de ce principe qui assigne, du fait de la croissance de l'entropie, un sens d'irréversibilité aux transformations énergétiques dont ils sont le siège.* »[170]

Le physicien et philosophe autrichien Erwin Schrödinger (1887-1961) prix Nobel 1933, a publié en 1944 un livre très influent, intitulé *Qu'est-ce que la vie ?* fondé sur une série de conférences faites au Trinity College de Dublin. Le propos de ce livre était une question importante : la physique et la chimie peuvent-elles rendre compte des processus spatio-temporels qui se déroulent à l'intérieur d'un organisme vivant ? « *Le domaine du vivant, écrit-il, sans échapper aux lois de la physique telles qu'elles sont aujourd'hui établies, est susceptible d'impliquer d'autres lois de la physique jusqu'ici inconnues et qui pourtant, une fois révélées, deviendront partie intégrante de la science tout autant que les précédentes.* » Pour clarifier cette assertion, il expliquait que la matière vivante se soustrait à l'équilibre thermodynamique. Le paradoxe dit de Schrödinger, se présente comme suit : pour le second principe de thermodynamique, tout système fermé tend à s'approcher d'un état de désordre maximum, c'est-à-dire que l'entropie ne fait que croître ; par contre, la vie tend à atteindre un état hautement ordonné puisqu'elle se nourrit de néguentropie. Le paradoxe n'est qu'apparent, car la vie n'est pas un système fermé, et elle maintient un état d'ordre élevé, qu'elle entretient par un net accroissement du désordre dans l'univers. Canguilhem s'est rallié à Schrödinger à la lecture de son livre : « ... *la tendance générale de la vie à retarder la croissance de l'entropie, à résister à l'évolution vers l'état le plus probable d'uniformité dans le désordre.* »[171,172]

Au demeurant, Farmer et Belin écrivent « *Il semble ne pas y avoir de propriété qui caractérise la vie. Toutes les propriétés que nous lui assignons sont soit trop larges, de sorte qu'elles caractérisent aussi bien des systèmes non vivants, soit trop spécifiques, de sorte que nous pouvons trouver des contre-exemples que nous considérons intuitivement comme vivants, mais qui ne les satisfont pas.* »[173] C'est pourquoi François Jacob (1920-2013) écrivait : « *On n'interroge plus la vie dans les laboratoires* »[174].

Qu'est-ce qu'une idée physique ? On est tenté de répondre qu'une idée physique, c'est une idée qui préoccupe les physiciens, et donc qu'une idée biologique est l'objet des réflexions des biologistes.

Vitalisme

Pour Henri Bergson (1859-1941), dont les idées ont beaucoup influencé Canguilhem, l'évolution procède par « élan vital », c'est-à-dire qu'elle suit des voies que les évolutionnistes déterministes, comme Lamarck, Darwin ou Haeckel, ne pouvaient pas discerner en raison de leurs préconceptions. L'évolution ne se fait pas au hasard des combinaisons mécaniques favorables. « *La vie est invention* », et l'évolution est créatrice grâce à la spontanéité qui lui est propre. Elle est le fruit de poussées internes, qui procèdent d'une manière discontinue par sauts brusques, et si elle rencontre un obstacle, elle s'efforce de le contourner sans que soit évidente l'intervention d'une finalité consciente.

Écoutons Canguilhem : « *Le vitalisme trahit une exigence permanente de la vie dans le vivant, le mécanisme traduit une attitude permanente du vivant devant la vie. L'homme c'est le vivant séparé de la vie par la science et s'essayant à rejoindre la vie à travers la science. Si le vitalisme est vague et informulé comme une exigence, le mécanisme est strict et impérieux comme une méthode.* »[175]

Canguilhem se sent poussé par le besoin de reconnaître ce qu'il appelle l'originalité de la vie. Cependant, ce qu'il nous montre, c'est que vitalisme et mécanisme se révèlent à travers l'histoire comme une pensée divisée. Platon, Aristote, Galien, tous les penseurs du Moyen Âge, et en grande partie ceux de la Renaissance, étaient vitalistes, sans parler des biologistes, comme G. F. Wolff, Bichat, Barthez, von Driesch, Ruyer, Virchow, Oken et Muller, et tant d'autres. En revanche, Descartes, Lamarck, Claude Bernard, Pasteur, Ernst Mayr, René Dubos et Jacques Monod étaient antivitalistes.

Il rejette, à juste titre, la possibilité de concevoir l'organisme sur la base de modèles mécanistes ou techniques, qui permettraient de le réduire à une machine, ce qui transformerait les êtres vivants en structures mécaniques au sein d'un équilibre physico-chimique inapte à rendre compte de la spécificité des organismes et de la complexité de la vie. Cependant, il ne nous dit pas si ce qu'il rejette est ontologiquement ou méthodologiquement erroné.

Il reprend à Goldstein l'idée holistique et organismique, mais lui retire ses pièges métaphysiques : c'est la totalité de l'organisme et non pas un groupe de fonctions, qui agit et réagit de manière unifiée devant son environnement, ce qui introduit le concept unifié de la personne avec ses dimensions existentielles et humanistes.

Canguilhem conclut, par un *non sequitur*, que la biologie vitaliste a participé à l'avancement de la science, « *et par la spéculation philosophique, prolonge la biologie pure par une biologie philosophique* »[176,177]. Or, la biologie philosophique n'a pas attendu le vitalisme pour s'épanouir, comme le montrent les anthologies et les traités de philosophie biologiques qui ne soulèvent, depuis longtemps, plus la question nébuleuse et désuète du vitalisme[178]. Canguilhem cite aussi le nom de Jean Baptiste van Helmont (1577-1644), un dévot bruxellois, qui, après avoir étudié toutes les sciences, avait fixé son dévolu sur la chimie médicale. Il admettait que la seule et unique substance matérielle était l'eau en laquelle tous les corps, sauf l'air, étaient transmuables, moyennant l'action d'un ingrédient mystérieux, l'*alcahest*, une notion proche de la force vitale.

En second lieu, Canguilhem ne nous offre aucun argument, si ce n'est l'argument d'autorité, pour défendre son vitalisme.

Après avoir rappelé « *quel poids a pesé dans l'histoire de la biologie l'utilisation, par Aristote du terme* ***organon*** »[179], un terme que ce dernier n'a jamais utilisé, il s'appuie sur Georg Ernst Stahl (1659-1734) qui était le produit du piétisme luthérien, qui critiquait le matérialisme et défendait son animisme, c'est-à-dire l'existence d'une âme surajoutée, non mécanique et donnée par Dieu, comme qualité essentielle des êtres vivants. La maladie était pour lui, non pas une défaillance structurelle et fonctionnelle, mais la tentative par l'âme de contrer les menaces que porte à son bien-être la matière *morbifique*.

« *En somme, le vitaliste classique admet l'insertion du vivant dans un milieu physique aux lois duquel il constitue une exception. Là est, à notre sens, la faute philosophiquement inexcusable. Il ne peut y avoir d'empire dans un empire, sinon il n'y a plus aucun empire, ni comme contenant, ni comme contenu. Il n'y a qu'une philosophie de l'empire, celle qui refuse le partage, l'impérialisme.* » Il s'agit de l'impérialisme des physiciens ou des chimistes qui poussent jusqu'à l'extrême l'expansion de la logique et la logique de l'expansion. « *On ne peut pas défendre l'originalité du phénomène biologique et par suite l'originalité de la biologie en délimitant dans un territoire physico-chimique, dans un milieu d'inertie ou de mouvements déterminés de l'extérieur, des enclaves d'indépendance, des zones de dissidence, des foyers d'hérésie.* » L'originalité du biologique « *est comme l'originalité d'un règne sur le tout de l'expérience et non pas sur des îlots dans l'expérience.*

Finalement, le vitalisme classique ne pécherait que par trop de modestie, par sa réticence à universaliser sa conception de l'expérience »[180].

Canguilhem utilise ici une métaphore empruntée à Spinoza, celle de *l'imperium in imperio.* Mais que signifie « régner sur le tout de l'expérience » ? Ce qu'il cherche, semble-t-il, c'est remettre les sciences de la vie au centre de l'histoire des sciences, généralement dominée par les sciences dures.

Il complète ces méditations au nom de la théorie hippocratique, par un *hysteron proteron,* en déclarant que l'art du pronostic l'emporte sur celui du diagnostic dont il dépend, alors qu'en clinique le diagnostic précède le pronostic ; de plus, en face d'un patient, le diagnostic est la priorité des priorités, et trop souvent hélas, un diagnostic fermement établi, ne permet même pas de faire un pronostic.

Il ajoute que le vitalisme, c'est l'expression de « *la confiance dans la vie* »[181]. Que signifie cette confiance dans la vie ? Que signifie l'absence de confiance dans la vie ? Les médecins ne sont plus vitalistes, et, comme ils ne se préoccupent guère de ce genre de questions, manquent-ils de confiance dans la vie ?

En premier lieu, Canguilhem ne nous donne guère de définition claire de ce qu'il entend par vitalisme, et il remanie le concept selon ses besoins. Il rejette le vitalisme de Hans Driesch, à cause de sa stérilité comme guide de la recherche biologique, et la valeur heuristique supérieure de l'approche scientifique. Il s'agit d'une exigence et non d'une méthode, écrit-il. [182] Il ajoute qu'il ne défend pas un vitalisme scientifique, mais un vitalisme philosophique, sans toutefois nous expliquer en quoi l'un diffère de l'autre : on voit mal comment un vitalisme rejeté par la science, il le reconnaît, pourrait être récupéré par la spéculation pure. En fin de compte, pour éviter toute polémique, Canguilhem se réfugie dans un tour de passe-passe verbal : il s'agit d'une « exigence épistémologique » !

Comme l'a observé en 1961, Ernest Nagel (1901-1985), philosophe des sciences et professeur de philosophie à l'université de Columbia à New York, c'est une erreur de croire que la seule alternative au mécanisme soit le vitalisme. Il y a de nombreux secteurs de la recherche biologique où les explications physico-chimiques jouent un rôle restreint ou nul, et nombre de théories biologiques ont été exploitées avec succès, alors qu'elles n'ont aucun caractère physico-chimique. À titre d'exemple, il y a un ensemble impressionnant de connaissances expérimentales concernant le développement embryologique, alors que très peu des régularités découvertes sont à présent expliquées ou explicables en termes physico-chimiques.

Cependant, l'objection fondamentale au vitalisme est d'ordre philosophique, et Claude Bernard l'a clairement résumé : « ... *on est trop souvent la dupe des mots vie, mort, santé, maladie, idiosyncrasie. On croit avoir donné une explication quand on dit qu'un phénomène est dû à l'influence vitale, à l'influence morbide ou à l'idiosyncrasie individuelle. [...]*

Il se retrancha dans le mot de vitalité, et l'on ne peut lui faire comprendre que ce n'était là qu'un mot vide de sens qui ne répondait à rien, et que dire qu'une chose était due à la vitalité, c'était dire qu'elle était inconnue ».

Le vitalisme est toujours un appel à l'ignorance. « *Le choix n'est pas entre le mécanisme et un mystère, mais entre un mystère et un autre.* »[183]

En bref, il s'agit d'une pétition de principe par l'invention d'un mot : ce qui caractérise l'eau, c'est son aquosité, écrivait Thomas Huxley, tout comme, selon son petit-fils, Julian Huxley, ce qui explique le fonctionnement d'une locomotive, c'est son élan locomotif. Ne savions-nous pas que l'opium fait dormir de par sa vertu dormitive ?

L'objection réelle n'est donc pas que l'exigence du vitalisme ou sa fécondité n'existent pas, mais que Canguilhem ne réussit pas à nous dire ce que ce vitalisme signifie. Si ce terme représente les faits observables du comportement des êtres organisés, que tout le monde reconnaît, il s'agit alors simplement d'un raccourci commode qui permet de les regrouper. En revanche, si le vitalisme signifie quelque chose de plus, on aimerait alors savoir en quoi consiste ce plus. S'il est vrai que la biologie est loin d'expliquer tous les phénomènes de la vie, tout ce que le vitalisme nous offre c'est un mot. Mais l'addition d'un mot ne garantit pas l'existence correspondante de quoi que ce soit. On ne meuble pas sa maison avec les noms des divers objets d'ameublement.

Francis Crick (1916-2004) conclut : « *Pour ceux d'entre vous qui sont vitalistes, je voudrais faire une prophétie : ce que chacun pensait hier, et ce que vous croyez aujourd'hui, seuls les esprits bornés le croiront demain.* »[184]

Émergence et survenance

Il y a une véritable alternative philosophique en biologie aux limites du duo vitalisme-réductionnisme, c'est-à-dire le développement de systèmes d'explication, qui utilisent des concepts et des relations qui ne sont ni définies, ni dérivées des sciences physiques[185].

La recherche biologique après 1750, et notamment l'école de Montpellier, insista sur les distinctions qualitatives entre les corps vivants et non vivants. Cependant, ils traitaient les propriétés supérieures des êtres vivants non pas comme l'addition divine d'une âme, mais comme l'effet de leur organisation. Ils admettaient l'existence d'une hiérarchie de niveaux de complexité, ou de plusieurs hiérarchies, notamment des hiérarchies de processus. Les êtres vivants jouissent des pouvoirs de nutrition et d'alimentation : au contraire des végétaux, les animaux ont des capacités de mobilité et de sensibilité, associées avec leur système nerveux ; doués de conscience, les humains sont au sommet de la pyramide.

Ces hiérarchies, et leurs niveaux de description, représentent un vieux problème résolu depuis le XIXe siècle par le philosophe anglais John Stuart Mill (1806-1973), et que Canguilhem, friand comme il est de retrouver dans le passé des réponses aux questions du jour, semble avoir ignoré.

L'émergence est une idée que l'on peut résumer par l'adage : « Le tout est plus grand que la somme de ses parties ».

Canguilhem ne cherchait pas à défendre le vitalisme d'un point de vue scientifique, car il s'agissait de le comprendre d'un point de vue philosophique[186]. Il semble avoir ignoré que la réponse philosophique existe, et qu'elle est largement connue, utilisée et discutée.

L'*émergence*, une idée introduite par Lloyd Morgan (1852-1936) qui, en 1923, rejetait, dans son ouvrage *Emergent Evolution*, l'interprétation réductrice de l'organisation[187]. L'émergence représente, selon le *Petit Robert*, la mise en évidence d'une propriété supplémentaire d'un tout, non déductible de l'étude indépendante des parties qui le composent. Les phénomènes biologiques émergent des phénomènes physiques et chimiques, et leur sont en principe partiellement réductibles, mais non déductibles, ce qui répond précisément à ce besoin qu'éprouvait Canguilhem d'attribuer à la biologie une spécificité propre.

Dans la doctrine de l'évolution, ce terme, introduit en France en 1933 par Roy Wood Sellars (1880-1973), philosophe canadien, dans la *Revue métaphysique et de morale*, est utilisé pour suggérer qu'une organisation de plus en plus complexe des formes évoluées permet l'apparition (l'émergence) en elles de nouveaux modes de vie, de nouvelles fonctions ou de nouveaux comportements, impossibles dans des formes moins organisées[188].

Ce terme est aussi utilisé pour suggérer que le comportement et le caractère d'un système organisé, vivant ou non, ne sont pas prédictibles, au moins dans tous ses aspects, au départ de la connaissance de ses parties. À chaque nouveau niveau de description, c'est-à-dire de complexité, apparaissent des propriétés entièrement nouvelles, dites émergentes. L'eau a des propriétés que ne laissent nullement prévoir celles des deux gaz qui la constituent.

Une propriété émergente contraste donc avec une propriété additive ou résultante. Les maladies, elles aussi, ne sont d'habitude pas prévisibles sur la base de leurs composantes physiologiques, biochimiques ou moléculaires. Claude Bernard observait que les éléments physiologiques ne sont pas simplement associés, mais que : « *leur union exprime plus que la simple addition de leurs propriétés séparées* ». De même, un être humain est conscient, mais ses constituants ultimes, atomes et molécules, ne le sont pas : ce sont les personnes, ou les chiens, ou les mésanges, qui sont conscients, et non leur cerveau, comme l'avait déjà remarqué Aristote dans *De l'Âme*. Épicure s'était déjà servi de la vie, explicitement, comme un exemple d'émergence, en soulignant qu'elle était absente des atomes considérés individuellement. Les propriétés biologiques émergent des propriétés physico-chimiques.

Si Canguilhem avait connu ces développements de la philosophie biologique remontant au XIXe siècle, il aurait sans doute rejeté le vitalisme, une doctrine scientifiquement et philosophiquement désuète.

Il y a encore une autre réponse philosophique, plus récente, que propose la philosophie des sciences. Une propriété est *survenante* (en anglais : *supervenient*) ou conséquente, si elle dépend d'une autre propriété, mais ne lui est pas réductible. « *La survenance*, écrivait le philosophe Donald Davidson (1917-2003), *n'implique pas la réductibilité soit par une loi de la nature, soit par définition. Deux choses ne peuvent différer l'une de l'autre, en ce que l'une a une propriété survenante, et l'autre pas.* »[189]

La survenance en médecine, c'est l'idée que les faits cliniques, quoique distincts et éventuellement irréductibles à des propriétés physico-chimiques, sont néanmoins *réalisés* par elles. Il s'agit d'une dépendance non réductrice. La connaissance de la composition physico-chimique d'un organisme ne suffit pas à expliquer « mécaniquement » ses modes d'action, pas plus que l'énumération des pièces d'une horloge ne suffit pas à expliquer ou à prédire le comportement de la pendule.

De plus, les propriétés survenantes peuvent se réaliser de façon multiple. Alexander Rosenberg (1946-)[190] professeur de philosophie à l'Université de Duke, a souligné que les phénomènes caractérisés par une manifestation mendélienne simple, peuvent être reproduits par plusieurs types de mécanismes moléculaires. La survenance implique que deux phénomènes qui ont les mêmes propriétés en termes moléculaires ont les mêmes propriétés en termes mendéliens, sans toutefois que ceci signifie que les lois mendéliennes sont réductibles aux lois de la biochimie.

Le syndrome de Down « mongolisme » peut être réalisé soit par à une trisomie-21, soit par une translocation chromosomique.

Le diabète sucré est une maladie caractérisée par une intolérance au glucose due à ce que le rôle de l'insuline qui est de permettre l'entrée du glucose dans la cellule est défaillant ; toutefois, il peut se réaliser de façon multiple, soit par l'absence d'insuline, car la destruction par auto-immunité, des cellules des îlots de Langerhans du pancréas a pour conséquence une absence d'insuline dans le sang (diabète de type 1), soit, ce qui est le plus fréquent, parce que les cellules de l'organisme chargées de capter l'insuline sont devenues résistantes à l'action de l'insuline, qui n'est donc plus capable de remplir son rôle physiologique de contrôler le niveau du glucose dans le sang (diabète de type 2).

En résumé, on voit mal ce que le vitalisme ajoute à la biologie, ou ce qu'elle perdrait si on la lui retirait. Il s'agit, semble-t-il, d'un épiphénomène, d'une forme de spéculation inutile.

Concluons avec Claude Bernard : « *Quand un phénomène obscur se présente en physiologie, au lieu de dire : "je ne sais pas", ainsi que tout savant doit faire, les vitalistes et finalistes ont l'habitude de proclamer "c'est la vie", sans se douter que c'est expliquer l'obscur par le plus obscur encore, la vie n'est pour l'instant rien qu'un mot qui veut dire ignorance.* »

En bref, le vitalisme de Canguilhem est indéfendable, irrationnel médicalement et philosophiquement inutile.

Mécanisme technique et mécanisme naturel

Canguilhem déclare à juste titre, que « *les roues dont une montre est faite afin de montrer les heures, et, d'une façon générale, toutes les pièces des mécanismes montés pour la production d'un effet d'abord seulement rêvé ou désiré, sont des produits immédiats ou dérivés d'une activité technique...* ».

Jusqu'ici, point d'objection. Mais Canguilhem fait alors une analogie entre une machine et un mécanisme naturel quand il ajoute : « *[...] d'une activité technique aussi authentiquement organique que celle de la fructification des arbres et, primitivement, aussi peu consciente de ses règles et des lois qui en garantissent l'efficacité, que peut l'être la vie végétale* ».[58] Canguilhem effectue ici un retour à Descartes puisqu'il refuse d'établir une distinction entre une machine, un artéfact humain et un mécanisme biologique.

Afin de justifier cette apparente apostasie, il prononce deux affirmations, la première qui est fausse, la seconde surprenante.

La première affirme : « *... l'antériorité logique de la connaissance de la physique sur la construction des machines* »[191]. La connaissance scientifique est souvent nécessaire à la technique, mais la technique a souvent précédé la science. L'antériorité chronologique réfute alors l'antériorité logique.

La machine à vapeur, « la machine capable d'élever l'eau par la force du feu », résulta de la succession des inventions, tâtonnements et perfectionnements de Caus, Huyghens, Papin, Savery, Newcomen et Cawley et finalement de James Watt. La thermodynamique, c'est-à-dire l'explication des phénomènes ne vint que deux siècles plus tard.

De même, le dôme de l'église de Sainte Marie des Fleurs à Florence construit par Filippo Brunelleschi, représentait un tour de force d'architecture, une prouesse technique tenue pour impossible à l'époque, en l'absence des connaissances techniques et scientifiques.

La seconde affirme que « *l'antériorité chronologique et biologique absolue de la construction des machines sur la connaissance de la physique* ». Ce qui est ici surprenant c'est l'antériorité biologique. Pourquoi biologique ?

À partir de Kant, Canguilhem développe une analyse intéressante qui s'appuie sur l'ethnographie et qui met en évidence les liens historiques entre le développement de la technique et les représentations biologiques. Avec divers auteurs, il fait un parallèle fascinant entre la sociologie de la technologie, et certaines exigences fondamentales de la biologie.

Mais brusquement, le discours bascule, et Canguilhem propose, comme l'avait déjà suggéré Bergson, de considérer la technique non plus comme l'effet d'une opération intellectuelle de l'homme, mais comme un phénomène biologique universel, et par conséquent d'« *inscrire la mécanique dans l'organique* », de sorte qu'il considère la technique « *comme un phénomène biologique universel* »[192].

En d'autres termes, il rapproche *jusqu'à les identifier*, la science biologique, *lato sensu*, essentiellement descriptive, et qui se réfère à des faits réels et empiriques, avec des valeurs techniques, conventionnelles et humaines, c'est-à-dire, descriptions avec intentions. Par cette catachrèse, il abandonne soudainement son idée de l'autonomie du vivant, car il amalgame brusquement la biologie, ce qu'elle avait pour lui de spécifique, avec le domaine illimité de la technique et celui de la création artistique. Il découvre ainsi, nous dit-il, pourquoi l'opinion mécaniste cartésienne a pu naître. L'homme est désormais pour Canguilhem en continuité avec la vie par la technique.

Il faut ici distinguer dans une définition ses caractéristiques *essentielles* et ses caractéristiques *accidentelles*. Tout ce qui existe dans le monde a un nombre infini de caractéristiques. Celles sans lesquelles le terme ne s'appliquerait pas sont essentielles. En revanche, les caractéristiques à défaut desquelles le terme continuerait à s'appliquer sont accidentelles. Cette distinction est importante. Pourquoi ? L'erreur de logique de Canguilhem nous donne la réponse.

Il arrive souvent, quand nous attribuons une certaine caractéristique à une chose ou l'autre, que nous n'indiquons pas clairement si elle est censée ou non définir ce que nous cherchons à définir. Ceci est souvent de la plus haute importance, car si notre affirmation vient à être contestée avec succès, ou sans succès, dépend du type de caractéristique : indiquer une caractéristique essentielle, fait partie d'une définition ; par contre, mentionner une caractéristique accidentelle, c'est affirmer un certain fait, non pas au sujet du terme lui-même — puisqu'une caractéristique accidentelle ne fait pas partie de la signification de ce terme — mais au sujet de l'objet désigné par ce terme.

À titre d'exemple, le dictionnaire de Foulquié nous donne une définition essentielle de la biologie : est biologique ce qui se rapporte à la science des êtres vivants. La définition de la biologie que nous propose Foulquié resterait valable, si on l'applique à l'homme de Néandertal, c'est-à-dire avant le développement de la technique.

En revanche, la technique n'est pas un caractère biologique universel, comme le suggère Canguilhem, mais une caractéristique accidentelle et une conséquence de la biologie.

La première déclaration est *factuelle*, vraie ou fausse. La seconde modifie l'*usage du terme* de « vie » ou de « biologique ».

En d'autres termes, Canguilhem se trompe quand il qualifie d'« universel » ce qui en réalité est accidentel, avec des conséquences inattendues. L'architecture, la menuiserie, la plomberie, le jardinage sont des techniques, mais elles ne s'enseignent d'ordinaire pas dans un cours de biologie. On n'imagine pas une conférence sur la philosophie de la biologie, où on discuterait de chimie industrielle, de construction navale et aéronautique, ou du transfert de l'énergie électrique.

On se demande si l'on pourrait, à ce propos, utiliser la parodie de Musil, que cite Jacques Bouveresse (1940-) : Spengler « *évoque le zoologiste qui classerait parmi les quadrupèdes les chiens, les tables, les chaises et les équations du 4e degré.* »

Finalité

« *Admire mon fils,* écrivait Joseph Prudhomme, *la prévoyance divine qui fit passer les fleuves, juste au milieu des villes.* »

Canguilhem soulève la question de la finalité, et déclare que le jugement de finalité repose sur les jugements de causalité de la physiologie et de la pathologie. Il joue parfois avec l'ambiguïté : « *La pensée de la finalité exprime la limitation de finalité de la vie. Si ce concept a un sens, c'est parce qu'il est le concept d'un sens, le concept d'une organisation possible, donc non garantie.* » Il fait allusion à ce qu'il appelle le sens, car « *seule une structure qui contient du sens nous permet d'y voir des buts* »[193]. Ces affirmations sont circulaires, car avoir du sens, c'est avoir un but.

La finalité de l'organisation et des fonctions du vivant, est illustrée par des notions d'adaptation, de régulation, de conservation de soi-même. Même en physique, et en chimie, remarque-t-il, on emploie des expressions à signification apparemment téléologiques, mais dans ce cas, il s'agirait de métaphores. La loi de Boyle-Mariotte nous dit que, à température égale, le volume d'une même quantité de gaz est en raison inverse de sa pression. En termes de finalité, on peut alors déclarer que chaque gaz à température constante et soumis à une pression variable, modifie son volume afin de maintenir constant le produit de la pression et du volume. Ou encore que la fonction d'une variation de pression dans un gaz à température constante, est de produire un volume inversement proportionnel de gaz.

Canguilhem remarque alors — avec une source bibliographique allemande qui date de 1927 — que « *les pathologistes qui, devant le recul des prétentions du mécanisme physico-chimique, non seulement en biologie mais même en physique et en chimie, répondent affirmativement à la question de savoir si l'aspect téléologique des phénomènes biologiques doit être retenu sont nombreux* »[194].

Finalement, il conclut que « *en pathologie, une manière de voir téléologique n'est plus repoussée en principe par la majorité des savants actuels...* »[195]. Canguilhem utilise cette erreur de raisonnement que les philosophes appellent *l'argumentum ad populum.* On aimerait savoir qui sont ces savants actuels. La littérature biologique et médicale repousse la téléologie avec vigueur, comme l'a résumé avec clarté Jacques Monod (1910-1976) dans *Le hasard et la nécessité*[196].

Canguilhem cite alors l'exemple de la capsule surrénale dont l'ablation entraîne la mort : « *Affirmer que la capsule surrénale est nécessaire à la vie est un jugement de valeur* »[197]. Or, il s'agit d'une affirmation purement descriptive, mais Canguilhem confond le descriptif et le normatif. Que l'eau soit nécessaire à la vie, n'a rien d'un jugement de valeur, pas plus que l'affirmation que la vie disparaîtrait sur la terre si le soleil disparaissait. De quoi s'agit-il ?

Je cite ici John Searle (1932-), professeur émérite à l'Université de Californie, qui nous explique la signification de la téléologie[198].

Dans la vie quotidienne, nous sommes entourés d'objets inanimés, qui ne sont pas pour nous de simples objets matériels, ou de simples agrégats de molécules : nous vivons en réalité dans un monde de tables, de maisons, de voitures, de rues, de jardins, etc. Nous identifions ces objets par des critères qui leur sont propres, *sous une certaine description*, mais non en tant que simples objets inanimés. À cet égard, nous fabriquons des objets pour servir une fonction, par exemple, les chaises, les routes, les parapluies, les marteaux.

Il en est de même des phénomènes naturels, comme les arbres ou les rivières, auxquels il nous arrive d'assigner des fonctions, et que nous considérons comme bons ou mauvais selon la signification que nous choisissons de leur attribuer, et selon la manière dont ils remplissent ces fonctions. Nous assignons, ou nous imposons des fonctions, et avec elles une expression d'intentionnalité. Cet arbre est très décoratif ou cette rivière convient bien pour nager.

En somme, *les fonctions ne sont jamais intrinsèques, mais toujours relatives à un observateur.*

Excepté pour ces fragments de la nature qui sont doués de conscience, il n'y a ni intentions, ni fonctions, ni finalité dans la nature physique ou biologique. La biologie nous montre que le cœur pompe le sang et le fait circuler dans le corps. Et il est aussi intrinsèque à la nature biologique du cœur, que le mouvement du sang soit relié à quantité d'autres chaines de causes, desquelles dépend la survie de l'organisme. Mais si, au lieu de dire « *le cœur pompe le sang* » on dit « *la fonction du cœur est de pomper le sang* », on dit alors quelque chose de plus que d'enregistrer des faits. On se met alors à situer ces faits en relation avec un système de valeurs, et leur attribution est relative à un observateur.

Même quand nous découvrons une fonction dans la nature, par exemple, celle de la thyroïde, ceci consiste à découvrir un ensemble de chaines causales, en même temps que nous attribuons une finalité à ces jeux de causes. En effet, tout un vocabulaire de succès et d'échecs fait son apparition à propos de faits élémentaires de la nature : nous parlons de dysfonction ou de maladie cardiaque. Nous parlons d'un cœur meilleur ou moins bon, mais jamais de pierres meilleures ou pires, à moins que nous ne leur attribuions une fonction, par exemple, comme presse-papier.

En bref, nous découvrons des fonctions dans la nature, à condition que ceci ait lieu dans le cadre d'une assignation préalable de valeurs, qui comprennent des buts, une forme de téléologie, de téléonomie ou d'autres fonctions. Donc, si nous acceptons que, pour un organisme, la survie et la reproduction aient une valeur, et que pour une espèce, la continuation de la vie a une valeur, nous pouvons alors découvrir que la fonction du cœur est de pomper le sang, etc.

En revanche, si l'on considère comme non acquis en biologie que la survie et la reproduction sont des valeurs, car il n'y a pas de normes naturelles, mais que l'on prise par-dessus tout la mort et l'extinction, nous dirons alors que la finalité du cancer est d'accélérer la mort, celle du vieillissement est de hâter la mort, et celle de la sélection naturelle serait l'extinction.

Dans ces deux assignations de valeurs et donc de finalité, n'intervient aucun nouveau fait, car en ce qui concerne la biologie, il n'a pas de faits fonctionnels au-delà des faits causaux. L'assignation de finalité qui intervient après est relative à l'observateur.

Le vocabulaire des fonctions ajoute donc au vocabulaire des causes, un jeu de valeurs qui comprend en général des buts et une téléologie. Quand nous découvrons ainsi une fonction, il n'y a aucun fait à découvrir au-delà des faits qui constituent les causes : c'est donc parce que nous considérons comme admis que la vie et la survie sont des valeurs, que nous découvrons que la fonction du cœur est de pomper le sang.

Kant déclarait que « *La physiologie médicale élargit les limites de la connaissance empirique des usages auxquels servent l'articulation d'un organe, en ayant recours au principe pour lequel seule la raison pure est responsable ; et elle étend ce principe jusqu'à admettre avec ferme confiance et avec l'approbation de tous, que, dans un animal, tout a son usage et vient au service d'une fin utile.* »[199] Les buts, pour Kant, ne sont ni objectivement présents dans la nature, ni constitutifs de la vie.

Et Pierre Ducassé (1905-1983) d'ajouter : « *Si nous le qualifions de "but" ou d'"aboutissement", plutôt que d'"effet", c'est uniquement parce que nous y importons notre propre intérêt ainsi que notre désir qu'il survienne, mais non pas parce que nous découvrons objectivement un but, qui y est intrinsèquement présent comme une part nécessaire de notre description.* »[200]

Diana Copeland paraphrase Kant : « *Un scientifique peut se permettre de se passer des buts, mais la médecine qui considère la biologie du point de vue humain, est une science fondée sur des préjugés [...] Elle n'accepte comme désirables que ce qui est favorable aux êtres humains...* »[201]. C'est ainsi que si les philosophes hésitent à expliquer les évènements naturels, c'est-à-dire factuels, en termes de buts, les médecins n'ont guère de raison d'être embarrassés à cause de leur mérite heuristique qui ne fait appel à aucune métaphysique sous-jacente : ceci résulte des nécessités pragmatiques qu'impliquent les soins de santé.

Le langage médical se trouve, *nolens volens*, être conforme à celui d'Aristote, et explique l'organisme comme s'il s'agissait d'une machine. Par pure métaphore, les médecins déclarent que la fonction du cœur est de pomper le sang, et qualifient le cristallin de lentille. Les analogies métaphoriques avec les machines sont omniprésentes pour identifier des processus fonctionnels.

En somme, quand un biologiste au laboratoire décrit le mécanisme par lequel un cœur pompe le sang, il affirme un fait, donc potentiellement vrai ou faux. En revanche, quand un médecin s'intéresse à la fonction du cœur, il exprime une évaluation, qui peut être correcte ou non.

Il faut ajouter que les fonctions que décrivent les traités de physiologie, sont à la réalité biomédicale des humains, comme sont les gaz parfaits devant les gaz réels, oxygène, méthane, CO^2, etc. La finalité du langage médical et celle de Canguilhem, prennent la physiologie comme modèle, alors que la physiologie est contrefactuelle ; elle sert de référence aux médecins, mais elle est littéralement fausse.

Canguilhem suggère qu'il y a deux conceptions de la finalité, l'une proprement téléologique et l'autre, comme le suggérait Aschoff, *organismique.* Cette dernière correspondrait à ce que Colin Pittendrigh (1918-1996) a baptisé en 1958 de *téléonomie*[202].

Concluons avec George Bohn (1868-1948) : « *Il existe chez les êtres vivants, des organes inutiles, voire nuisibles. À tout instant, des milliers et des milliers d'êtres périssent, faute d'un agencement convenable de leurs organes et de leurs fonctions. À tout instant et en tout point de l'organisme, un travail se fait, se défait, se refait, avec un formidable gaspillage d'énergie* ».

Canguilhem et le lamarckisme

C'est au début du XIXe siècle que le terme de « milieu » est introduit en France dans le langage de la biologie, par Lamarck. Ce terme n'a jamais été utilisé hors de France, excepté quant au milieu intérieur, en référence à Claude Bernard, probablement parce que le lamarckisme y est oublié depuis longtemps, mais aussi parce qu'il est vague, ambigu, et recouvre un ensemble de facteurs divers et distincts, d'usage courant en biologie, en médecine ou en épidémiologie, comme écologie, milieu aquatique, terrestre et aérien ; niveau socio-économique ; facteurs climatiques et saisonniers ; altitude, etc.

L'idée que le risque ou la fréquence des maladies soit liée à l'environnement humain a été exprimée il y a 2 400 ans par Hippocrate. Cependant, la nature spécifique d'un environnement malsain est restée inconnue pendant les deux millénaires qui ont suivi. L'épidémiologiste et statisticien anglais, Major Greenwood (1880-1949) attribuait ceci à ce que Hippocrate déclarait *qu'il considérait, et qu'il ne comptait pas.*

Canguilhem insiste beaucoup sur le rôle du milieu, et dans son essai *Le vivant et son milieu*, il incline à analyser Darwin en termes lamarckiens. Ce concept de milieu, et non ce terme, nous rappelle-t-il, a ses lettres de noblesse, puisqu'il a été importé à partir de la physique de Newton, quoique ce dernier ne l'ait jamais utilisé. Il nous présente alors les deux théories, celle de Lamarck et celle de Darwin comme deux théories complémentaires, de sorte qu'il résume la situation par cette phrase surprenante : « *Dans la polémique qui oppose lamarckiens et darwiniens…* »[203].

En réalité, Jean-Baptiste Lamarck (1744-1829) n'a plus sa place depuis belle lurette dans l'histoire de la biologie, en compagnie de Cuvier, Érasmus Darwin, Lacépède, Geoffroy Saint-Hilaire et Linné. Le philosophe britannique Stephen Toulmin (1922-2009), écrivait qu'en France, l'explication darwinienne de l'origine des espèces a progressé très peu durant nombre d'années. Même quand la doctrine du *transformisme* fut acceptée à contrecœur à la fin du XIXe siècle, son idée maîtresse de la sélection naturelle fut minimisée en faveur d'une vision plus lamarckienne. Aujourd'hui encore, écrivait-il en 1982, d'éminents biologistes anglais déclarent, en privé, que les Français n'ont jamais compris Darwin ; et il y a davantage dans cette déclaration que du seul chauvinisme scientifique. Certes, ajoute Toulmin, il serait juste de dire que les Français ont toujours été plus intéressés par la philosophie de l'évolution, que par le travail routinier de l'élaboration de l'histoire naturelle darwinienne, et ces préoccupations philosophiques les ont amenés à penser qu'une certaine orientation générale une intention de l'évolution finira par apparaître clairement. Jacques Monod et François Jacob représentent la première génération de darwinistes en France.

Le grand évolutionniste Stephen Jay Gould ajoutait qu'en Grande-Bretagne : « *La théorie de la sélection naturelle ne l'a guère emporté jusqu'aux années 40. Son impopularité victorienne, selon moi, repose principalement sur la négation que le progrès général soit inhérent à l'évolution.* »

Dans le récent *Companion to the Philosophy of Biology*[204], un ouvrage de 756 pages, Lamarck est mentionné deux fois et Darwin vingt-sept fois. De plus, un chapitre entier est consacré à Darwin et au darwinisme.

Lamarck croyait que les organes et les habitudes des animaux peuvent être soit modifiés, soit nouvellement produits par l'action de l'environnement, et que les organes ou les habitudes ainsi acquis par des individus sont ensuite transmis à leur descendance par l'hérédité.

Lamarck, pour qui la fonction fait l'organe, écrivait à propos du cou de la girafe : « *… la girafe […] vit dans des lieux où la terre presque toujours aride et sans herbage, l'oblige de brouter le feuillage des arbres, et de s'efforcer continuellement d'y atteindre. Il est résulté de cette habitude, soutenue depuis longtemps, […] que ses jambes de devant sont devenues plus longues que celles de derrière, et que son col s'est tellement allongé que la girafe, sans se dresser sur les jambes de derrière, élève sa tête, et atteint à six mètres de hauteur* ».

En revanche, Charles Darwin (1809-1882) pensait que les caractéristiques acquises par la pression de l'environnement, ne peuvent être génétiquement transmises, ce qui est chose aujourd'hui admise.

Incidemment, la culture, au contraire du développement biologique, peut être considérée comme largement lamarckienne, puisqu'elle consiste dans la transmission par l'éducation et la tradition, de ce que les générations passées avaient acquis par l'expérience de la vie.

Un détail, Sigmund Freud (1856-1939) était un lamarckien malgré lui. Il avait dû admettre que l'hérédité des caractères acquis est absolument fausse, tout en avouant qu'il ne pouvait guère s'en passer, parce que ceci remettait en question toute sa métapsychologie ![205]

Lamarck considérait que l'évolution des espèces est gouvernée par des lois semblables à celles qui régissent l'ordre dans la nature, même si, au contraire de Darwin, il estimait que les lois de l'évolution ont une propension naturelle vers la perfection. Dans sa *Philosophie zoologique* (1809), l'hérédité des caractères acquis, une idée à laquelle il a donné son nom, n'occupait qu'un rôle mineur. Il était bien plus préoccupé par le désir de transformer l'ordre de l'univers, la *scala naturae*, en un escalier mécanique en mouvement constant. Il avait été très influencé à la fois par Johann Gottfried von Herder (1744 - 1803) qui attribuait la progression dans l'univers à des objectifs ou des buts qu'il arrivait mal à définir, et par les personnalités de la *Naturphilosophie* allemande, comme Friedrich Wilhelm Joseph von Schelling (1775-1854) et Lorenz Oken (1779-1851), pour qui les idées de progression avaient un grand attrait, et faisaient appel au pouvoir divin exprimé dans la succession des formes. On imagine la fascination qu'exerçaient ces idées sur Canguilhem.

Canguilhem n'a pas compris le sens du darwinisme, mais il serait mal venu de le lui reprocher, pour les raisons exposées plus haut : la sélection naturelle, pour lui, favorise le bien, rejette le mal et soumet l'organisme à l'ensemble des vivants. Dans ses écrits, il manifeste un sourd regret pour le lamarckisme, qu'il partageait avec les biologistes français d'avant la Seconde Guerre mondiale, Maurice Caullery (1868-1958), Pierre Paul Grassé (1895-1985), Guyénot (1885-1963) ainsi qu'avec Bergson. Dans son chapitre sur *Le vivant et son milieu*, il cite Lamarck 20 fois, et Darwin 13 fois, ce qui est surprenant, compte tenu de ce que Lamarck n'a, depuis un siècle et demi, plus guère qu'un intérêt historique, et que la biologie est néo-darwinienne depuis début du XXe siècle.

Cependant, cette nostalgie le conduit à prendre des positions pour le moins aberrantes. Il consacre plus d'une page aux théories néo-lamarckiennes de Lyssenko[206] (1898-1976), dont Jacques Monod (1910-1976) écrivait « *qu'il s'agit de l'épisode le plus navrant de toute l'histoire de la science* [207] », et que Jean Rostand (1894-1977) qualifiait de : « *un délire à base d'intoxication doctrinale et idéologique* »[208] ou encore, selon l'historien des sciences alsacien Denis Buican (1934-) un épisode : « *digne des plus sombres périodes du Moyen Âge. Les surpassant même* ». Lyssenko avait reçu le prix Staline, l'Ordre de Lénine et fut nommé héros de l'URSS. Ceux qui l'ont connu, comme Julian Huxley (1887-1975) ou le Professeur Hermann J. Muller (1890-1967), ont observé qu'il était profondément ignorant de la biologie et de la génétique, arrogant, fanatique, illettré et paranoïaque. Le dogme politique mit la science au service de l'État, et était en conflit avec plus d'un siècle d'observations et de recherches. Darwin, Mendel et la génétique contemporaine furent interdits. Nombre de biologistes et de généticiens russes qui rejetaient le lamarckisme en faveur de la sélection darwinienne, furent envoyés au goulag ou, plus simplement, disparurent. Les méthodes de Lyssenko ne furent condamnées dans son pays qu'en 1965.

Canguilhem consacra plus d'une page à cette fraude scientifique, mais il la présentait comme s'il s'agissait d'une renaissance du lamarckisme. Comme c'est souvent le cas, il spéculait sur l'ambiguïté : le généticien russe, écrit-il, tomba en disgrâce (SIC) ! Il reconnaît cependant qu'on a accusé cette théorie de pseudoscience, et qu'elle est l'objet de débats, mais il souligne toutefois son intérêt car elle apportait *un regain d'actualité au lamarckisme* ! (SIC) Tous les biologistes de la planète savaient qu'il s'agissait d'une pseudoscience conditionnée par l'idéologie politique stalinienne et poststalinienne. Tous, sauf Canguilhem ! Je n'accuserai pas Canguilhem d'être arrogant car, tout au contraire, il était d'une grande modestie, mais dans l'histoire de la science au siècle passé, cette attitude s'inscrira comme celle d'une désinvolture sans pareille.

Le lamarckisme est issu d'une vision optimiste du vivant, mais il a dû déclarer forfait. Peter Medawar (1915-1987), prix Nobel de physiologie et de médecine, écrit à propos du lamarckisme : « *très peu de biologistes professionnels croient que quoi que ce soit de ce genre survienne ou puisse survenir, mais l'idée persiste pour une variété de raisons non scientifiques* ».

La santé

Pour l'homme de la rue, la santé c'est la lumière, et la maladie, l'obscurité. La santé est une notion qui s'applique intégralement à une personne.

Ce concept n'est ni biologique, ni biostatistique, mais plutôt anthropologique, car il prend l'homme comme un acteur dans la société[209].

Canguilhem propose plusieurs définitions de la santé :

Pour l'une, elle est « *un sentiment d'assurance dans la vie... une façon d'aborder l'existence en se sentant non seulement possesseur ou porteur mais aussi, au besoin, créateur de valeur, instaurateur de normes vitales* » ; ou encore, « *vivre sa vérité d'existence dans la liberté relative de ses choix* »[210]. Cette première notion est de nature subjective si pas morale. La santé, c'est se sentir en bonne santé, et l'idée de santé prend une dimension existentielle. Ceci ne signifie pas nécessairement qu'existe une adéquation parfaite entre les objectifs et la capacité de les atteindre, mais, tout au plus, que la personne en question soit capable de soutenir ses desseins.

La seconde définition est plus purement biologique et descriptive. Être en bonne santé, c'est être adapté au milieu et à ses exigences. Un organisme est d'ordinaire en deçà de ses possibilités : la santé est la réserve de capacité physiologique d'un organisme qui permet d'affronter des situations nouvelles et supérieures à sa capacité escomptée.

La santé s'apparente au bien-être social et au bonheur, mais elle n'est pas incompatible avec certains états morbides ou certaines infirmités.

Inversement, la maladie est une réduction de la marge de tolérance, par exemple, aux infections. La santé, c'est alors « *la capacité de tolérer des variations des normes auxquelles seule la stabilité, apparemment garantie et en fait toujours nécessairement précaire, des situations et du milieu confère une valeur trompeuse de normal définitif* »[211] ; ou encore, « *le sentiment d'une capacité de dépassement des capacités initiales, capacité de faire faire au corps ce qu'il ne semblait pas promettre d'abord* »[212].

Cependant, il observe aussi « *que le concept de santé n'est pas celui d'une expérience, mais d'une norme* »[213]. La santé est, pour lui, un concept qu'il décrit comme une relation d'équilibre avec son milieu : il recherche toujours une définition anthropologique.

Il ajoute : « *L'adaptation à un milieu personnel est une des présuppositions fondamentales de la santé* »[214]. Cette dernière définition permettrait-elle de déduire qu'un aveugle, adapté à son métier de garçon d'ascenseur, jouirait donc de la santé, de même qu'un pied bot adapté à la marche claudicante, comme l'écrivait Marcel Labbé (1870-1939) ?

Canguilhem propose deux concepts voisins mais distincts de l'adaptation :

Pour le premier, le vivant s'adapte conformément à la recherche de satisfactions fonctionnelles : l'adaptation est donc la solution d'un problème d'optimum, composant les données du milieu et les exigences du vivant.

Pour le second, le vivant est adapté, sous l'effet de nécessités d'ordre mécanique, physico-chimique ou biologique : l'adaptation exprime donc un état d'équilibre, dont la limite inférieure définit pour l'organisme le pire, qui est le risque de mort. Dans les deux cas, l'adaptation comme processus ou comme état, le milieu est tenu pour un fait constitué, même si l'organisme souvent structure son milieu.

Enfin, Canguilhem répète une définition de René Leriche (1879-1955) selon laquelle « *la santé, c'est le silence des organes* », qu'il s'empresse de réfuter, car le silence des organes n'est pas nécessairement équivalent à l'absence de maladie[215]. Par exemple, un cancer du pancréas ne donne généralement aucune manifestation clinique jusqu'à ce qu'il se déclare, et il est alors en général incurable. Canguilhem reproche à Leriche qu'il s'agit de la définition du malade et non celle du médecin. Toutefois, la définition de Leriche est celle du malade mais elle est très proche de celle du médecin. « *La maladie, c'est ce qui gêne les hommes dans l'exercice normal de leur vie et dans leurs occupations et surtout, ce qui les fait souffrir* »[216]. Si on entend par silence des organes, non seulement leur silence actuel mais aussi leur silence virtuel ou potentiel, les deux concepts se rejoignent.

En réalité, Canguilhem a raison de penser que la santé n'est pas un mot qui se conjugue à la première personne : si la santé était purement subjective, ce terme perdrait tout intérêt médical, car il s'apparenterait alors à la joie, au bonheur, au plaisir et déborderait largement les limites de la médecine, sans parler de ce qu'il obscurcirait le sens technique de ce mot et son usage en médecine, en économie, en sociologie et en politique. C'est ce qui permettait à Kant, comme le remarque Canguilhem, de déclarer que la santé est un objet hors du champ du savoir.

Il est vrai qu'il arrive à Canguilhem d'offrir une autre définition comme « *la santé, c'est la vérité du corps* »[217], mais il ne nous dit pas clairement ce qu'il entend par cette expression.

Mais quel est l'usage de ce terme dans la littérature médicale ?

La médecine, écrivait le philosophe Joseph Margolis (1924-), propose deux visions de la santé : La première est une vision privative, fondée sur des besoins prudentiels et préserve la neutralité de la médecine. La seconde est une vision positive avec des normes beaucoup plus larges de bonheur humain et d'épanouissement personnel. La première n'est pas plus tendancieuse que ne le sont nos intérêts prudentiels. En revanche, la seconde semble plus décidément tendancieuse, car elle nous engage à une conception beaucoup plus culturelle que médicale : s'agit-il d'une vie digne d'être vécue du point de vue physique, mental et social ?

Selon la première, « *la santé,* écrivait Galien, *est une condition où, tout à la fois, nous ne souffrons d'aucune douleur et on n'est pas gêné dans les fonctions de la vie quotidienne* ». Les maladies et la santé représentent alors les deux facettes d'une même médaille. Selon Jeremy Bentham, « *la santé est l'absence de maladies, et donc de toutes les sortes de douleurs qui sont parmi les symptômes des maladies* »[218]. La santé est donc définie par défaut. En devenant privative, la santé devient empirique, c'est-à-dire médicale.

Selon la seconde vision, la santé pour l'OMS est un état de complet bien-être physique, mental et social, et ne consiste pas seulement en une absence de maladie ou d'infirmité. Notons que, malgré son titre, l'Organisation mondiale de la santé s'occupe surtout de maladies.

Une fois de plus, nous avons deux définitions, qui correspondent à deux concepts distincts : la santé selon Galien est une notion descriptive, la santé selon l'OMS est prescriptive. La première est empirique et scientifique, la seconde est asymptotique et idéologique : les aspirations grandioses de la définition de l'OMS contrastent très vivement avec la modestie de l'approche médicale.

La réalité épidémiologique met en évidence la vanité de ces débats lexicographiques. La majorité des êtres humains, nous l'avons vu plus haut, sont anormaux sous un aspect ou l'autre. Plus on effectue de tests sur un sujet sain, plus s'accroît la probabilité d'obtenir des résultats anormaux.

Le terme de « santé » n'a pas d'utilisation ni de sens technique en médecine. Claude Bernard déjà critiquait « *les divagations sur la vie, la mort, la santé...* ». La santé n'est donc ni quelque chose de factuel, ni quelque chose de non factuel. Il s'agit d'un terme vague que chacun cherche à définir à sa manière avec d'autres termes vagues.

Cependant, si l'on cherche à définir la santé, il est possible d'échapper aux spéculations philosophiques ou morales. L'état de santé est mesurable, car il existe un continuum d'états intermédiaires qui relie un être sain à un être malade. L'Organisation mondiale de la santé utilise l'EVCI, l'Espérance de vie corrigée par l'incapacité : elle mesure l'espérance de vie en bonne santé, c'est-à-dire en soustrayant à l'espérance de vie le nombre d'années « perdues » à cause de la maladie, du handicap ou d'une mort prématurée. L'usage de ce dernier indicateur a conduit à la création en Angleterre du *National Institute for Clinical Excellence* (NICE). Cet organisme, qui jouit d'une très grande réputation, publie des recommandations dans quatre domaines : les médications et les techniques thérapeutiques ; la pratique clinique (le traitement approprié de certaines affections spécifiques) ; des orientations générales qui portent sur le secteur public, les politiques de la santé, la prévention ; des principes directeurs pour les soins sociaux des maladies chroniques et des handicapés.

Au demeurant, l'allongement de l'espérance de vie n'est-il pas une des meilleures définitions de la santé ? Alors que les interventions médicales n'ont eu qu'un rôle mineur dans la chute de la mortalité observée durant la première moitié du XXe siècle, elles sont devenues la force dominante durant la seconde partie du siècle.

On estime qu'un individu, à la fin du siècle dernier, avait souffert, au cours de sa vie, de deux à trois mois d'incapacité de plus de 50 %, et de trois à quatre mois d'incapacité de moins de 50 %. On admet aussi que les soins médicaux ont, d'une part, accru l'espérance de vie de cinq ans ou cinq ans et demi en moyenne, et de l'autre, augmenté de cinq années le potentiel de soulagement symptomatique ou fonctionnel, ou l'amélioration des affections chroniques[219].

La santé et la maladie ne sont ni des concepts complémentaires, ni des concepts contradictoires. Un degré élevé de santé est compatible avec un certain niveau de maladie. Les maladies, les handicaps et les traumatismes sont des processus, des états ou des modifications psychophysiologiques qui tendent à compromettre la santé, mais elles ne réduisent pas nécessairement le répertoire des projets et des aspirations de l'individu et ne compromettent pas toujours son état de santé. Dans la pensée médicale, les maladies sont des catégories qui touchent soit un organe (le foie, le rein), soit un système (système lymphatique, système immunitaire), soit certaines fonctions (mentales, par exemple) tandis la notion de santé représente l'intégration des capacités fonctionnelles.

Finalement, Canguilhem fait une remarque surprenante mais qu'il ne développe pas, hélas ! : « *On pourrait dire que dans l'ordre social, la folie est mieux discernée que la raison, tandis que c'est la santé qui est mieux discernée, mieux déterminée que la nature de la* maladie »[220]. Or, c'est l'inverse qui est vrai, comme l'ont montré les recherches classiques de Daniel

Rosenhan (1929-2012) : les maladies mentales sont beaucoup plus difficiles à discerner que les maladies physiques[221].

Concluons avec Jules Romains (1885-1972) : « *La santé n'est qu'un mot, qu'il n'y aurait aucun inconvénient à rayer de notre vocabulaire. Pour ma part, je ne connais que des gens plus ou moins atteints de maladies plus ou moins nombreuses à évolution plus ou moins rapide* ».

La maladie comme l'opposé quantitatif de la santé

Une des idées maîtresses de Claude Bernard, comme nous l'explique Canguilhem, c'est l'affirmation de continuité entre les phénomènes normaux et les phénomènes pathologiques. Ceci s'inscrivait dans une vision beaucoup plus générale qui niait l'opposition, jusque-là admise, entre le minéral et l'organique, entre le végétal et l'animal, et qui affirmait l'identité matérielle de tous les phénomènes physico-chimiques, quel qu'en soit le siège et quelle qu'en soit l'allure.

« *Tantôt l'état pathologique est le dérangement d'un mécanisme normal, consistant dans une variation quantitative, une exagération ou une atténuation des phénomènes normaux...* »[222]. L'exagération a ici un sens quantitatif, nous dit Canguilhem.

Claude Bernard écrivait : « *Dans la réalité, il n'y a entre ces deux manières d'être [la santé et la maladie] que des différences de degré ; l'exagération, la disproportion, la dysharmonie des phénomènes homogènes constituent l'état maladif. Il n'y a pas de cas où la maladie aurait fait apparaître des conditions nouvelles, un changement complet de scène, des produits nouveaux ou spéciaux* ». Cette idée lui est venue, nous dit-il, de Broussais.

Toutefois, il est nécessaire d'introduire ici une distinction que Claude Bernard, comme physiologiste qui se défend bien, n'a pas pu faire et qui montre la distance entre la physiologie et la clinique : c'est que la continuité soulignée par Claude Bernard s'applique à la physiopathologie, et donc au mécanisme des phénomènes morbides, et non à l'histoire naturelle des maladies elles-mêmes, car les maladies sont souvent, mais pas toujours, des notions discrètes.

Au nom de cette prémisse, Canguilhem déclare qu'un aliéné n'est pas un malade. Il écrit qu'un schizophrène « n'est pas tant dévié que différent ». L'aliénation ne se laisse pas réduire à un fait de maladie. « *C'est intuitivement,* écrit-il, *que nous qualifions un homme "aliéné"* »[223] : la schizophrénie, rappelons-le, appartient au **code F20** de *la Classification internationale des maladies.*

Que signifie ici ce terme « différent » ? Canguilhem, comme souvent, navigue ici dans le flou et l'indéterminé : un cirrhotique n'est-il pas différent d'un non-cirrhotique ? Et un cancéreux ne dévie-t-il et ne diffère-t-il pas d'une personne saine ? Canguilhem utilise ce terme dans le sens où « *par aliénation, on entend l'état de l'homme devenu étranger à la société et non seulement à lui-même* »[224]. Cette définition est si vague qu'il n'existe aucun critère qui permette de séparer ce qui est différent de ce qui ne l'est pas, et elle permet donc d'établir une définition arbitraire d'une maladie mentale, comme a pu le faire le régime soviétique. La majorité des malades mentaux ne sont ni plus, ni moins étrangers à la société que ne le sont les maladies physiques, comme nous l'a montré l'analyse du rôle de la maladie.

Il ajoute que « *la plupart des maladies de la nutrition sont évitables* »[225]. En réalité, la majorité des maladies de la nutrition n'ont rien à voir avec le régime alimentaire et sont difficilement évitables, comme le diabète, les maladies héréditaires du métabolisme, l'ostéomalacie, le syndrome métabolique, etc.

Ceci dit, la question soulevée par Claude Bernard était celle d'un théoricien et non celle d'un clinicien. En effet, la clinique médicale nous montre que, sauf les petites affections de la vie quotidienne, la majorité des maladies se manifestent par leur comorbidité. Les patients présentent rarement une maladie unique, au sens où les décrivent les traités de médecine. À titre d'exemple, un patient atteint et diagnostiqué comme hyperthyroïdien présente souvent des problèmes cardiaques (tachycardie, fibrillation auriculaire), des processus auto-immunitaires, des problèmes ophtalmologiques (exophtalmie), des manifestations cutanées (vitiligo, myxœdème prétibial), des manifestations gynécologiques (aménorrhée), des troubles intestinaux (selles fréquentes ou diarrhée), des troubles neurologiques (insomnies) et parfois même des épisodes de manie. Les maladies mentales, elles aussi, se caractérisent par une comorbidité importante de désordres physiques[226]. La question de l'augmentation ou de la diminution perd son sens pour un clinicien.

La maladie comme l'opposé qualitatif de la santé

Canguilhem hypostasie la Nature, de sorte que si la maladie est pour lui — dans la lignée hippocratique — un déséquilibre, une dysharmonie, elle est aussi l'effort de la nature en l'homme pour obtenir un nouvel équilibre, et l'intervention médicale « imite l'action médicale naturelle ». Tantôt « *l'état pathologique est constitué par l'exagération, la disproportion, la dysharmonie des phénomènes normaux* »[227]. Il donne ici, au terme d'« exagération », un sens purement qualitatif.

Il ne définit pas la maladie *per se*, mais il cherche à la définir par ses conséquences, ou par ses conséquences éventuelles. Il nous offre donc une définition anthropologique, de sorte que ce qu'il y a de plus essentiel dans la maladie, l'ensemble des critères nécessaires et suffisants pour l'utilisation médicale de ce terme lui échappe. Le concept de maladie est une idée qui parcourt et que cherche à définir toute l'histoire de la pensée occidentale depuis l'époque du croissant fertile, et la définition anthropologique que propose Canguilhem est extérieure à ce courant, c'est-à-dire extérieure à la médecine où elle apparaît *prima volta*.

La métaphore dualiste qui suit celle d'un conflit entre le bien et le mal, entre Jupiter et Saturne, entre Dieu et le Diable, semble lui plaire : « *la maladie consiste dans la démesure de la riposte organique, dans l'emportement et l'entêtement de la défense, comme si l'organisme visait mal, calculait mal* » ; ou encore, « *l'image de l'organisme ici présente est celle d'une cité menacée par un ennemi extérieur ou intérieur* »[228].

Cette vision de la maladie et de sa physiopathologie exprime à la fois une certaine ingénuité, mais aussi un éloignement, et une méconnaissance de la clinique et de la littérature médicale. Plutôt que de s'engager dans un long argument technique, un exemple suffira à illustrer en quoi cette manière de voir — même par métaphore — est en porte à faux avec la réalité.

Ceci est d'autant plus surprenant que Canguilhem met en garde contre ce qu'il appelle « *un manichéisme médical. La santé et la maladie se disputaient l'Homme, comme le Bien et le Mal* »[229].

Les micro-ARN (ou miARN) sont de courts brins d'acide ribonucléique qui contiennent beaucoup moins de nucléotides que les autres ARN. Il s'agit d'une classe distincte de régulateurs post-transcriptionnels, qui peuvent éteindre l'expression d'un gène. Les miARN exprimés de façon aberrante sont responsables de nombre de maladies, y compris l'initiation de cancers. Fonctionnellement, la dérégulation du miARN agit soit comme un suppresseur de tumeurs, soit comme cancérigène, et donne lieu à de nombreux phénomènes associés à des tumeurs, y compris des modifications de la prolifération, de la migration et de la survie cellulaire. De plus, elle est associée à des phénotypes chimiorésistants et radiorésistants. Les signes prédictifs du miARN ont été définis pour plusieurs cancers, ce qui fait que l'étude et la validation des miARN dérégulés aideront à l'identification de nouveaux traitements anticancéreux ciblés.

Dans une telle complexité, dans un tel réseau d'actions, de réactions et d'interactions qui constituent une maladie, utiles ou nuisibles, il est possible de filer n'importe quelle métaphore. Où est l'ennemi, où est l'ami ? Il s'agit d'un écheveau de phénomènes et de processus que la recherche médicale essaie, sans grandes hypothèses préalables, de débrouiller quelque peu, et où elle essaie de séparer, quand cela est possible, le bon grain de l'ivraie. Ceci n'est qu'un exemple, un seul exemple de la complexité de ce qu'on appelle parfois la pathogenèse, c'est-à-dire les mécanismes qui conduisent à la maladie. Libre à chacun de choisir et de mettre en relief, dans ce magma de processus, quelques éléments qui permettent des spéculations métaphysiques, plutôt que de décrire le mécanisme qui conduit à une condition morbide. Le discours de Canguilhem se trouve ici exilé, loin de la réalité.

Mais la maladie est aussi « *une rançon à payer éventuellement par des hommes faits vivants sans l'avoir demandé* »[230]. On croit perçoir ici un relent de péché originel.

Enfin, Canguilhem suggère qu'une maladie peut se définir par auto-évaluation, c'est-à-dire par *l'appréciation subjective du patient*. Cette dernière approche est irrecevable, inacceptable ; une déclaration comme « Je me sens bien » est peu fiable, car le patient peut, par exemple, être porteur d'un cancer silencieux susceptible de conduire à son décès dans un délai très court.

Dérive du concept de maladie

Suit alors une étrange déclaration : « *Si une autopsie d'intention médico-légale révélait un cancer du rein ignoré de son défunt porteur, on devrait conclure à une maladie, encore qu'il ne se trouverait personne à qui l'attribuer (SIC), ni au cadavre, parce qu'il n'en est plus capable, ni rétroactivement au vivant d'autrefois qui ne s'en souciait pas* »... « *Or, nous pensons qu'il n'y a rien dans la science qui n'ait d'abord apparu dans la conscience* »[231]. En bref, pour Canguilhem, un cancer du rein ignoré de son défunt porteur n'est pas une maladie ! L'explication qu'il nous donne, c'est que la maladie n'a jamais existé dans la conscience de l'homme, mais qu'elle se met à exister dans la science du médecin. En d'autres termes, le mode d'existence de la maladie n'est rien de plus qu'un phénomène psychologique porté par une personne concernée !

Si donc un patient meurt des conséquences d'un accident du travail, que l'autopsie montre qu'il avait une métastase cérébrale d'un cancer pulmonaire, et que ce cancer pulmonaire, ignoré de son vivant, était dû à l'inhalation de poussières renfermant du cadmium, il s'agit alors d'une maladie professionnelle, de sorte que l'indemnité prévue par la loi est de 40 % de la rente pour le conjoint.

Pour Canguilhem, l'accidenté n'avait pas de cancer, puisqu'il l'a ignoré et la famille n'a pas droit aux indemnités légales. La philosophie en chambre de Canguilhem le conduit parfois à une véritable aberration médicale, légale, philosophique et morale. Ceci est d'autant plus surprenant qu'il développe, et nous explique par ailleurs, la découverte, l'histoire, l'importance et la signification de l'examen post mortem. Comment concilier cette remarque avec l'importance qu'il accorde à Bichat et à l'anatomie pathologique ? Pourquoi s'y est-il tant intéressé ?

Il essaie alors de se défendre par l'exemple d'un calcul biliaire silencieux[232] : étant donné qu'il est silencieux, *« il ne crée pas une maladie »*. La réponse correcte est qu'un patient qui souffre d'un calcul biliaire silencieux présente une affection qui correspond, dans la *Classification internationale des maladies,* au numéro de **code K80.2**. Toute maladie a une histoire naturelle : elle peut être silencieuse, aiguë, fulgurante, périodique, chronique ou mortelle. De plus, un calcul biliaire silencieux double le risque de cancer de la vésicule biliaire. L'anatomie pathologique — soit par biopsie, soit post mortem — n'est qu'un signe diagnostique parmi d'autres. Ce qui veut dire que, au contraire de ce qu'affirme Canguilhem, une maladie n'est ni une entité anatomique, ni une entité physiologique, mais une catégorie médicale, c'est-à-dire clinique ou épidémiologique, et une maladie silencieuse est encore une maladie, car à tout moment, elle peut, soit rester silencieuse, soit cesser de l'être.

Inutile donc, selon lui, de tenter de dépister un cancer du côlon silencieux et encore curable : en effet si, au cours d'un dépistage, un médecin qui effectue une coloscopie découvre une tumeur, celle-ci, selon Canguilhem, n'existe que dans l'esprit du médecin. Faudrait-il attendre que le patient manifeste des signes (douleurs abdominales, sang dans les selles, obstruction intestinale, etc.) pour que le médecin intervienne sur un cancer devenu incurable ?

Canguilhem nous montre une fois de plus son éloignement des réalités cliniques. Il y a toute une problématique en médecine sur ce qu'on appelle les *incidentalomes*. Il s'agit de tumeurs, masses surrénaliennes mais aussi rénales, cardiaques ou hypophysaires, découvertes de manière fortuite en radiologie ou en chirurgie, et ignorées par leur porteur. Ces *fortuitomes* sont susceptibles de conduire à un diagnostic et un traitement rapides au cas où il s'agit de tumeurs malignes, mais soulèvent de toute façon des problèmes médicaux et éthiques concernant l'information et la prise en charge du patient.

Une lacune : la maladie mentale

Une maladie mentale est une condition médicale qui modifie le raisonnement, les émotions, le comportement (ou un des trois caractères) d'une personne, et qui est une source de souffrance et de difficultés de fonctionnement.

Il est regrettable que Canguilhem ne parle que peu ou guère des maladies mentales. Il rappelle que, selon Minkowski, l'aliénation ne contient pas le concept de maladie.

La dépression, **code F32 & F33** de la *Classification internationale des maladies,* qui représente la cause principale de maladie et d'incapacité dans le monde, a augmenté de 18 % depuis 2005, et elle touche 322 millions de personnes dans le monde. La prévalence de la dépression à Paris, publiée en 1995, était de 13,7 %[233]. Elle accroît le risque de diabète, de maladies cardio-vasculaires, de toxicomanies et de comportement suicidaire qui sont les plus grands tueurs à l'échelle mondiale. En Europe, une personne sur quatre manifeste à un moment ou l'autre une condition qui remplit les critères diagnostiques de la maladie mentale, comprenant 13,9 % de troubles de l'humeur, 13,6 % de troubles d'anxiété pathologique et 5,2 % d'abus d'alcool. Quatre-vingt-trois millions de personnes sont atteintes d'affections psychiatriques sur notre continent.

La psychiatrie a été l'objet d'une révolution thérapeutique dans la décennie des années 50, avec la découverte de six types de médicaments nouveaux, comme la chlorpromazine et les antidépresseurs. De plus, leur découverte n'était en rien fondée sur la connaissance de la physiologie ou de la biochimie du cerveau, mais a été le fait d'un pur hasard, car elles ont précédé de plusieurs années la découverte des neurotransmetteurs.

Canguilhem, il est vrai, cite Georg Groddeck (1866-1934) ou Sigmund Freud ; le premier est totalement oublié ; quant au second, il occupe une place importante dans l'histoire de la médecine au XXe siècle, mais ses idées étaient, il y a plus de cinquante ans déjà, en déclin dans tous les pays du monde, compte tenu de l'inefficacité de leur effet thérapeutique et de leur dogmatisme[234]. La psychanalyse est la tribu perdue de la psychiatrie. Ceci dit, Canguilhem a vécu et s'est épanoui en France, qui est le dernier pays occidental resté lige à la psychanalyse[235].

Ce silence pourrait bien tenir à ce qu'il n'a pas pu étendre ses idées sur le normal et le pathologique aux maladies mentales. S'il cherche à cerner la maladie mentale, c'est par *l'incompréhensibilité du malade* qui, selon lui, la définit, et donc par un regard qui porte sur les conséquences de sa maladie, mais qui ignore la maladie elle-même, ce qui distingue, physiologiquement et mentalement, ces malades d'individus psychiatriquement sains. Or, Ronald Laing (1927-1989), un psychiatre souffrant lui-même de schizophrénie, avait réussi à franchir le miroir, avec *Le moi divisé*, publié en France en 1959, un ouvrage devenu classique[236].

Les malades mentaux étaient pour Canguilhem, tout médecin qu'il était, tout simplement « différents », mais il a ignoré la souffrance que représentent ces pathologies, par exemple, les états dépressifs[237], pour les patients ainsi que pour leur famille. Il écrit aussi que « *l'anormal psychique n'a pas conscience de son état* ». En réalité, certains en sont conscients, d'autres pas, tout comme dans le cas des maladies physiques. On peut être atteint d'une dépression ou d'une schizophrénie et être conscient de ce que l'on a besoin d'aide. L'inconscience de son état peut être un signe clinique descriptif d'un cas de maladie mentale, mais ne la définit pas. Nombre de malades qui souffrent, par exemple, de glaucome, d'hypertension artérielle, d'anévrisme de l'aorte ou de diabète, n'en sont nullement conscients.

Déjà présente dans l'œuvre de Thomas Sydenham, une première étape fut anatomo-clinique. Une figure majeure de l'approche naturaliste de la maladie est le Britannique Thomas Willis (1621-1675) avec ses deux ouvrages, *Pathologicae cerebri, et nervosi generis specimen* (1667) et *De Anima brutorum quae hominis vitalisa ac sensitivita est*, qui discutent de l'étiologie des troubles nerveux en termes de différences dans la capacité de conduction de « l'âme sensitive », de la part des appareils neuraux et de leurs esprits animaux. Un siècle plus tard, le Britannique William Cullen (1710-1790) utilisait le terme de « névrose » pour identifier une classe de maladies non localisables dues à un dysfonctionnement du système nerveux, à l'époque où on nommait encore un hôpital psychiatrique *Lunatic Asylum*.

Toutefois, la « psychiatrie », un terme utilisé pour la première fois en 1808, est née à la fin du XVIIIe siècle avec Philippe Pinel qui fonde, à Paris, la psychiatrie moderne, définit la *dysfonction mentale* en opposition à la conception de la folie comme une dysfonction du système nerveux et propose la première classification des maladies mentales. Pinel abandonnait la conception anatomo-clinique en faveur d'une vision physiologique.

Au début du XIXe siècle, la psychiatrie en France était divisée, outre la tradition humorale, entre deux traditions, l'une dite sensationnaliste, l'autre qui faisait appel à une force vitale.

Pour la première, une forme de causalité environnementale, toutes les affections étaient considérées comme des attributs de la sensation, de sorte que l'environnement naturel était la source des aberrations mentales, comme l'illustre le personnage de *La Fosseuse*, dans *Le Médecin de campagne* de Balzac dont les désordres psychologiques étaient dus à des facteurs météorologiques.

Pour la seconde, dans la vision de Bichat, l'environnement n'était pas une cause suffisante, et il fallait une sensibilité intérieure, que l'école de Jean Étienne Esquirol (1772-1840) appelait « volonté ». C'étaient les modalités de déploiement de cette force vitale, les lésions de la volonté, qui expliquaient la maladie. Qu'est-ce que la maladie mentale, demandait Balzac dans *La Peau de chagrin*, « *sinon un excès de désir et de pouvoir* ».

La troisième étape introduisit la notion d'une lésion psychologique. Au milieu du XIXe siècle, l'Allemand Karl Ludwig Kahlbaum (1829-1899) tenta de regrouper les maladies mentales non plus sur la base de leurs symptômes, mais plutôt sur leur histoire naturelle. Il introduisit les termes de dysthymie, cyclothymie, catatonie, paraphrénie et hébéphrénie »[238].

À la fin du XIXe siècle, Sigmund Freud (1856-1939) et Pierre Janet (1859-1947) aidèrent à l'incorporation de cette conception de la lésion psychologique en psychiatrie.

Alors que la majorité des pays occidentaux avaient accepté certaines formes de classification établies par le psychiatre allemand Emil Kraepelin (1856-1926), considéré comme le fondateur de la psychiatrie scientifique, ce ne fut pas le cas en France. Pierre Pichot (1918-2016) lui reprochait son empirisme et l'absence de concepts théoriques, qui résultaient en une nomenclature, plutôt qu'une classification systématique. Toutefois, la psychiatrie française a fini par accepter le codage du CIM-10, celui de l'Organisation mondiale de la santé, ainsi que *Le Manuel Diagnostique et Statistique des Troubles Mentaux* (DSM) de l'Association américaine de psychiatrie. La première classification DSM des maladies mentales date de 1952, avec des révisions successives en 1968, 1980, 1987, 1994, 2000 et 2013, en même temps que le périodique *L'Encéphale* passait à l'anglais. Cette classification des maladies mentales a fait l'objet en France de violents combats d'arrière-garde menés par les psychanalystes, frustrés de ce que cette nosographie se soit débarrassée, avec les progrès de la psychiatrie, de la métapsychologie freudienne.

L'évolution récente de la psychiatrie a mis en évidence les relations dimensionnelles qui sous-tendent les catégories apparemment discrètes des maladies mentales, tout comme c'est le cas du diabète ou de l'hypertension.

Enfin, Canguilhem consacre une page quelque peu embarrassante sur l'électrochoc[239]. On ne sait toujours pas grand-chose sur le mode d'action de ce traitement dans le cas des états dépressifs. Le texte de Canguilhem associe symboles et paraboles sur l'isomérie, la dissolution et le réagencement et l'atomisme psychologique avec des spéculations théoriques joliment écrites, mais gratuites et sans rapport aucun avec la thérapie électroconvulsive, alors qu'il passe sous silence le rôle de l'axe hypophyse-surrénale, le rôle des neurotransmetteurs et la diminution du débit sanguin cérébral dans le mécanisme d'action de ce traitement[240].

« *La maladie,* écrit-il, *désorganise mais ne transforme pas, elle révèle sans altérer* ». Paul Reboux (1877-1963) et Charles Müller (1877-1914) auraient, avec l'humour qui était le leur, pu parodier cette observation sans lui retirer son originalité, comme ils l'ont fait des maximes de La Rochefoucauld : « *La maladie transforme mais ne désorganise pas, elle altère sans révéler* »[241].

Canguilhem essaie maladroitement de se débarrasser d'un chapitre de la médecine qui l'embarrasse et qu'il noie dans le flou. Cette lacune est d'importance.

La guérison

Canguilhem écrit que « *de tous les objets spécifiques de la pensée médicale, la guérison est celui dont les médecins ont le moins traité* »[242].

Cette remarque soulève un problème philosophique décrit par Gilbert Ryle (1900-1976). Certains verbes signifient non pas des actions mais des accomplissements ou des succès : par exemple, le verbe « voir » : aussitôt qu'il est correct de dire de quelqu'un qu'il voit quelque chose, il est aussi correct de dire qu'il l'a vu. Les verbes comme « voir » et « entendre » ne se réfèrent pas à un événement quelconque précédé par des causes antérieures, mais à l'accomplissement de tâches, ou un succès. Les questions techniques (pourquoi voit-il ? Comment fait-il pour entendre ? Entend-il correctement ? etc.) sont d'un autre ordre. Courir le Tour de France est un verbe d'action, mais le gagner est un verbe d'accomplissement : dès que quelqu'un gagne le Tour de France, il l'a gagné. Même différence entre « essayer » et « atteindre ». Ces verbes ont la propriété de ne pas se référer à un processus.

C'est ainsi que « guérir » relève de la *grammaire de succès* selon l'expression de Gilbert Ryle (1900-1976)[243]. La guérison n'est pas un processus biologique. Il n'y a rien de commun sinon le terme utilisé entre guérir d'un cancer du sein, d'une grippe ou d'une fracture. En revanche, on peut se demander pourquoi de deux patients souffrant d'une même maladie, l'un guérit et l'autre pas.

Canguilhem essaye de réifier le terme « guérison » de sorte qu'il lui accorde un pouvoir[244]. On voit comment une erreur philosophique peut conduire à des conclusions déroutantes.

La guérison en soi n'est pas un objet de recherche puisqu'il ne s'agit ni d'un événement, ni d'un processus ; elle n'est ni factuelle ni non factuelle.

Canguilhem parle « *du chemin difficile de la guérison* » ; en termes médicaux, cela signifie que le pronostic est favorable, mais que l'état du malade va en s'améliorant lentement.

Quand Canguilhem croit parler de guérison, il traite en réalité du cours de la maladie, et il procède par métaphores populaires d'une manière très peu professionnelle : « *Guérir, c'est garder, garer. On l'a pensé bien avant que certains concepts de la physiologie contemporaine, comme ceux d'agression, de stress, de défense, ne tombent dans le domaine de la médecine et de ses idéologies. Et l'assimilation de la guérison à une riposte offensive-défensive est si profonde et originaire qu'elle a pénétré le concept même de maladie, considérée comme réaction d'opposition à une effraction ou à un désordre* »[245].

Canguilhem plaide pour ce qu'il appelle une *pédagogie de la guérison*, mais comme souvent, le flou avec lequel il esquisse ce genre de déclaration les limite à des souhaits ou des vœux pieux. Si l'on soustrayait de, ou si l'on ajoutait à l'exercice actuel de la médecine au chevet du malade ou dans les grands hôpitaux cette pédagogie de la guérison, quelles différences concrètes observerait-on dans l'exercice de l'art de guérir ?

Il nous parle d'apprendre à guérir, comme si guérir était quelque chose qui peut s'enseigner.

Chaque métier a sa déformation professionnelle. La physique, reine des sciences, suppose que tout est physique. Pour les psychanalystes, tout ou presque tout relève de l'inconscient ; pour les marxistes, tout est économique ; pour Goethe, un poète, tout est métaphore ; pour les postmodernistes, tout est relatif ; pour les syndicats, tout est injustice ; pour les herméneutes, tout est interprétation ; les médecins ont tendance à médicaliser la vie quotidienne. Canguilhem, lui, a tendance à réifier la nature, la vie, la santé, la maladie, la guérison, ce qui l'éloigne de la réalité, mais lui permet de manipuler ces concepts, et c'est sans doute là son péché à lui, philosophique.

La Nature selon Canguilhem

Norberto Bobbio (1909-2004) écrivait que « ***Nature*** *est un des termes les plus ambigus de l'histoire de la philosophie* ». Gilberto Corbellini (1958-), professeur d'histoire de la médecine à l'université La Sapienza à Rome ajoutait : On répète « *qu'il n'est rien de plus culturel que l'idée de la nature. Néanmoins, ... il n'y a rien de plus difficile que d'éradiquer l'idée qu'il existe des situations qui sont par définition naturelles ou plus naturelles que d'autres. Une idée qui en soi n'aurait rien de problématique si elle ne voyageait toujours en compagnie, pour des motifs qui dépendent de notre nature, de l'idée préconçue que ce qui est naturel est jugé comme "bon", "plus juste", "plus sain" et "plus sûr"* ».

Durant des milliers d'années, l'idée a prévalu que la nature est quelque chose dont l'homme peut disposer à son goût. Pour la tradition judéo-chrétienne, l'homme est le seigneur de la création. La sacralisation de la nature, associée à une forme d'anthropocentrisme, n'est pas très éloignée d'un dogmatisme fondamentaliste de caractère religieux. Ce fondamentalisme induit à penser que ce qui et naturel est nécessairement bon. Souvent aussi ce qui est naturel, c'est ce à quoi nous sommes habitués. Une chose devient automatiquement naturelle parce qu'elle correspond à la tradition, avec la nostalgie d'une sagesse perdue, quand l'homme cherchait encore à vivre en harmonie avec la nature, loin du progrès technico-scientifique déshumanisant. Cette identification ou confusion entre nature et tradition est particulièrement dangereuse, car elle conduit à valoriser un savoir nostalgique désuet.

Le mot « Nature » est un terme incertain, qui varie avec notre conception du monde, et qui s'entend d'habitude comme un contraste avec ce qui n'appartient pas à la nature, ce qu'on évite généralement de devoir définir ; on considère souvent que ce qui est humain, comme ce qui relève de la pharmacologie, n'est pas naturel.

Ce terme prend ainsi un sens prescriptif et s'applique à ce qui devrait réaliser sa nature, à ce qui est bon pour une chose à devenir : il est naturel pour un être humain d'être en bonne santé ou d'avoir deux jambes, et tout écart est une mauvaise fortune.

L'alliance de ce qui est naturel et de ce qui est bon se trouve chez Platon, et devient centrale dans la philosophie de la nature d'Aristote, d'où nous vient, depuis l'Antiquité, la théorie selon laquelle tous les maux de l'humanité proviennent de ce que nous avons cessé de suivre les lois de la nature. Au XVIIIe siècle, l'idée se répandit que tous les problèmes humains pourraient se résoudre en retournant à la nature. La maladie résulte de l'éloignement de l'état naturel ; il est possible de retrouver l'état original, béni, de santé et de bonheur par l'ordre et la pureté de la nature, ou comme le disait malicieusement Voltaire en paraphrasant Rousseau, en réapprenant à marcher à quatre pattes.

« *Si le melon a des côtes, c'est pour être mangé en famille* », écrivait Bernardin de Saint-Pierre (1737-1814). Apparentée à cette idée mythique de la Nature, on retrouve la notion d'harmonie. C'est David Hume qui a détruit définitivement la vision de l'univers comme harmonie divine, car, pour lui, la nature est aveugle. Dans son essai datant de 1757, *On the Standard of Taste*, il écrit que « *la beauté, la difformité... sont des qualités qui ne sont pas dans les objets, mais qui appartiennent entièrement au sentiment... Chaque esprit perçoit une beauté différente ... Chercher une beauté réelle ou une difformité réelle est une vaine quête infructueuse, comme prétendre pouvoir affirmer ce qui est réellement doux, ou ce qui est réellement amer* ». Il s'agit de ce qu'on appelle en philosophie : le paralogisme intentionaliste.

Les Lumières ont refusé au XVIIIe siècle d'étendre à l'univers l'idéal du beau, du sublime et de l'harmonie, que l'imagination de l'artiste inscrit dans son œuvre.

C'est Buffon, semble-t-il, qui a changé le vocabulaire de la nature, en la faisant passer d'un état du monde quasi personnifié et intentionnel, fait de formes et d'entités fixes, vers un monde changeant, un monde de mouvement, de fluides, d'individus mobiles. La Nature n'est plus le produit d'un créateur bienfaisant, mais est désormais le nom d'une myriade de processus.

Des recherches récentes ont essayé de comprendre l'origine de cette idée, qui consiste à attribuer des intentions extérieures à certaines expériences de la vie. Jean Piaget (1896-1980) avait déjà montré que la majorité des jeunes enfants donnent aux objets et aux phénomènes des explications qui dissimulent une intention, mais que la préférence pour les explications intentionnelles diminue avec l'âge, et qu'elles deviennent ensuite de moins en moins fréquentes chez l'adulte.

Quand Canguilhem se sert de ce terme, il le réifie, le baptise du beau nom de Nature, nous fait ensuite croire qu'elle a des pouvoirs et qu'elle est le premier conservateur de la santé[246], mais il ne la fait intervenir que comme la mouche du coche, c'est-à-dire uniquement quand le malade guérit. À quel niveau de ces mécanismes agit la Nature : au niveau moléculaire, cellulaire ou au niveau de l'organe ? Pour expliquer cette *vis medicatrix*, il spécule sur le système neurovégétatif, alors que l'on ne voit guère, et il ne nous explique pas en quoi le système neurovégétatif serait susceptible d'intervenir sur l'état de santé. Quelles mystérieuses vertus thérapeutiques lui attribue-t-il ?[247]

Nolens volens, Canguilhem réintroduit un concept venu de la philosophie scolastique, celui de *natura naturans,* la nature naturante (lamarckienne), au participe présent, qui conçoit la nature comme créatrice, et animée par des forces qui la dirigent vers certains effets, car elle a une tendance naturelle à réaliser ces effets[248]. Elle représente la nature universelle, douée de vertus actives.

La révolution scientifique depuis Copernic, avec son rejet d'Aristote et de la téléologie, a choisi la *natura naturata,* la nature naturée, au participe passé, issue de la cosmologie platonicienne et pythagoricienne, selon laquelle les causes formelles et efficientes sont intérieures au monde de la nature et au lieu de lui être extérieures, il s'agit d'une conception mécanique et non organique de la nature, celle des sciences naturelles.

Quand Aristote explique pourquoi une certaine cause produit un certain effet, en nous disant qu'elle a une tendance naturelle à produire cet effet, il ne nous dit absolument rien, déclarait Francis Bacon (1561-1626), et nous éloigne de la vraie tâche de la science qui est de découvrir la structure et la nature de cette cause, ceci nous ramène à Molière (en latin de cuisine) : « *Mihi a docto doctore domandatur causam et rationem quare opium facit dormire. A qui respondevo : quia est in eo vertus dormitiva, cujus est natura sensus assoupire* ».

C'est pourquoi, René Dubos (1901-1982), le grand biologiste français, refusait la réification de la nature, et déclarait à juste titre que, en ce qui regarde la vie, il n'y a pas une nature ; il n'y a que des associations de situations et de circonstances de lieu en lieu, d'un endroit à l'autre et de temps à autre. « *Ce qui n'existe que moyennement un nom n'est guère qu'un nom* », écrivait Paul Valéry. « *Il est difficile*, écrit Jacques Bouveresse, *de résister jusqu'au bout à la séduction de mots magiques* ... ».

En réalité, nous avons une tendance à penser, avec Aristote, que certaines catégories de choses ont un principe interne, une essence naturante, qui nous conduit à attribuer une valeur spécifique à ce qui est naturel. Cela n'a aucun sens d'attribuer à la nature des intentions ou des qualités morales. Il est inutile de chercher des règles de conduite en dehors de nous, mais il nous faut utiliser notre intelligence pour chercher à prévoir les conséquences de nos actions sur notre environnement naturel.

Giacomo Leopardi (1798-1837) écrivait que « *l'homme doit finalement abandonner son rêve millénaire pour découvrir sa totale solitude, son aliénation absolue... L'univers est sourd à sa musique, indifférent à ses espérances, à ses souffrances et à ses crimes* ».

Traitement : la *vis medicatrix naturae*

« *La technique médicale*, écrit Canguilhem, *imite l'action médicale naturelle.* » Cette métaphore prend sa source dans la tradition hippocratique. Choderlos de Laclos (1741-1803) écrivait que « l*a médecine* ... *est seulement l'art d'aider la nature* ». Quand Canguilhem nous parle de médication naturelle, il s'agit « *de mécanismes de correction et de compensation des écarts et des dommages qu'il subit relativement au monde dans lequel il vit...* »[249].

La conception de la nutrition et de la santé d'Hippocrate reposait sur des prémisses fausses. Par exemple, il conseillait de manger le moins de légumes possible l'hiver. Quant à Galien, il pensait que les fruits donnent des fièvres et observait que son père avait vécu jusqu'à l'âge de 100 ans, sans avoir jamais mangé un fruit[250].

Cependant, cette vision de la Nature personnifiée, naturante, rencontre deux sortes de difficultés.

La première difficulté, nous l'avons vu, c'est d'attribuer à Dame Nature — c'est-à-dire à l'organisme humain représenté par Dame Nature — des *intentions* bienveillantes. Attribuer une *vis medicatrix* à l'organisme, ce n'est pas ajouter une quelconque information physiologique à la description d'une maladie.

La différence entre faire quelque chose intentionnellement ou non vient de la directionnalité de l'intention, déterminée par des états de conscience, une vieille idée philosophique bien connue des scolastiques et relancée au XIXe siècle par Frank Brentano (1838-1917).

Nos états mentaux, nos croyances, nos désirs, nos pensées, nos rêves sont *à propos de* certaines choses. Ce qui caractérise l'esprit humain, c'est qu'il *est dirigé vers* certains objets : on ne pense pas tout simplement, on *pense à* ou *au sujet de* quelque chose ; on ne voit pas tout simplement, on *voit quelque chose* ; on n'est pas tout simplement en colère, on est en colère *envers quelqu'un* ou à propos de quelque chose. L'objet de ces états intentionnels peut être imaginaire : on peut penser à une licorne.

Les relations dans le monde physique — et donc biologique — sont des relations objectives mesurables, réelles qui font l'objet de la science ; aucun système physique ne peut avoir cette relation intentionnelle à un objet inexistant, car en quoi cet objet existerait-il ? Un esprit est nécessaire pour porter cette relation, et c'est là précisément ce qu'aucune réalité physique ne contient. Une molécule ou une montagne ne sont à propos de rien. Ils ne dirigent leur attention vers aucun objet ; pour tout dire, ils n'ont pas d'attention à diriger.

Canguilhem qualifie d'*intention de guérison* une maladie qui suit tout simplement son cours — tout comme le lever et la chute du jour — mais, une fois de plus, il introduit des valeurs et des intentions, là où elles n'ont pas leur place, c'est-à-dire dans ce qui est l'histoire naturelle d'une maladie, une chose purement descriptive. Et quand il insiste sur le rôle thérapeutique de la Nature, il ne s'agit pas simplement d'une *intention*, mais d'un *acte intentionnel.*

Tout ceci est facile à accepter pour quelqu'un qui a une vision déiste de la nature, mais comme Canguilhem semble rejeter cette hypothèse, on voit mal comment il attribue à la Nature des intentions et des décisions.

Si l'état d'un malade s'améliore, c'est que la Nature lui est venue en aide ; s'il s'aggrave, c'est qu'elle n'est pas intervenue. Spinoza (1632-1677) dans sa lettre à George Hermann Schuller proposait de concevoir une pierre qui tombe : si cette pierre était douée de conscience, elle croirait qu'elle persévère dans son mouvement parce qu'elle le veut[251]. De même, si la nature était consciente, elle croirait que c'est elle qui vient en aide au malade. Mais la nature n'est pas consciente, et Canguilhem raisonne comme si elle l'était. Rappelons ici l'aphorisme de Broussais : « *La nature n'a aucun pouvoir de guérison* naturelle »[252].

Il attribue ainsi des intentions et des jugements de valeur, intrinsèques à l'organisme vivant. Cela s'appelle, en philosophie, la théorie du *dessein intelligent*, selon laquelle l'ordre de la nature fait appel à des causes intelligentes. Il s'agit d'une théorie néo-créationniste, qui n'intéresse guère les évolutionnistes, et qui est considérée comme une théorie pseudoscientifique : elle n'est ni vérifiable, ni réfutable. Remarquons que la Cour suprême des USA a interdit d'enseigner cette théorie dans les établissements publics, car elle est de nature religieuse et donc, contraire à la Constitution américaine.

Les lois de la nature sont universelles. Elles s'appliquent aux êtres humains tout comme aux bactéries. Si la nature aide les humains dans le cours de leurs maladies, c'est donc aux dépens des bactéries qui en sont la cause. Dame Nature veille sur les humains, car elle est, elle-même, l'expression d'un fantasme anthropocentrique, ou obscurément religieux.

Les maladies, nous le savons, ont une *histoire naturelle*, car elles ont un début, une durée et une fin. En l'absence d'intervention médicale, elles peuvent évoluer soit vers la guérison, soit vers la chronicité, soit vers la mort.

Si elles guérissent spontanément, ce qui est leur cours le plus fréquent, Canguilhem fait appel à une mouche du coche, et invoque une mystérieuse *vis medicatrix naturae*, un terme qui a été imaginé par John Scheel en 1895, un des fondateurs du mouvement, un brin sulfureux, de la *naturopathie*.

C'est ainsi qu'il utilise le terme « autoguérison », un terme lourd de métaphysique douteuse[253]. C'est au nom de la *vis medicatrix* qu'avant l'asepsie, on considérait la suppuration comme salutaire !

En d'autres termes, si un malade guérit spontanément comme le font les maladies courantes : grippe, rhume, maux de gorge, diarrhée, etc., il y a, pour Canguilhem, trois personnes dans le dialogue médecin-malade : le malade, le médecin et *Dame Nature* ; si la maladie évolue mal, ils ne sont que deux, à moins d'imaginer la présence d'une force négative, ce qu'on appelait encore au XVIIe siècle le *Maleficium*, qui prenait la place de la nature bienveillante.

Le *Bureau de contrôle de Lourdes* distingue, entre autres formes, les guérisons où Dieu se contente d'accélérer une heureuse issue (*contra naturam)* et les guérisons où Dieu ne fait que recourir, sans modification, aux modes usuels de guérison selon le rythme classique (*praeter naturam*).

Il y a un vieil adage en philosophie qui est devenu un principe heuristique en science : il s'agit du rasoir d'Occam ou principe de parcimonie, selon lequel « *entia non sunt multiplicanda praeter necessitatem* » (Les entités ne doivent pas être multipliées par-delà ce qui est nécessaire)[254]. En d'autres termes, les hypothèses suffisantes les plus simples sont les plus vraisemblables.

Ces idées désuètes et ces entités mythiques tentent de décrire un phénomène bien connu en médecine, et que Canguilhem mentionne, mais dont il n'a compris ni le sens ni la place : c'est celui du rôle du placebo qui occupe une place cardinale dans la pensée médicale et qui a permis de comprendre et d'éliminer toute la problématique de la nature curative, de la sagesse de l'organisme et de l'auto-guérison. Les auteurs qu'il cite à l'appui de sa thèse datent tous d'avant le début de la médecine, c'est-à-dire avant le début du XXe siècle.

Il faut ajouter, à la décharge de Canguilhem, que cette idée du pouvoir curatif de la nature, héritée du romantisme, est encore très populaire en France et en Allemagne.

Canguilhem réifie la Nature et sa *vis medicatrix* ainsi que la maladie, auxquelles il donne à la fois une réalité ontologique et un comportement intentionnel : « *On ne combat pas la maladie qu'en lui obéissant* ».

La deuxième difficulté vient de ce que Canguilhem nous présente l'intervention médicale comme un combat héroïque : « *La médecine contemporaine,* écrit-il, *bien loin de surveiller ou de stimuler, systématiquement, les réactions d'autodéfense de l'organisme, s'ingénie souvent à les modérer sinon à les réprimer, par exemple, à stopper les réactions humorales disproportionnées relativement à l'agression qui les suscite* ». Parfois, *« la thérapeutique collabore avec le mal lui-même, renforce ce qu'elle devrait affaiblir, multiplie ce qu'elle devrait réduire, afin de convertir en instrument du bien l'exaltation d'une affection spontanée* »[255].

Quel contraste avec la remarque de Claude Bernard : « *Ces idées de lutte entre deux agents opposés, d'antagonisme entre la vie et la mort, la santé et la maladie, la nature brute et la nature animée ont fait leur temps* » !

Mais Canguilhem se considère alors, devant le tribunal de la philosophie, pour l'avocat de la nature contre la thérapeutique médicale. Après avoir discuté des vaccinations, il ajoute : « *Ce n'est là qu'un des aspects d'une interversion de finalité qui fait de la multiplication et de l'efficacité croissante des actes médicaux et chirurgicaux, dans les sociétés industrielles à haute technicité de protection sanitaire, un risque de multiplication des défaillances du système biologique interne de résistance aux* maladies »[256].

Il commente : « *L'art médical doit observer, écouter la nature. Ici, observer et entendre, c'est obéir... Si l'art médical est né, s'il a été transmis, s'il doit être perfectionné, c'est comme mesure du pouvoir de la nature, c'est-à-dire évaluation de ses forces. Selon le résultat de cette mesure, le médecin doit laisser faire la nature, ou bien intervenir pour la soutenir et l'aider, ou bien renoncer à l'intervention, puisqu'il y a des maladies plus fortes que la nature. Où la nature cède, la médecine doit renoncer* »[257].

Il s'agit ici non seulement d'un retour à l'attentisme hippocratique — qui venait de l'absence de thérapeutique efficace — mais aussi d'une vision manichéenne de la maladie, comme un combat héroïque entre un patient et son agresseur, avec l'aide d'un médiateur bienveillant. Cette idée populaire de la maladie, comme un combat de l'organisme contre une agression, nous vient à travers les âges de Galien, mais s'est trouvée confirmée par la découverte de la bactériologie, et de l'immunologie qui est devenue alors le paradigme des moyens de lutte de l'organisme contre son agresseur.

Cependant, cette image d'Épinal est très différente de la réalité. Les défenses immunitaires d'un organisme font penser à quelqu'un qui porterait un revolver pour se défendre, mais qui, de temps en temps, le dirige contre lui-même. De plus, les défenses immunitaires diminuent souvent au moment où l'organisme en a le plus besoin, comme dans les infections majeures ou les maladies graves. Dans nombre de maladies comme celles de la thyroïde, l'asthme, les affections du foie, la maladie d'Alzheimer, les arthroses, les rumeurs malignes, les allergies, la sclérose en plaques, la maladie de Crohn, les maladies cutanées, le système immunitaire se tourne vers l'organisme, lui qui, dans la vision finaliste, permet de distinguer le moi du non-moi, s'emmêle donc souvent les pinceaux et se retourne contre soi. En bref, le système immunitaire n'est pas une machine qui a pour seule fonction de défendre et de protéger l'organisme.

L'image populaire de la maladie que nous présente Canguilhem, et qui a été renforcée par les découvertes de Pasteur et de Koch, celle d'un combat contre un ennemi souvent venu de l'extérieur, est fausse. La grande majorité des bactéries nous sont utiles, notamment celles qui constituent notre flore bactérienne qui nous défend contre les infections et synthétise les vitamines B2, B8, B9, B12 et K, dont nous avons grand besoin.

Autre exemple, les seins des femmes ont, eux aussi, leur propre flore bactérienne, ce qu'on appelle leur *microbiote*, qui vit à l'intérieur du tissu mammaire. Ces bactéries ont un rôle important dans le cancer du sein, car dans certains cas, elles accroissent le risque de cancer et dans d'autres, elles le diminuent. On sait depuis 1960 que l'allaitement est associé à une réduction du risque de cancer du sein, probablement parce qu'il favorise la croissance de bactéries qui protègent contre ce cancer. Les femmes qui souffrent d'un cancer du sein ont des niveaux élevés de certaines bactéries, par exemple, les *enterobactériacées* et le staphylocoque ; en revanche, les femmes sans cancer ont des taux élevés d'autres types de germes comme les *lactocoque*s et les streptocoques[258].

Canguilhem nous présente une vision simpliste de la réalité médicale, mais elle vient à l'appui de ses prémisses philosophiques.

Concrètement, qu'est-ce, pour un clinicien devant son malade, d'être *à l'écoute de la nature* ? Et qu'est-ce, pour un médecin devant son malade, de ne pas être à l'écoute de la nature ? Pour un médecin qui a une certaine expérience clinique, ces questions laissent rêveur. Un médecin interroge son malade, procède à un examen physique, rassemble des informations de laboratoire. Il est donc beaucoup plus près de la nature de son malade que ne l'était un médecin de la fin du XVIIIe siècle, qui n'examinait pas son malade, et se contentait de lui prendre le pouls et de lui examiner l'urine. Tout ce qu'il savait de son patient, c'est ce que ce dernier lui disait.

Ce qui conduit à la *troisième erreur* selon laquelle, ce qui importe, c'est de faire confiance à l'organisme et à ses propres pouvoirs de défense. C'est ce qui conduit Canguilhem à suggérer ce qu'il appelle l'expectation. « *À corps dynamique, médecine expectante... Bordeu l'a fort bien dit : Cette méthode d'expectation a quelque chose de froid et d'austère dont la vivacité des malades et des assistants doit peu s'accommoder. Aussi, les expectateurs ont-ils toujours fait le petit nombre parmi les médecins, surtout chez les peuples naturellement vifs, impatients et craintifs* ». Rappelons que Théophile de Bordeu (1722-1776) a vécu *au XVIIIe siècle*, à une époque où l'attentisme était préférable aux interventions médicales !

Il vaut mieux ne pas avoir à faire à un *expectateur*, pour ne citer que quelques affections communes, si on souffre d'un infarctus du myocarde, d'une perforation gastrique, d'une détresse respiratoire aigüe, d'un accident vasculaire cérébral, d'une hémorragie digestive, d'une tumeur maligne, d'un glaucome ou d'un décollement de la rétine, d'une pneumonie, d'une menace de suicide ou d'une quelconque affection qui fait le pain quotidien de la clinique médicale ! Il est plutôt paradoxal de parler de médecine expectante à l'époque des services de soins intensifs ! L'expectateur, devant un diabétique, lui prépare un coma hyperglycémique, et devant un hypertendu, il lui réserve une hémorragie cérébrale. L'expectateur, il est vrai, peut rendre service aux avocats qui s'occupent de plaintes en responsabilité médicale !

Claude Bernard condamnait cette doctrine qui veut que la nature ait un pouvoir de guérison, idée qui, disait-il, remonte à Hippocrate, et qui « exclut toute intervention médicale », en quelque sorte l'attitude du naturaliste.

Avant la Seconde Guerre mondiale, on a exercé la médecine expectante aux États-Unis, au cours d'une recherche qui consistait, délibérément, à observer sans les traiter des patients (noirs, bien entendu !) souffrant de syphilis, afin de pouvoir décrire l'histoire naturelle de la maladie en l'absence de traitement !

Canguilhem essaie de justifier cette approche en cherchant à hybrider deux concepts médicalement distincts, le *primum non nocere* avec l'expectation, mais il amalgame en ceci l'optimisme leibnizien avec celui de Pangloss. L'expectation est une suggestion de négligence professionnelle dangereuse, mais elle est tellement contraire à la médecine actuelle, qu'il n'y a pas à craindre qu'elle ne vienne à être appliquée.

Toutefois, il est vrai que les médecins, en général à la demande des malades, tendent à intervenir là où l'abstention thérapeutique et un suivi attentif seraient préférables, et, comme nous l'avons vu, à répondre aux demandes des malades plutôt qu'à leurs besoins. L'utilisation excessive de médicaments en France en est un exemple bien connu. La chirurgie du genou, généralement inutile, en est un autre. Malheureusement, il est difficile pour un médecin, dans la plupart des pays occidentaux, de quitter son malade sans lui laisser en main une prescription médicamenteuse.

En somme, l'attitude de l'expectateur est celle d'un anthropologue qui observe, mais qui est sourd à la voix qui murmure : « *Voltati che fai ?* ». Canguilhem cherchait à combler ce fossé qui sépare l'anthropologie de la clinique, en usant avec virtuosité et persévérance de spéculations inutilisables, au sens scientifique du mot, comme la *vis medicatrix naturae,* la polarité dynamique de la vie et la normativité biologique, qui traitaient la maladie en visionnaire, et qui lui permettaient d'ignorer ou de refuser de comprendre tout ce qui contredisait ses croyances.

Cependant, il n'y a rien de commun entre d'une part, ce que l'on qualifie en médecine de *surveillance attentive* ou l'administration d'un placebo, qui reflètent une décision médicale avisée, et de l'autre, l'expectation idéologique, inacceptable, que semble recommander Canguilhem.

Canguilhem ne soulève pas non plus la question importante de la non-compliance, de la non-observance thérapeutique, car l'adhésion thérapeutique est une condition majeure de son succès.

Finalement, avec son goût du paradoxe, Canguilhem mentionne les maladies qu'il est dangereux de guérir. Il ne cherche pas à nous donner d'exemples, d'autant plus que sa source est vieille de plus de deux siècles ! [259]

J'ajouterai que les conseils de Canguilhem se limitent en général à des souhaits pieux, car il ignore comment s'établissent les normes thérapeutiques, et quelles précautions prennent l'agence nationale de sécurité du médicament, *l'Agence européenne du médicament*, la *Convention d'Helsinki, le FDA* aux États-Unis, ou simplement les éditoriaux des grands périodiques médicaux (notamment en France, la revue *Prescrire*), avant de les approuver.

Pouvons-nous conclure avec Molière : « *Soyons de concert auprès des malades, pour nous attribuer les heureux succès de la maladie, et rejeter sur la nature toutes les bévues de notre art* » ? (*L'Amour médecine,* III, sc.1)

Vérité et erreur en philosophie

Dans le volume IV des œuvres complètes de Canguilhem, quinze pages sont consacrées à une discussion sur la vérité, et son rapport à la philosophie. Canguilhem y a largement sa place, mais il dialogue avec Jean Hyppolite (1907-1968), Michel Foucault, Dina Dreyfus (1911-1999), Paul Ricœur (1913-2005) et Alain Badiou (1937-)[260]. Chacun d'entre eux y va de son couplet, mais aucun d'entre eux ne définit le sens qu'il donne à ce terme. La vérité y apparaît comme une cible mouvante. Dans une discussion de ce genre, plus lexicographique que philosophique, chaque auteur a sa propre définition de la vérité et souvent, un même auteur donne plusieurs sens à ce terme. Canguilhem ajoute qu'il faut faire la différence entre la vérité et l'essence de la vérité, sans qu'il ne s'explique sur ce nouveau concept et en quoi il diffère du premier. Dommage que Jacques Bouveresse n'ait pas été présent, car ce débat se serait terminé par des conclusions claires[261].

On est quelque peu surpris de lire cette discussion qui date de 1965, dans l'ignorance de la définition de la vérité très influente proposée par Alfred Tarski (1901-1983) publiée en 1944[262], ainsi qu'une discussion plus générale qui éclaire la nature sémantique du problème[263]. La définition de Tarski, devenue classique, aurait clarifié ce débat qui ressemble à un dialogue de sourds : « *La neige est blanche si et seulement si la neige est blanche* ». Rappelons que Canguilhem avait connu Tarski en 1938.

Canguilhem ne craint pas quand cela est nécessaire pour appuyer ses prémisses, de faire appel à un cliché populaire : « *L'exception confirme la règle* »[264], alors qu'en logique déductive : l'exception *infirme* la règle. Richard Feynman (1918-1988), physicien et prix Nobel de physique 1967, déclarait : « *L'exception prouve que la règle est fausse. Si une règle a une exception et qu'on peut le prouver par l'observation, cette règle est fausse* »[265].

Ensuite, Canguilhem développe la thèse qu'il n'y a pas d'erreur en philosophie, ce qui est quelque peu surprenant car il nous en donne de temps en temps des exemples, ainsi que nous le verrons, erreurs de logique, erreurs sur l'usage qu'il fait de l'argument ontologique d'Anselme[266], réfuté par Kant[267], et dont Bertrand Russell a montré qu'il s'agit d'un paralogisme. L'existence, nous a montré Kant, n'est pas un prédicat.

J'imagine que Canguilhem répliquerait : « Pourquoi ne pas tolérer la contradiction ? »[268 269].

Peter Frederic Strawson (1919-2006), professeur de philosophie à l'Université d'Oxford, lui a répondu[270] : « *Un homme qui se contredit peut avoir réussi à exercer ses cordes vocales. Mais du point de vue de la transmission d'informations, de la communication de faits (ou de mensonges), c'est comme s'il n'avait jamais ouvert la bouche. Il prononce des mots, mais il ne dit rien. Ou encore, on peut le comparer à celui qui semble donner quelque chose ensuite, le reprend... Se contredire, c'est comme écrire quelque chose ensuite, l'effacer ou le biffer* ».

Un canard réel, un canard dans la nature, ne peut pas à la fois être un canard et ne pas être un canard.

Toutefois, Canguilhem se réclame de la dialectique marxiste[271], et il ajoute que « *selon Hegel (sinon selon Marx), une antithèse se situe au même niveau qu'une thèse, et dans la même atmosphère* »[272].

Le principe de non-contradiction a été critiqué par les hégéliens et les marxistes qui prétendent qu'il y a dans la réalité des forces et des activités contradictoires. Personne ne nie qu'il y ait des situations qui comportent des forces qui sont source de conflits ; ceci s'observe en mécanique tout autant que dans la sphère du social ou de l'économie. Un entrepreneur peut s'opposer et être en conflit avec ses employés ou avec le syndicat qui les représente, mais ni l'employeur ni le syndicat ne sont la négation l'un de l'autre. Il ne faut donc pas confondre *contradictoire et conflictuel.*

Chez Hegel, écrit Paul Foulquié (1893-1983) dans son *Dictionnaire de la langue philosophique*, « la dialectique est le processus par lequel la pensée se développe suivant un rythme ternaire : thèse ou affirmation, antithèse ou négation, synthèse ou négation de la négation, par laquelle est conservé de ce que contiennent de juste les deux propositions antithétiques ».

Or, il était déjà connu à l'époque de Canguilhem que l'idée de la thèse-antithèse-synthèse, que Karl Marx attribuait à Hegel, s'évanouit dès qu'on recourt aux écrits, car Hegel n'utilise nulle part cette expression dans les 20 volumes de ses œuvres complètes (Stuttgart, 1927-1930). Sauf, il est vrai, dans la préface de la *Phénoménologie de l'esprit* où il écrivait que la triplicité, quoique venue de Kant, est un « *schéma révolu* » et « *une ombre* ». Il ajoutait : « *On acquiert un tel tour de sagesse aussi facilement qu'on l'exerce. Sa répétition, une fois qu'elle est familière, devient aussi ennuyeuse que la répétition de n'importe quel tour de passe-passe, une fois démasqué. L'instrument pour produire ce formalisme monotone n'est pas plus difficile à manipuler que la palette d'un peintre qui ne dispose que de deux couleurs...* ».

Dans les *Vorlesungen über die Geschichte des Philosophie* (1908), une œuvre posthume, Hegel mentionnait le chapitre de Kant, comme un « *schéma dépourvu d'esprit* » (*geistloses Schema*) de la triplicité thèse-antithèse-synthèse, par lequel le rythme et le mouvement de la connaissance philosophique sont artificiellement prescrits (*vorgezeichnet*).

Depuis, la littérature critique allemande a traité cette triade de slogan conventionnel, de légende, de jeu infantile ou encore d'abstraction pauvre et inutile « *qui n'atteignent pas le perron de la philosophie de Hegel* ». Ou encore « *la dialectique n'est pas le schéma thèse-antithèse-synthèse imputé à Hegel* »[273]. Nicolai Hartmann (1882-1950), dans son ouvrage intitulé *Aristoteles und Hegel*, écrivait : « *C'est une opinion foncièrement perverse* (*grund-verkehrte Ansicht*) *qui voit l'essence de la dialectique dans la triade thèse-antithèse-synthèse* ». Il ne fait pas de doute que, erreur il y a.

Descartes et le concept de réflexe

Canguilhem a construit sa *Théorie du réflexe* sur l'idée que c'est Willis, un vitaliste, plutôt que Descartes, qui fonde la neurophysiologie. Ce livre est un réel chef-d'œuvre par la maîtrise rare avec laquelle il nous conduit dans les dédales et la logique de l'historiographie du réflexe.

Le modèle mécaniste du système nerveux de Descartes comprenait le concept — mais non le terme — de réflexe : un stimulus est transmis le long des fibres nerveuses afférentes au système nerveux central, où il déclenche une nouvelle impulsion qui suit les fibres nerveuses efférentes. Il postulait la présence d'esprits dans les nerfs, et supposait que la glande pinéale était le siège de l'âme. (Les *Passions de l'âme,* n° 13, et *De Homine,* fig. 7)

Pour Canguilhem, c'est Willis plutôt que Descartes qui mérite d'être considéré non pas comme le simple fondateur, mais comme le père de la neurophysiologie moderne, car c'est le vitalisme qui est une *exigence,* et non le mécanisme, qui est la source réelle de la théorie du réflexe.

Plus récemment, Sherrington (1847-1952) défendait la théorie que le système nerveux agit comme un coordinateur des différentes parties du corps, et que les réflexes sont l'expression la plus simple du rôle interactif du système nerveux, ce qui permet au corps tout entier de fonctionner vers un seul but à la fois. Les réflexes doivent être téléologiques. C'est donc Sherrington qui introduit le concept d'intégration dans son sens physiologique le plus général. Canguilhem considère que cette attitude représentait un retour en arrière vers la vision vitaliste de Willis et Robert Whytt. La théorie du réflexe doit donc, selon Canguilhem, davantage aux vitalistes qu'aux mécanistes.

Comme c'est souvent le cas, il semble que Canguilhem filtre sa lecture et son interprétation de la littérature pour confirmer ses prémisses ou ses préjugés. Il a mal interprété Descartes, car ce dernier avait une conception beaucoup plus élaborée de la théorie du réflexe qui allait donc bien au-delà d'une physiologie purement mécaniste[274].

Il passe sous silence que Descartes avait proposé une représentation pavlovienne, qui allait donc bien au-delà d'une physiologie purement mécaniste. Geneviève Rodis-Lewis (1918-2004), spécialiste de Descartes, écrit ce qui suit : « *Dès 1630, Descartes établit le principe du réflexe conditionné : un chien fouetté cinq ou six fois, au son du violon, sitôt qu'il ouïrait une autre fois cette musique, il commencerait à crier et à s'enfuir* » *(lettre à Mersenne, 18 mars, AT I, 134)*[275]. « *Ce texte non cité — sauf erreur — par Canguilhem,* écrit Géneviève Rodis-Lewis, *qui conteste que les descriptions de l'Homme (bras retiré lors d'une brûlure) concernant un vrai réflexe...* ».

De plus, « *Les Passions précisent le parallèle et la différence entre l'homme et l'animal. Le premier "par habitude", répétition ou par un choc qui crée la liaison (dégoût définitif d'un mets non souillé) dissocie la raison naturelle et en crée une autre : "Avec un peu d'industrie", on peut "dresser" ses propres passions, comme il dresse les bêtes (Passions, art. 50)...* ». « *Le 5 février 1649, la lettre à Morus multiplie les arguments contre la pensée des bêtes (dont celui de la fabrication humaine d'automates, ceux "de la nature" étant très supérieurs (AT V, 277), mais on ne peut démontrer qu'elles n'en ont pas (ibid., 276). Descartes leur accorde la vie (chaleur calorique) et sensus, le premier degré du "sens", sensorialité plutôt que sensibilité* ». Ajoutons que, dans la seconde édition de 1977 de la *Théorie du réflexe*, l'éditeur a ajouté en note la référence à la lettre à Mersenne du 18 mars1630.

Au demeurant, Pavlov déclarait : « *En principe, nous nous basons sur le concept de réflexe de Descartes* »[276].

Canguilhem, semble-t-il, se trompait sur le projet de Descartes, car il se trouve en quelque sorte aveuglé par son idée qu'une théorie vitaliste de la science est plus féconde qu'une théorie mécaniste.

Woodger écrit que « *la physiologie du système nerveux de Descartes a servi de fondation à tout ce qui a été fait dans l'interprétation de ce système, et la vision moderne s'éloigne en principe très peu de la voie que Descartes lui a donnée* »[277]. Les physiologies dites mécanistes de Descartes ou de Boerhaave sont imprégnées de langage fonctionnel, un langage qui ne devrait pas être utilisé dans un contexte purement mécaniste. Dans son livre sur la philosophie médicale de Descartes, Richard Carter[278] écrit que « *les actions du complexe corps-esprit ne sont pas complètement contrôlées par les lois de la mécanique (à la manière dont les actes aveugles d'une machine sont fonction de leur conception)* ».

Dans les *Passions de l'âme,* Descartes cherche jusqu'à quel point le corps humain peut être considéré strictement comme les enseignements de sa mécanique ; quand il a épuisé les effets possibles du corps comme machine, il s'adresse à l'âme, à ce qui est conscient de ce qui se passe dans le corps. Dans des circonstances appropriées, l'âme peut percevoir tout ce qui se passe dans le corps. Cependant, toute perception d'une modification dans le corps cause une modification de l'âme (feedback).

Et sur le rôle intégrateur du système nerveux, la Règle douzième : «*...il faut concevoir que cette force par laquelle nous connoissons proprement les objets, est purement spirituelle, et n'est pas moins distincte du corps tout entier que ne l'est le sang des os, et la main de l'œil ; qu'elle est une et* *identique, soit qu'avec l'imagination, elle reçoive les figures que lui envoie le sens commun, soit qu'elle s'applique à celles que la mémoire garde en dépôt, soit qu'elle en forme de nouvelles lesquelles s'emparent tellement de l'imagination qu'elle ne peut suffire à recevoir en même temps les idées que lui apporte le sens commun, ou à les transmettre à la force motrice selon le mode de dispensation qui lui convient* ».

La lecture du merveilleux livre de Canguilhem doit se faire après correction de l'*a priori* qui fausse ses conclusions, et par lequel il cherche à établir que la notion de réflexe implique nécessairement une certaine forme de vitalisme. Une histoire non biaisée du concept de réflexe montre à l'évidence qu'il s'agit d'une entorse à la réalité historiographique.

Il est vrai que Thomas Willis (1628-1678), Georg Ernst Stahl (1659-1734), Cl. Perrault (1613-1688) et J.A. Unzer ((1727-1799) étaient vitalistes. En revanche, J.O. de la Mettrie (1709-1751) et P.J.B. Cabanis (1757-1808) étaient antivitalistes car les mécanismes n'étaient, selon eux, pas contrôlés par l'âme.

Avec l'abandon des idées vitalistes, la suite de l'historiographie du réflexe est signée par des mécanistes dans la lignée cartésienne sans qu'aucun d'eux ne fasse plus appel à des considérations transcendantales. (Herbert Spencer (1820-1903), J. Hughlings Jackson (1835-1911), I. Sechenov (1829-1905), I.P Pavlov (1849-1936), et C. Sherrington (1857-1952)).

Canguilhem a, semble-t-il, mal interprété l'histoire dans ce domaine de la science, a mal évalué ses acteurs, ou en tous cas, il les a modalisés, aveuglé qu'il était par son préjudice contre le mécanisme, ce qui lui permettait aussi de s'appuyer plutôt sur Willis, un vitaliste ?

Argumentation par psychodrame

Canguilhem a une manière personnelle, originale et idiosyncratique de développer ses arguments. Il semble parfois tenu de s'exprimer avec vigueur ou véhémence envers ses adversaires, même quand il ne diffère d'eux que par des nuances. Ceci consiste souvent à créer un antagoniste imaginaire, afin de donner du relief à ses idées quand elles procèdent, ou semblent procéder à contre-courant. Jacques Bouveresse mentionne cette technique de raisonnement qui consiste à imaginer un adversaire privilégié et si possible unique, à le présenter de manière plutôt simpliste, et à l'attaquer sans relâche.

Canguilhem procède de la manière suivante : Il construit un homme de paille, qui représente un système d'idées que plus personne ne défend, et qu'il s'acharne ensuite à détruire. Il fait alors feu de tout bois. Sa théorie du vitalisme, qu'il a de la peine à définir ou à développer clairement, est une réaction contre ce qu'il appelle le mécanisme et ce qu'il appelle le vitalisme classique, c'est-à-dire contre deux théories que *plus personne ne défend*.

C'est ainsi aussi qu'il critique ce qu'il appelle la nouvelle orientation prise par la médecine. Il dénonce « *l'extrémisme des théories médicales inféodées au pasteurisme ou exaltées plus récemment par les succès de la biologie moléculaire* »[279].

Il critique la greffe d'organe, qui cependant sauve des vies, car « *la pratique de la transplantation implique qu'on a rationalisé le phénomène de la mort en la décomposant* ». Hélas, Canguilhem se contente de critiquer, mais ne nous dit pas comment procéder ! Il remarque toutefois « *qu'il s'agit d'une production d'organes anonymes* »[280], suggère-t-il que, lors d'une greffe de rein, le patient devrait connaître l'identité, le nom, le sexe et la vie de la personne dont provient le greffon ? Serait-ce légitime, et si oui, pourquoi ?

Quand il s'agit d'interventions thérapeutiques, Canguilhem se contente de critiquer mais ne propose guère de réponses.

Autre homme de paille, il critique violemment « *la confiance irrationnelle dans la rationalité médicale et son progrès* »[281]. « *Cette impatience de guérison dans l'instant appelle et justifie la frénésie d'innovation pharmacologique, et réciproquement, — grâce à la vulgarisation de la nouveauté, organisée par ceux qui l'exploitent* ».

Sa critique agressive met parfois en évidence son incompétence flagrante, par exemple, quand il reproche à la clinique médicale de s'appuyer non plus sur l'observation de symptômes spontanés, mais sur l'examen de signes provoqués[282]. Pourquoi Canguilhem s'est-il tant intéressé aux réflexes, une des formes les plus courantes de signes provoqués en clinique ? Comment faire un examen neurologique, sans provoquer des signes cliniques ? Comment diagnostiquer une pneumonie, sans utiliser la percussion et le stéthoscope ? Et si Canguilhem avait connu la propédeutique médicale, il n'aurait pas affirmé qu'un malade ne peut pas faire lui-même la différence entre les signes et les symptômes.

Canguilhem considère le corps médical et la recherche médicale avec un bien grand mépris ! Le traitement agressif de l'hypertension[283] a fait chuter la mortalité par infarctus du myocarde de 40 %, et de 27,7 % la mortalité par accident vasculaire cérébral. Les arthrodèses de la hanche, la prostatectomie pour l'hypertrophie bénigne de la prostate, l'élimination de la poliomyélite, la prévention et le traitement de la dépression, des accidents vasculaires cérébraux, des troubles de la vue, les troubles de l'audition représentant en moyenne, environ cinq ans de soulagement pour un individu moyen. Les maladies rénales, en phase terminale, ont à présent, grâce à la greffe de rein, une espérance de vie qui varie entre 4 et 9 ans.

Il ajoute que la médecine est perçue comme science à l'INSERM, au CNRS et à l'Institut Pasteur, et comme pratique et technique dans les hôpitaux. Mais n'existe-t-il pas des liens étroits entre l'INSERM et les hôpitaux, au sein desquels travaillent, inséparables, nombre de cliniciens et de chercheurs fonctionnaires ou contractants de l'INSERM ?[284]

Il critique alors l'enseignement universitaire de la médecine, qui n'enseigne pas, dit-il, la psychologie du malade, la signification vitale de la maladie, les devoirs du médecin dans ses relations avec le malade. Or, la déontologie médicale s'enseigne à l'université, mais la psychologie de la maladie et sa dimension existentielle ne sont pas choses qui s'enseignent dans un cours magistral : c'est au lit du malade que le médecin ou l'étudiant découvrent, et qu'on leur enseigne cette nouvelle dimension de la médecine.

Il dénonce aussi l'*inconscience* de trop de médecins, qui se livrent à l'expérimentation clinique, une remarque qui contient une part de vérité, si ce n'est qu'elle était vraie il y a trois quarts de siècle.

Canguilhem soulève nombre de questions et de critiques sur la médecine actuelle, curative, ce qu'il évite de faire de celle qui, pendant plus de deux mille ans, a saigné, empoisonné ou fait dégorger les patients : « *La forme la plus aigüe de la crise de la conscience médicale avec la diversité et même l'opposition relative au devoir du médecin devant les possibilités thérapeutiques que lui offrent les résultats de la recherche en laboratoire, l'existence des antibiotiques et des vaccins, la mise au point d'interventions chirurgicales de restauration, de greffe ou de prothèse, l'application à l'organisme des corps radioactifs* ».

Il en conclut que *« le public des malades réels ou possibles souhaite et redoute à la fois l'audace en thérapeutique* »[285] , une affirmation qui demanderait à être confirmée ou infirmée, par une enquête portant sur ce public.

Canguilhem, dans la *Revue de l'enseignement supérieur* de 1959, écrivait un article long et détaillé sur l'expérimentation clinique, avec des mises en garde, un appel à la conscience et à la responsabilité et l'imprudence médicale, la nécessité d'organiser une vraie déontologie médicale. Il ne signale guère les nombreuses prises de position notamment de *l'Organisation mondiale de la santé*, le code d'éthique médicale, régulièrement mis à jour, de *l'Association médicale mondiale* ainsi que celui du *Conseil européen de l'ordre des médecins*, pour n'en citer que quelques-uns.

Finalement, pourquoi Canguilhem montre-t-il une telle hostilité vis-à-vis des philosophes du *Cercle de Vienne*[286], alors que ce mouvement était en droite ligne d'Auguste Comte ? Sans doute, ne les avait-il pas lus ? Ceci est d'autant plus surprenant qu'il admirait, à juste titre, Jean Cavaillès, qui avait été associé aux débuts du Cercle de Vienne, et qui s'intéressait particulièrement à Ludwig Wittgenstein et à Alexandre Tarski. Dans ses écrits sur Cavaillès (1903-1944), Canguilhem omet de mentionner ce lien qui explique pourtant ce que cet auteur avait d'original dans la tradition philosophique française.

Canguilhem, ses limites et ses bévues : la médecine

Les écrits de Canguilhem sont riches d'informations et de commentaires personnels et originaux dont l'intérêt ne peut être mis en doute, mais ils portent principalement sur les origines de la médecine, sur les recherches, les théories et les réflexions qui ont précédé sa naissance. Quand Canguilhem franchit la ligne de départ, c'est avec hésitation, une sourde gêne, et il cherche appui chez certains auteurs comme Goldstein, mais semble ne pas avoir compris la rupture et le raz de marée qui ont eu lieu en médecine au cours du XXe siècle, et qui représentent un nouveau paradigme dans l'histoire des idées, incommensurable avec ce qui précède.

Il faut bien reconnaître que la lecture des écrits de Canguilhem montre qu'il n'avait aucune expérience ni clinique, ni hospitalière, et encore moins psychiatrique, et qu'il cherchait à corriger cette faiblesse par des développements portant sur la biologie, l'anthropologie et la spéculation philosophique. Sans trop d'exagération, je dirais que c'est ce qui explique que la lecture de Canguilhem puisse parfois donner l'impression qu'il cherche à insuffler vie et esprit à des documents oubliés ou tombés en désuétude, ou à des textes qui se sont vidés de leur sens, et tout ceci, sur la toile de fond d'une médecine vivante, qui chaque semaine nous apporte de nouvelles idées, de nouveaux défis et des découvertes plus passionnantes les unes que les autres.

En réalité, Canguilhem porte principalement son regard sur l'histoire de la biologie, de la physiopathologie et leurs rapports avec les structures et régulations sociétales, ce qui a pour effet qu'il s'arrête à la naissance de la médecine. Il analyse merveilleusement l'apport de Claude Bernard, mais ne comprend pas l'importance de Charles Louis, alors que c'est avec lui que débute la révolution médicale moderne.

L'anatomie pathologique, la physiopathologie et les bases biologiques d'un organisme font aujourd'hui partie du corpus de la médecine, mais aussi longtemps que cette dernière n'avait pas proprement débuté, elles n'en constituaient que le prélude. Autant Canguilhem se trouve à l'aise quand il analyse l'enchaînement des idées qui ont accompagné le développement de la physiologie ou de la biologie durant les siècles écoulés, autant se trouve-t-il souvent embarrassé quand il traite proprement de médecine, de notre médecine, celle du monde qui est le nôtre.

Essayons de passer en revue quelques exemples de ses erreurs.

Il insiste sur un des points de départ de sa vision de la médecine : « *Il n'y a pas de maladie sans un sujet qui en porte témoignage* » : un patient comateux n'est-il pas un malade ?

Il arrive aussi qu'il répète des erreurs ou des méprises populaires et du prêt-à-penser, quand il déclare que la thyroïde ou les surrénales sont cause d'obésité[287] ; que « *vieillir, durer, sinon indemne, du moins endurci, ce peut donc être aussi le bénéfice d'avoir été malade* » ; « *… certaines maladies peuvent, après guérison, conférer à l'organisme un pouvoir d'opposition à d'autres* »[288]. Canguilhem ne nous dit pas lesquelles : aucune étude épidémiologique n'indique que l'espérance de vie puisse être plus longue après certaines maladies !

Ou encore : « *l'organisme fait une maladie pour se guérir* »[289]. Un décollement de la rétine, une hémorragie cérébrale, une sclérose en plaques, un cancer du pancréas presque toujours fatal, pour se guérir ?

Il définit un homme hydropique comme « *un organisme que la soif entraîne à boire à contresens* », une idée dangereuse tirée de Descartes[290], qui n'a plus aucun sens depuis que l'on dispose de diurétiques efficaces[291].

En réalité, il pense la médecine en biologiste, pas en clinicien. À titre d'exemple, il écrit : « *La recherche de valeurs biologiques moyennes est dépourvue de sens en ce qui concerne un même individu, par exemple, l'analyse de l'urine moyenne de 24 heures est l'analyse de ce qui n'existe pas, puisque l'urine du jeûne diffère de l'urine de digestion* »[292]. Or, la collecte d'urine de 24 heures est un geste de routine à l'hôpital quand on cherche, par exemple, à connaître l'élimination urinaire de 24 heures d'urobilinogène, de sodium, de potassium, de calcium ou d'acide urique !

Canguilhem parle du rôle des émotions et du régime alimentaire dans l'ulcère gastrique qu'il attribue *« à ce que l'estomac se digère lui-même »*[293], alors qu'il s'agit d'une maladie bactérienne due à l'*Helicobacter pylori* découvert en 1982. Il mentionne ensuite « *l'épidémie d'ulcères gastriques dans la population londonienne pendant les bombardements de la dernière guerre* », alors qu'il n'y a pas eu d'épidémie d'ulcères gastriques[294].

Canguilhem se base sur une seule référence qui date de 1935, et nous explique l'anaphylaxie comme une réaction catastrophique due à une décharge d'anticorps « *dans le sérum sanguin* »[295] ; il s'agit d'une « *hyperréactivité de l'organisme contre une agression à laquelle il a été sensibilisé* ». « *La maladie consiste dans la démesure de la riposte organique, dans l'emportement et l'entêtement de la défense, comme si l'organisme visait mal, calculait mal* ». Il conclut : « *Ce véritable suicide de l'organisme par des substances toxiques qu'il stocke dans ses propres tissus* » [296,297].

Cette description est intéressante dans la mesure où elle illustre comment Canguilhem construit un bio-drame, en reliant entre elles une séquence de méprises.

Première erreur, il considère l'anaphylaxie comme une réaction « hyper », une variation quantitative, une exagération d'un phénomène normal[298], alors qu'il s'agit d'un *phénomène qualitativement nouveau :* les anticorps réagissent avec les IgE portés par les cellules blanches basophiles et les mastocytes, qui libèrent des médiateurs (des leucotriènes, des prostaglandines, des protéases, des cytokines, de l'histamine, etc.), qui eux-mêmes causent une contraction des muscles lisses avec diarrhée-vomissement, syndrome asthmatique (constriction des bronches), augmentation de la perméabilité capillaire, infiltration des tissus par des cellules inflammatoires et vasodilatation.

Deuxième erreur, les anticorps ne se déversent pas dans le sérum, mais se fixent sur certains globules blancs.

Troisième erreur, lesdites substances toxiques ne sont pas stockées dans les tissus de l'organisme, mais synthétisées par les mastocytes et les basophiles, sauf l'histamine.

Canguilhem nous explique aussi que « *l'absence de rachitisme... est normale à l'époque où l'on n'utilisait que des aliments crus, ou à peine cuits* »[299], alors que la cuisson ne détruit pas ou très peu la vitamine D.

Ou encore, il mentionne « *la disproportion flagrante entre la place que le sommeil occupe dans la vie des hommes et la place qui lui est accordée dans les ouvrages de physiologie* »[300]. Il s'appuie sur une seule référence qui date de 1935, et il ignore l'explosion de la littérature médicale sur la physiologie et la pathologie du sommeil qui a eu lieu après la Seconde Guerre mondiale[301], et notamment l'étude des parasomnies, du sommeil rem et non rem, des troubles du rythme circadien et du problème de l'insomnie.

Trop souvent, il appuie ses idées sur des publications uniques, jamais confirmées et de qualité douteuse, comme la suggestion erronée que le niveau de glycémie des Noirs d'Afrique « *doit être considéré en général comme hypoglycémique* ». Il ajoute que *« l'indolence du Noir (SIC) apparaît... en rapport avec son hypoglycémie* »[302]. En biologie, mais plus encore en médecine, en épidémiologie et en clinique médicale, une publication unique n'est ni acceptée ni acceptable, surtout quand elle provient de périodiques sans referees, comme celles que cite Canguilhem, et surtout, comme c'est trop souvent le cas, quand il s'agit de sources qui produisent des conclusions douteuses. Le choix à la carte de telles citations permet toutes les erreurs dont, hélas, Canguilhem est fréquemment la victime.

Canguilhem accepte les conclusions d'une source sans y jeter un regard critique. Il mentionne que « *les Chinois, les Hindous et les Philippins présentent une pression systolique moyenne inférieure de 15 à 30 points à celle des Américains* ». S'il avait eu une expérience clinique, il aurait su pourquoi la littérature médicale se méfie de ce genre de comparaisons : le problème majeur de la comparaison des mesures de tension artérielle entre différents centres est celui de la standardisation, car une bonne standardisation n'est jamais atteinte. Est-elle mesurée par des médecins ou par des techniciens ? Est-elle mesurée à domicile, au travail, ou dans un hôpital, et à quelle heure de la journée, au lever du lit, dans la soirée (elle est plus élevée le soir) et avant ou après un repas ? Est-elle mesurée assis, debout ou couché ? Quelle est la dimension de la manchette utilisée et quel type de stéthoscope est utilisé ? À quelle époque de l'année ?[303]

Canguilhem cite une publication parue dans *La Presse médicale* en 1936, qui rapportait que les yoguis hindous sont capables d'obtenir un changement du pouls allant de 55 à 150, une apnée de 15 minutes[304]. Il reprend les déductions brumeuses et tout à fait illégitimes de sa source : il s'agirait d'un problème de « *pathologie fonctionnelle* », « *d'une physiologie humaine assez différente de la physiologie animale* ». Enfin, il tire de tout ceci des conclusions abstraites et brumeuses qui ne semblent pas suivre leurs prémisses, selon lesquelles l'idée de santé ou de normalité « *prend la place dans la relation entre le moi inconscient et ses organismes psycho-physiologiques, elle est relativiste et individualiste* ».

D'une part, une revue de la littérature indique que les publications qui portent sur la variabilité du rythme cardiaque sont difficilement interprétables car elles sont de mauvaise qualité[305].

De l'autre, dans les années 30, Edward Schneider, au cours des recherches de l'École militaire de médecine aéronautique à Mitchel Filed dans le New Jersey, avait décrit un sujet ayant retenu sa respiration pendant 15 minutes et 13 secondes. En 1959, un physiologiste américain, Herman Rahn, avait pu retenir sa respiration pendant 15 minutes. En 2013, un médecin danois, David Stig Severinsen (1973-), atteignait plus de 22 minutes et le 20 février 2016, Aleix Segura Vendrell établissait le record du monde d'apnée qui était de 24 minutes et 35 secondes.

Canguilhem construit toute une méditation philosophique sur une erreur d'interprétation, car il ne voit pas que le cas des yoguis est un problème banal de compétition sportive.

Ou encore, il part d'une prémisse illégitime pour en tirer des conséquences thérapeutiques. De ce qu'une et unique publication déclare que les enfants en Chine ne consomment plus de lait après le sevrage, il tire la conclusion, par un *non sequitur,* que le lait de vache est à éviter. Il n'apporte, comme preuve, qu'une publication unique du Dr Porak qui écrivait en 1935 : « *... j'ai souvent essayé le lait de vache chez mes malades atteints de néphrite. L'ankylose urinaire se produisait aussitôt. En remettant le malade au régime thé-riz, une belle crise urinaire rétablissait l'eurythmie* ». En réalité, il est universellement admis que le lait fait partie du régime alimentaire d'un insuffisant rénal. On aimerait voir les dossiers médicaux du Dr Porak ! Canguilhem croyait pouvoir tirer des conclusions anthropologiques de tout ceci, mais il y a une raison médicale qu'il ignorait : c'est que si les Chinois ne boivent pas de lait, c'est que, au contraire des Occidentaux, leur tube digestif est dépourvu de lactase[306]. La tolérance au lait, c'est-à-dire la capacité de digérer le lactose, est une adaptation génétique due au pastoralisme et à l'élevage ; la production laitière a créé une pression sélective qui a favorisé la propagation des gènes qui contribuent à cette capacité[307].

Autre exemple : dans son évocation de l'existence effective d'une santé parfaite, il fait allusion à l'argument ontologique d'Anselme : « *On a cherché longtemps si on pourrait prouver l'existence de l'être parfait, puisque ayant toutes les perfections, il aurait aussi celle de se donner l'existence* »[308]. Canguilhem reprend ce même argument lorsqu'il cherche à définir le concept de « normal ». Or, cet argument dit ontologique n'est plus recevable, car il s'agit d'une erreur philosophique : Kant n'a-t-il pas montré que l'existence n'est pas une propriété ? De plus, le caractère fallacieux de ce raisonnement a été confirmé par l'analyse de sa structure logique par Bertrand Russell. Déclarer que les tigres existent n'ajoute aucune propriété nouvelle aux tigres. C'est ce qui a conduit les logiciens à introduire le quantificateur existentiel au début du XXe siècle. « Exister » attribue alors à un prédicat la propriété d'être applicable à un individu[309].

Chaque maladie, pour Canguilhem, réduit le pouvoir d'affronter les autres : « *La syphilis n'est si redoutée que depuis ses incidences d'ordre nerveux* ». Canguilhem semblait ignorer que la syphilis, tout comme la tuberculose, peut atteindre tous les organes, notamment les artères comme l'aorte où elle crée des anévrysmes, ou le foie où elle provoque des tumeurs qu'on appelle les gommes.

Un salmigondis : Les maladies, toujours selon Canguilhem, « *sont des crises de la croissance vers la forme et la structure adultes des organes, de la maturation des fonctions d'autoconservation internes et d'adaptation aux sollicitations externes* »[310]. La maladie, une crise de développement ? Une idée fantasmatique qu'il affirme *ex cathedra* sans aucun argument et, comme c'est souvent le cas, sans citer ses sources.

Finissons avec un mot sur la bradycardie de Napoléon.

Canguilhem écrit que « *si l'on en croit la tradition, Napoléon aurait eu un pouls à 40, même en ses jours de santé* ! »[311].

En effet, Madame Rémusat (1789-1821) est censée avoir déclaré que Napoléon avait un pouls extrêmement lent de 40 à la minute, dû à « *une maladie congénitale connue comme Stock-Adam* » : l'orthographe correcte est celle de Stokes-Adams, qui se manifeste par des syncopes brèves.

Napoléon en effet a souffert de plusieurs épisodes d'inconscience, notamment en 1803, 1804 et 1806 dont ont été témoins Talleyrand, Joséphine et la comédienne Mademoiselle Georges (Marguerite Weimar.) Toutefois, le médecin Joseph-Henri Reveillé-Parise (1782-1852) écrivait en 1843 : « *Je tiens de personnes sûres que le pouls de cet homme extraordinaire ne présentait rien d'insolite* ».

De plus, la déclaration attribuée à Madame Rémusat est posthume : le syndrome d'Adams-Stokes a été décrit pour la première fois en 1827 par Robert Adams (1791-1875) et par William Stokes (1804-1877) en 1846, c'est-à-dire après la mort de Madame Rémusat ![312]

Canguilhem tire de cette unique et douteuse incertitude des conclusions hasardeuses : « *Si donc, avec une quarantaine de contractions à la minute, un organisme suffit aux exigences qui lui sont posées, c'est qu'il est sain, et le nombre de quarante pulsations, quoique vraiment aberrant par rapport au nombre moyen de soixante-dix pulsations, est normal pour cet organisme* ».

Il est vrai que rarement, très rarement, un athlète est susceptible d'avoir, *au repos*, une bradycardie de 40 pulsations à la minute, mais ceci ne permet pas de conclure, comme le fait Canguilhem, que « *chez un rameur, un pouls de 40 est un indice de bonne santé* », car un électrocardiogramme pourrait sans doute mettre en évidence un bloc de conduction intracardiaque.

En bref, la bradycardie de Napoléon est loin d'être établie, et si elle était réelle, il s'agirait d'une pathologie du rythme cardiaque.

Un dernier exemple, avec un raisonnement en trois temps.

Premièrement, Canguilhem écrit : « ... *le médecin praticien se contente assez souvent de s'accorder avec ses malades pour définir, selon leurs normes individuelles, le normal et l'anormal* ». Il ajoute que « *c'est l'appréciation des patients et des idées dominantes du milieu social plus que le jugement des médecins qui détermine ce qu'on appelle "maladie"* ».

Deuxièmement, et pour s'expliquer, il écrit : « ... *les médecins se désintéressent d'un concept qui leur paraît ou trop vulgaire ou trop métaphysique* ».

Troisièmement : « *Ce qui les intéresse, c'est de diagnostiquer, de guérir...* ».

Or, faire un diagnostic c'est, selon le *Petit Robert*, la détermination d'une maladie. Pour nous résumer, Canguilhem commence par déclarer que beaucoup de médecins laissent au malade le choix de leur maladie puisqu'ils ne s'intéressent pas à ce genre de question, car ce qui les intéresse, c'est de déterminer de quelle maladie souffre leur patient ![313]

Il faut cependant compléter ces remarques préliminaires par quelques exemples plus détaillés.

Une première erreur : l'hypertension artérielle

Au cours de la guérison, écrit Canguilhem, l'organisme tend à conserver et à acquérir certaines caractéristiques qui répondent à une norme nouvelle, à de nouvelles constantes qui correspondent à un ordre nouveau. *« Nous n'avons pas le droit d'essayer de modifier ces constantes-là, nous ne créerions par là qu'un nouveau désordre.* »

Il illustre ce postulat par l'exemple de l'hypertension artérielle : « *L'hypertension constitue pour l'organisme un nouveau mode de vie, un nouveau comportement qu'une thérapeutique avisée doit respecter, en n'agissant pas intempestivement sur la tension pour la ramener à la norme* »[314].

On appelle l'hypertension le tueur silencieux, car elle peut n'avoir aucun symptôme ou signe apparent durant des années, et ceci est connu depuis 1928[315]. Elle multiplie par trois les taux de mortalité par maladie cardio-vasculaire en Europe[316]. L'hypertension artérielle, **code I10-I15** de la *Classification International des Maladies*, est la cause majeure et modifiable de la mortalité toutes causes, mais plus particulièrement de la mortalité par maladies coronaires, hémorragies cérébrales, insuffisance rénale et décompensation cardiaque, ainsi que des maladies vasculaires périphériques, des troubles de la mémoire et de la cognition ; l'hypertension représente globalement en Europe 13 % de la mortalité évitable. Le traitement médical de l'hypertension est très efficace car il ramène à la normale les taux d'accidents cardio-vasculaires et la mortalité toutes causes.

Franklin Roosevelt souffrait d'hypertension essentielle, une maladie incurable à l'époque, avec ses complications habituelles, décompensation cardiaque et affection rénale, et est mort d'une hémorragie cérébrale. Staline, lui aussi, est mort d'hypertension artérielle.

La mortalité par accidents vasculaires cérébraux a chuté de deux tiers (de 88,6 % en 1950, à 27,7 % en 1990), une amélioration dramatique due au traitement de l'hypertension artérielle[317]. La découverte du *propanolol* comme traitement de l'hypertension en 1960 a valu le prix Nobel de médecine à James W. Black (1924-2010). Traiter un patient souffrant d'hypertension, si le patient s'y conforme avec soin, prolonge son existence de vie de cinq à cinq ans et demi.

La découverte du chlorothiazide, un diurétique oral bien toléré, en 1958, suivie de celle des bêtabloquants (le propanolol) au début des années 60, a bouleversé le traitement de cette affection. Dès le milieu des années 60, l'hypertension était devenue une maladie traitable, comme le diabète : le risque d'accident vasculaire cérébral est devenu nul. D'autres médications ont suivi, comme les calcium channel blockers, les inhibiteurs de l'ACE, les antagonistes des récepteurs de l'angiotensine et les inhibiteurs de la rénine permettent au cardiologue d'utiliser des combinaisons pharmacologiques variées, et d'éviter les complications qui étaient encore courantes au milieu du siècle dernier, risques de thromboses et de dégâts au niveau du cerveau, du rein, des yeux et du cœur[318].

Une grande part des effets indésirables des bêtabloquants sont des effets nocebos : des chercheurs anglais ont publié une méta analyse qui portait sur 13 essais randomisés, contrôlés avec placebo et en double insu, sur plus de 15 000 patients. Cette étude montrait que les effets indésirables du traitement de l'hypertension (céphalées, gain de poids, impuissance sexuelle, dyspnée, dépression, etc.) n'étaient pas plus fréquents avec bêtabloquants qu'avec placebo[319]. Certains effets secondaires étaient cependant plus fréquents, comme les vertiges, mais pour cent patients sous-bêtabloquants qui souffraient de vertiges, il y en avait 81 qui en souffraient sous placebo. En revanche, la dépression, un symptôme qui leur est souvent attribué, était *moins fréquente* dans le groupe de bêtabloquants. Une seconde méta analyse semblable et qui portait sur plus de 35 000 patients montrait des résultats similaires[320].

Canguilhem aggrave son cas, quand, sur la base d'une seule référence, il déclare que l'hypertension est très rare en Chine. En réalité, une enquête épidémiologique de l'OMS a montré que la prévalence de l'hypertension en Chine est comparable à celle de l'Europe occidentale, probablement due à l'abus d'alcool et une consommation excessive de sel.

Il s'agit ici d'une bévue dangereuse, mais il n'est pas à craindre qu'elle ait la moindre audience dans le corps médical, même si elle est devenue parole d'Évangile pour la succession apostolique[321] qui lui fait suite, et pour laquelle une bévue s'est muée en un acte de foi. On y peut lire : « *L'hypertension n'a pas de valeur pathologique en soi. Elle est le signe de l'adaptation de l'organisme à une situation particulière* ». Autre ineptie :

« *Une hypertension modérée conduit à un état de bien-être qui occulte totalement le risque qu'elle engendre* ».

Errare humanum est, perseverare diabolicum.

Une deuxième erreur : le refus de vaccination

« *Il est bien loin d'être exclu que la pratique généralisée des vaccinations ait pour conséquence l'apparition de variétés de microbes plus résistants aux vaccins.* Canguilhem ignorait que, à titre d'exemple, les virus de la grippe changent constamment du fait de mutations régulières, ce qui nécessite une adaptation annuelle du vaccin, ainsi qu'une immunisation annuelle. L'organisme doit constituer ainsi une nouvelle réponse immune, spécifique de chaque nouveau sous-type de virus.

Laurent Cherlonneix mentionne le cas des « maladies obligatoires » telles que la rougeole « *qu'il ne convient pas d'entraver par l'intervention de la médecine parce que cette épreuve est non seulement inhérente à l'enfance mais aussi à la création d'une mémoire immunitaire dont bénéficiera le futur adulte* »[322].

L'auteur ignore que cinq des six régions de l'OMS se sont donné pour but d'éliminer la rougeole, et durant la 63e Assemblée mondiale de la santé de 2000, les délégués ont décidé de passer à l'éradication complète. L'Europe s'était donné pour but d'éliminer la transmission de la maladie, mais s'est trouvée en difficulté par la controverse, entretenue notamment par Canguilhem et ses apôtres, sur la vaccination, qui est pourtant salvatrice, de sorte que l'an passé, on y a observé plus de 4 000 cas.

Une épidémie sérieuse de rougeole en Italie et dans certains pays européens est une conséquence de l'opposition à la vaccination. Le 19 mai 2017, le ministère de la Santé italien a signalé 2 395 cas de rougeole en 2017, comparés à 840 en 2016 et 250 en 2015 ; 88 % des sujets atteints n'avaient pas été vaccinés ; de plus, 159 de ces cas étaient du personnel médical travaillant avec des patients atteints. Le mouvement populiste *Cinq Étoiles* de Beppe Grillo a fait une campagne agressive contre la vaccination.

Le 24 avril 2017, à l'occasion de la semaine européenne de la vaccination, Santé publique France signalait que, du 1er janvier 2008 au 31 décembre 2016, soit en neuf ans, plus de 24 000 cas de rougeole ont été déclarés en France. Près de 1 500 personnes ont développé une pneumopathie grave, 34 des complications neurologiques et 10 sont décédées. De plus, du 1er janvier au 31 mars 2017, 134 cas ont été détectés, soit trois fois plus qu'en 2016 pour la même période.

La situation se dégrade dans toute l'Europe, car de janvier à février 2017, plus de 1 500 cas de rougeole ont été signalés dans 14 pays européens.

La rougeole est une maladie très contagieuse. Il faut que 95 % de la population soit vaccinée pour arrêter sa transmission : c'est ce qu'on appelle l'immunité de groupe. La France, le Danemark et les États-Unis sont en dessous du seuil de l'immunité de groupe, alors que la Grande-Bretagne, la Chine, la Tanzanie, le Sri Lanka, le Rwanda et le Brésil lui sont supérieurs.

Il existe une opinion populaire, sans le moindre fondement, selon laquelle le programme de vaccination normalisé qui protège contre une douzaine de maladies « surchargerait » le système immunitaire, ou encore que tel ou tel vaccin serait dangereux !

Nos gouvernements s'efforcent d'augmenter le taux de vaccination. L'an passé, après la mort d'un nourrisson, le gouvernement allemand a décidé d'obliger les parents qui refusent de vacciner leur enfant à en parler avec un médecin, avant que leur enfant ne soit accepté dans une maternelle. L'Australie a retiré les bénéfices sociaux aux parents qui refusent la vaccination de leur enfant. L'Italie a décidé, le 19 mai 2017, de rendre obligatoire la vaccination contre la rougeole, les oreillons, la rubéole, la varicelle et la méningite. La loi oblige aussi l'inoculation contre la poliomyélite, la diphtérie, le tétanos, l'hépatite B, la coqueluche et l'*haemophilus influenza B.*

Ajoutons qu'une enquête récente montrait que 16,43 % des généralistes en France ne recommandent jamais ou rarement certains des vaccins recommandés !

Une des tragédies de notre époque, c'est que les mensonges et les théories conspiratrices répandues par les médias et les politiciens populistes, mais aussi par Canguilhem et sa lignée apostolique, sont extrêmement dangereux.

Une troisième erreur : la perfection du corps humain

Canguilhem admet que « *la supériorité des fonctions organiques sur les fonctions technologiques analogues est reconnue sinon dans leur infaillibilité, du moins dans leur fiabilité et dans l'existence de mécanismes de détection et de rectification de ce que les biochimistes nomment des erreurs ou des fautes de reproduction* »[323].

Cette affirmation, venue d'Aristote, est aisément réfutable. Je me limiterai à quelques exemples[324,325].

Les douleurs lombaires sont dues à ce que notre colonne vertébrale est très mal construite pour la station debout. Nos ancêtres marchaient à quatre pattes et leur rachis était arqué pour supporter le poids des organes. Avec le bipédalisme, le rachis s'est courbé en avant au niveau lombaire.

Pour maintenir la tête en équilibre, la colonne cervicale s'est courbée dans la direction opposée créant une pression énorme sur les vertèbres inférieures, avec pour conséquences des lombalgies chez 60 à 70 % des adultes.

Quant au genou, vous prenez l'articulation la plus complexe du corps et vous la mettez entre deux énormes leviers, le fémur et le tibia, et vous cherchez les ennuis. C'est pourquoi dans tous les sports, sauf peut-être le rugby, il est illégal de frapper le côté du genou d'un adversaire. En revanche, les articulations à rotule et à logement de rotule, comme l'épaule ou la hanche, permettent de s'articuler dans toutes les directions.

Un pelvis trop étroit : la largeur du pelvis n'a pas changé depuis 200 000 ans. De plus, du fait de notre bipédalisme, le canal pelvien est incurvé, au contraire de celui des primates. Le bébé ne passe donc pas par un vrai cylindre, mais doit franchir la courbure accentuée du pelvis. Par conséquent, les naissances sont beaucoup plus problématiques chez les humains que celles des grands mammifères. L'accouchement est douloureux et dangereux pour l'enfant. Les femmes dont le pelvis est trop étroit se font faire une césarienne, et échappent à la sélection naturelle. Les anthropologues pensent que dans 1 000 ans, aucune femme ne pourra plus accoucher naturellement.

La rétine est comme un jeu de microphones faisant face vers l'arrière, ce qui oblige la lumière à traverser la longueur de chaque cellule, le sang et les tissus, afin de parvenir à l'équivalent d'un récepteur au dos des cellules. Cette structure encourage le détachement de la rétine, une cause fréquente de cécité.

Le larynx est mal placé, car la trachée et l'œsophage sont ouverts dans le même espace, le pharynx qui s'étend du nez et de la bouche jusqu'au larynx. L'épiglotte est censée couvrir l'ouverture du larynx quand on avale, mais parfois, elle n'est pas assez rapide : si on parle ou si on rit, la nourriture glisse dans les voies respiratoires.

Pourquoi, au contraire des oiseaux, des cobayes et des primates, avons-nous perdu la capacité de synthétiser la vitamine C, nécessaire aux défenses immunitaires ? Au surplus, étant donné que nous sommes incapables de biosynthétiser plusieurs vitamines du groupe B (B1, B12 et biotine), nous sommes porteurs d'une flore intestinale dangereuse qui les produit pour nous ; quand ce processus est perturbé, comme dans le cas d'une perforation de l'intestin, cette même flore déchaîne une péritonite.

La canalisation maladroite du système urinaire chez l'homme fait passer l'urètre à travers la prostate au lieu de passer autour d'elle ; comme elle augmente de volume avec l'âge, elle obstrue alors la fonction urinaire.

Jamais un ingénieur n'aurait fabriqué une machine dont les fonctions organiques sont aussi imparfaites.

Une quatrième erreur : l'hémophilie

L'hémophilie, pour Canguilhem[326], n'est pas une maladie, mais plutôt une anomalie à caractère pathologique éventuel : ce n'est rien, dit-il, tant qu'il ne survient pas de traumatisme. L'hémophilie est un déficit du facteur VIII, **code D65** de la *Classification internationale des maladies*.

Il s'agit d'une illustration des périls de la philosophie que dénonce Jacques Bouveresse dans *De la philosophie considérée comme un sport*.

Canguilhem cherche à prouver à tout prix une de ses prémisses, même s'il s'appuie sur une erreur de jugement médical. Il déclare que l'hémophilie n'est qu'un écart physiologique, un sang qui ne coagule pas, et n'est donc qu'une anomalie et non une maladie.

Il introduit ici sa prémisse qui est fausse, mais qu'il cherchera sans cesse à établir dans ses écrits, celle du rôle dans la pathogenèse de la relation de l'organisme avec son milieu. Il écrit : « *En somme, la vie de l'hémophile serait normale si la vie animale ne comportait normalement des relations avec un milieu, relation dont les risques, sous forme de lésions, doivent être affrontés par l'animal... L'hémophilie est le type de l'anomalie à caractère pathologique éventuel...* ».

La mortalité attribuable à l'hémophilie est deux fois celle des non-hémophiles, notamment celle due aux hémorragies internes, qui provoquent des cirrhoses du foie, des obstructions des voies respiratoires, sans parler des hémorragies cérébrales qui sont la seconde cause de décès : 10 % des hémophilies sévères ont des hémorragies cérébrales avec 30 % de mortalité. Tout ceci n'a rien à voir avec les risques d'affrontement avec le milieu. Ces patients ont un risque élevé d'hépatite et de Sida, du fait des transfusions dont ils sont l'objet, d'hémarthroses répétées, et ont une qualité de vie fortement affectée par les arthropathies dont ils sont victimes.

Une cinquième erreur : le syndrome général d'adaptation

Canguilhem fait allusion à la théorie générale d'adaptation de Selye, mais il conclut que « *les observations de Selye et celles de Reilly et de son école sont identiques* »[327], alors qu'elles n'ont rien de commun.

James Paul Reilly (1887-1974), médecin et chercheur français, avait montré le rôle du système nerveux orthosympathique dans toute forme d'agression psychologique ou physique. Il s'était attaché à l'étude de syndromes pathologiques non spécifiques, dans des maladies considérées à leur début, du fait de se sentir malade.

En revanche, Hans Selye (1907-1982), né à Vienne et mort à Montréal, a tourné en 1950 une page de l'histoire de la médecine[328]. Ses recherches ont abouti à la première classification rationnelle des hormones stéroïdiennes, c'est-à-dire corticoïdes, œstrogènes et androgènes. Il a reconnu le rôle de l'ACTH, hormone hypophysaire, des glucocorticoïdes et des minéralocorticoïdes, dans la physiologie et la physiopathologie du stress. Il a été l'auteur de 32 livres et de plus de 1 500 articles scientifiques.

Il était internationalement reconnu comme une autorité en endocrinologie, chimie des stéroïdes et pathologie. Il écrivait que « *le stress dans la santé et la maladie est médicalement, sociologiquement et philosophiquement un sujet, que je sache, de la plus haute signification pour l'humanité* ». Tous les stress ne sont pas nuisibles. Seules les situations incontrôlables de stress physique ou psychologique conduisent à des états morbides.

Canguilhem écrit au sujet de Selye : « *Sous le nom de maladies de l'adaptation, il faut entendre toutes sortes de troubles de la fonction de la résistance aux perturbations, les maladies de la fonction de résistance au mal. Entendons par là les réactions qui dépassent leur but, qui courent sur leur lancée alors que l'agression a pris fin* »[329].

Canguilhem est ici dans la confusion conceptuelle. Ce qui lui a échappé, c'est que le sens du terme « adaptation » de Selye n'a rien à voir avec le sens qu'il lui attribue dans ses écrits, celui des évolutionnistes, comme une question d'insertion de l'individu dans son milieu[330].

Les vaccinations

Pasteur et Koch nous ont montré que les germes étaient une cause majeure de maladies, qu'il fallait les éviter et qu'il était possible, dans certains cas, d'immuniser l'organisme contre eux. L'organisme, selon Canguilhem, a un *pouvoir inné* de défense que les médecins ne font que récupérer. « *La récupération dirigée de l'immunisation spontanée par les techniques immunologiques a pour effet d'exciter la réplique curative, non par un leurre mais par un moindre mal, un mal bénévole, qui entraîne l'organisme à réagir plus promptement qu'à son ordinaire en vue de gagner de vitesse un mal plus grave, imminent.* »[331] Canguilhem affirme que la vaccination ne fait rien d'autre que d'utiliser, en le dirigeant, « et comme par un moindre mal » (?), le cours ordinaire de la nature[332]. Or, le cours ordinaire de la nature chez un malade atteint de tétanos, c'est une mortalité de 50 %, celui d'un vacciné est de 0 %, et une infection n'est pas suivie d'immunité. De même, un patient qui a eu un zona a intérêt à se faire vacciner contre cette maladie s'il veut réduire le risque de récidive.

L'idée de santé publique a peu de place dans sa vision des choses. « *L'immunologie,* nous dit-il, *a fondé la singularité du malade, car elle a introduit l'individualité biologique.* »[333] : c'est oublier que la population tout entière est protégée lorsqu'une majorité de gens se fait vacciner. Par exemple, si le taux d'immunité collective est de 90 %, ceci fait chuter le taux de méningite de 40 % chez les enfants non vaccinés. L'immunisation est une mesure morale de santé publique, et ceci, plus particulièrement dans nos pays occidentaux qui jouissent de formes diverses d'assurance-maladie fondée sur la solidarité communautaire.

Il ajoute : « *Il est bien loin d'être exclu que la pratique généralisée des vaccinations ait pour conséquences l'apparition de variétés de microbes plus résistants aux vaccins* »[334].

Canguilhem ignorait, semble-t-il, la différence entre un antibiotique et un vaccin. Un antibiotique tue une bactérie de manière très ciblée (ou l'empêche de se diviser). Par exemple, la pénicilline inhibe une protéine nécessaire à la synthèse des parois de leurs cellules. Si la bactérie ne peut pas synthétiser sa paroi, elle meurt.

Le mécanisme d'action des vaccins est très différent. Les vaccins pour bactéries ou virus stimulent le système immunitaire à reconnaître certains antigènes qui se trouvent à la surface de l'agent pathogène.

Les bactéries et les virus sont, on le sait, susceptibles d'évoluer de sorte qu'ils ne sont plus reconnus par les systèmes immunitaires. C'est pourquoi le vaccin contre le Sida est si inaccessible, et pourquoi le vaccin contre la grippe s'administre sur une base annuelle.

Finalement, on n'a *jamais* décrit de résistance à la vaccination, et la vaccination antibactérienne peut réduire la résistance aux antibiotiques en réduisant leur usage.

Dernier point, mais pas le moindre, les vaccins portent probablement des fruits en plus de la prévention des infections ciblées. Selon le CDC (Center for Disease Control and Prevention) des États-Unis, une enquête portant sur plus de 311 000 enfants de 16 à 24 mois a montré que les enfants immunisés avec un vaccin vivant ont un risque d'hospitalisation sensiblement inférieur à celui des enfants immunisés avec des vaccins inactivés, et plus inférieur encore si les enfants sont immunisés à la fois avec des vaccins vivants et des vaccins inactivés.

Ceci correspond à un changement de paradigme de l'immunité, où la mémoire immunologique *innée* conduit à des réponses accrues aux infections secondaires, par opposition à la mémoire immunologique *apprise* de l'immunité adaptative. C'est ce qu'on appelle le concept de *trained immunity*[335]. Chaque personne a sa propre histoire unique d'infections et de vaccinations, et chaque exposition laisse une empreinte sur le système immunitaire qui est susceptible d'affecter le potentiel de protection *contre d'autres infections* que celles précédemment ciblées.

Ce qui indique que les vaccins vivants peuvent avoir des effets différents sur le système immunitaire, que des vaccins inactivés ; rappelons que le BCG (Bacille Calmette-Guérin), un vaccin vivant et atténué utilisé pour la prévention de la tuberculose, est depuis des décennies le traitement des cancers de la vessie non invasifs, et que, de plus, il réduit le risque de récidive de la majorité des patients traités.

En somme, on voit ici combien les spéculations de Canguilhem sur l'immunologie se trouvent éloignées de la réalité clinique. Où se situe « le moindre mal » ?

La médecine est-elle déshumanisante ?

Cette question importante que soulève Canguilhem, il ne la pose qu'au sujet de la médecine actuelle, car avant la révolution médicale du 20e siècle, quand il lui arrivait d'intervenir, c'était aux risques et périls du patient. L'humanité essentielle de la médecine scientifique n'est pas une idée populaire parmi les intellectuels humanistes pour lesquels le pessimisme et l'aversion pour la modernité est un acte de foi. Toutefois, Peter Medawar (1915-1987), prix Nobel de médecine, écrivait que les scientifiques et les médecins en général amiables et bien intentionnés. Il y a peu de scientifiques méchants. En revanche, il y a beaucoup de philosophes méchants, de prêtres méchants et de politiciens méchants.[336]

Notre connaissance est si complexe, et si technique qu'elle fait appel à un langage de plus en plus éloigné de celui de la vie ordinaire et des relations humaines interpersonnelles. On a donc l'impression que la croissance de nos connaissances a pour résultat, ou est directement liée à une certaine déshumanisation et une certaine dépersonnalisation. La médecine est une activité humaine qui se situe au cœur de notre culture et n'échappe donc guère à cette mouvance.

Ajoutons que l'impuissance et la crudité de la médecine préscientifique affectait ceux qui s'occupaient des malades. Les infirmières étaient souvent à la fois brutales et incompétentes, et de même pour les sages-femmes et les médecins. Même quand des traitements plus efficaces furent disponibles, il n'était pas rare que les médecins et les infirmières terrifient psychologiquement leurs patients, en élargissant leur autorité professionnelle au-delà de leur compétence spécifique ou de leur expertise.

La tâche de l'humanisation de la médecine, n'est certes pas terminée. On observe une humanisation progressive des institutions médicales, malgré l'usage croissant d'interventions de haute technicité, et malgré le besoin d'aller vite. On a assisté à l'amélioration de la structure des salles d'hôpital, où on encourage les parents à rester avec leurs enfants, à l'amélioration de la formation des infirmières notamment pour la prise en charge des malades psychiatriques. Ces progrès auraient été impossibles à l'époque de la médecine préscientifique. C'est grâce à la médecine que, au contraire de la majorité des êtres humains du temps passé, la majorité de la population européenne est encore vivante avec la distribution d'âge qui est la sienne.

Immanuel Kant était très préoccupé par la préservation d'un minimum d'humanité, c'est à dire de libre arbitre, de responsabilité morale, et de systèmes autonomes de cognition, mais pour le reste, il acceptait le prix de l'avancement de la connaissance, et notamment que nous devenions, nous aussi, objets de connaissance.

Raymond Tallis, clinicien et philosophe anglais écrit : « *Le miracle de la médecine scientifique, c'est la mise au point de traitements rationnels et efficaces en face de l'horreur de la maladie et la propension des êtres humains à mentir et à se tromper eux-mêmes.* » Et il ajoute que c'est « *aussi la culture d'une bonté intelligente dans nos rapports avec les malades et les démunis, devant l'inhumanité du corps humain, et* l'inhumanité *générale de l'homme envers l'homme, individuellement et collectivement...* ». Et encore : « *Médecins et infirmières doivent surmonter l'indélicatesse universelle et congénitale qui afflige l'humanité, et dans des circonstances difficiles comme l'exposition constante à la souffrance, à des personnes en état de besoin, et dans un contexte où les besoins et la souffrance doivent être traduits en questions solubles...* » « *Il y a aussi la tendance, si des progrès ont-eu lieu, à comparer comment sont les choses avec comment elles devraient être ou comment on voudrait qu'elles soient, plutôt que comment elles étaient jadis.* »

La bioéthique essaie de restaurer l'empathie en clinique, ce que le philosophe autrichien, Martin Buber (1878-1965) appelait le *Ich und Du*[337] (le couple 'Je-Tu'), qui est plus nécessaire que jamais, et plus particulièrement en médecine.

Qu'est-ce que la médecine ?

Canguilhem identifie la médecine avec une relation abstraite entre le médecin et son malade. Ce modèle, celui d'une industrie artisanale, a été celui du médecin depuis plus de deux mille ans : il s'agit du paradigme hippocratique de la médecine de chevet.

Une enquête faite aux États-Unis au mois de novembre 2016 portait sur les opinions des 2 674 médecins sur le serment d'Hippocrate. Plus de 80 % des jeunes médecins de moins de 34 ans, ainsi que les étudiants pensaient qu'il fallait soit le rejeter, soit le réviser. La profession médicale, pensaient-ils, est devenue une énorme industrie des services, qui met de nombreux intervenants à contribution comme les assurances-maladie, le personnel hospitalier, l'industrie pharmaceutique, etc. En revanche, 72 % des médecins de plus de 65 ans pensaient qu'il fallait le conserver.

Les jeunes médecins étaient plus susceptibles de déclarer que la priorité du patient, propre au serment, contribue au syndrome de l'épuisement professionnel. Seuls 12 % des jeunes médecins déclaraient qu'ils faisaient passer les patients au premier plan, alors que 40 % de ceux de plus de 65 ans répondaient de cette façon.

La médecine est devenue, au cours du siècle dernier, une institution dont font partie les médecins, quels que soient leurs activités ou leurs rôles : celui du généraliste, responsable des soins primaires ; celui du médecin hospitalier, responsable des soins secondaires et tertiaires ; celui de l'épidémiologiste ; celui de l'anatomo-pathologiste et du technicien de laboratoire ; celui du radiologue, mais aussi celui des infirmières et de tout le personnel paramédical qui va en se multipliant, ainsi que de toutes les structures diagnostiques, le laboratoire et l'imagerie médicale. Elle concerne tous ceux, médecins ou non, qui s'occupent de santé publique, qui doivent décider quels sont les examens de santé obligatoires pour les nouveau-nés, quelles décisions prendre pour lutter contre l'accroissement menaçant de l'obésité avec ses conséquences sur la santé des individus, quelles vaccinations suggérer ou imposer à la population, etc. Elle comprend aussi la recherche médicale, y compris certaines investigations qui soulèvent des questions de bioéthique, comme la manipulation des gènes, qui permettra bientôt à des parents, qui présentent des anomalies génétiques, de mettre au monde des enfants normaux, ou bien de corriger leur anomalie. Enfin, la médecine dite *translationnelle* traduit les résultats de la recherche en pratique clinique. La médecine dépend aussi d'organismes internationaux, comme l'*Agence européenne du médicament (*EMA) dont la mission est la protection de la santé publique et animale à travers l'évaluation et la supervision des médicaments à usage humain et vétérinaire. *L'Organisation européenne pour la recherche et le traitement du cancer* (EORTC) coordonne les activités des hôpitaux européens de cancérologie, en liaison avec les États-Unis.

L'Organisation mondiale de la santé (OMS) s'occupe de la surveillance et de l'alerte en cas d'épidémie. Elle est le seul organisme qui peut déclarer une urgence médicale mondiale. Alors que beaucoup de pays hésitent à révéler des épidémies, car ils craignent que cela ne crée du tort au tourisme, aux exportations alimentaires, ou à l'orgueil national, ils sont obligés, comme membres des Nations unies, de faire rapport à l'OMS. Cet organisme travaille aussi à l'extension de la couverture vaccinale dans les pays qui en ont besoin, et participe activement à la recherche, par exemple, sur la schizophrénie et sur le cancer : le CIRC, *Centre international de recherche sur le cancer*, coordonne la recherche internationale sur le cancer et rassemble les compétences en épidémiologie, en médecine expérimentale et en biostatistique, pour identifier les causes et la prévention du cancer.

On parle aujourd'hui de médecine holistique ou intégrative, une approche qui conjugue la médecine basée sur l'évidence, avec l'éthique médicale et l'humanisme médical. Au cœur de la médecine depuis la seconde moitié du siècle passé, se trouvent les *conférences de consensus*.

Ces conférences qui ont débuté à l'*Institut national de la santé* (NIH) aux États-Unis ont ensuite eu lieu d'abord au Danemark qui a tenu sa première conférence en 1983, et plus récemment, au niveau européen.

Une réunion de consensus porte sur certains problèmes majeurs qui touchent l'exercice quotidien de la médecine, par exemple, celui des mammographies, sur les limites épistémiques de la médecine basée sur l'évidence, le traitement des calculs rénaux, de l'hépatite C, de l'insomnie, de l'anémie falciforme, l'évaluation des nouvelles technologies médicales, les recommandations générales en médecine préventive, etc.

Ces discussions de groupe réunissent principalement des experts, s'il s'agit de questions purement médicales ; d'autres rassemblent uniquement des « profanes », scientifiques, économistes, experts juridiques ou éthiques et souvent aussi des représentants des associations de malades. Les critères principaux sont évidemment ce qu'il y a de nouveau, développé ou révisé durant les cinq dernières années, le support d'une analyse exhaustive et systématique de la littérature médicale et l'appui des organisations professionnelles, qui prennent en compte l'importance épistémique mais parfois aussi, politique des questions en discussion.

Dans les domaines controversés, on peut arriver à des conclusions contradictoires : un groupe composé de chiropracteurs encouragera probablement les manipulations de la colonne vertébrale pour le traitement des lombalgies, au contraire des rhumatologues qui s'y opposeront.

Ce qu'il faut retenir de ce qui précède, c'est que la médecine est devenue un réseau multidisciplinaire de personnes, d'organismes gouvernementaux et privés, de connaissances, de recommandations et de règlements étroitement liés entre eux. Le clinicien et le rapport médecin-malade ne sont qu'un maillon dans un système de multiples responsabilités croisées. En bref, le médecin dont nous parle Canguilhem, et qu'il défend, représente la nostalgie d'une époque définitivement révolue, et n'a, depuis longtemps, plus sa place dans la médecine.

Ajoutons qu'il n'y a pas deux médecines, la médecine humaine et la médecine vétérinaire : il s'agit d'un préjugé anthropocentriste qui a d'anciennes sources religieuses, mas qui est à présent difficilement défendable.

Dernières remarques

Canguilhem se trouve ancré au centre de sa rose des vents dont il ne s'éloigne pas, mais d'où il jette un regard dans ses 32 directions, interroge, analyse, imagine, spécule, juge et critique. Tout ce qui relève du biologique ou de l'anthropologie, s'établit au centre de son étoile. Le médical, ses origines, son histoire occupent plusieurs directions et sont proches du centre, tandis que ce qui concerne les valeurs, les conventions et la thérapeutique en est sensiblement plus éloigné, sans parler de la prévention qui ne l'intéressait guère (sauf, quant à l'immunisation). Plus un topique s'éloigne de la lumière du centre de la rose des vents, plus son poids spécifique diminue et plus son interprétation, qu'il s'agisse de problèmes de santé, de culture, d'hygiène, d'ethnologie, d'économie, de droit, de technologie, d'idéologie scientifique, de sciences humaines, d'histoire de l'art ou de politique, se décidera au cœur de l'étoile, ce qui veut dire, plus pèseront les considérations biologiques.

Mais alors, tout cet historique, patiemment et consciencieusement accumulé par Canguilhem, le conduisait où ?

Il semble qu'une de ses idées maîtresses soit celle qui se situe au centre du débat et au niveau d'un des plus grands paradoxes de l'histoire de la médecine, la *natura medicatrix* — le pouvoir curatif de la vie — une approche rassurante pour lui, puisqu'elle accorde plus d'importance à la réaction de l'organisme qu'à la cause morbide, à la confiance dans la vie plutôt qu'au pouvoir technique de la médecine, à ce qu'on appelle traditionnellement le terrain en France.

Est-ce la raison qui lui fait sentir le besoin de minimiser les développements de la médecine curative et de souligner incessamment un hypothétique pouvoir de la nature ? Cette idée mythique d'un certain « pouvoir » de la nature est dans son esprit, étroitement liée à celle du vitalisme, un objet mobile, une idée anagogique et un concept brumeux. La maladie est, pour lui, une sorte de combat manichéen entre le bien et le mal, de sorte que le rôle du médecin est de s'allier à la Nature pour combattre l'agresseur, qui peut être externe ou interne. Il considère qu'il faut retenir, avec Platon, Aristote et Galien, que l'univers est un organisme, c'est-à-dire réglé à la fois selon des lois et des fins, et qu'il compare, *nolens volens*, après avoir rejeté ce qu'il appelle les explications mécanistes, à un mécanisme comme celui d'une horloge.

L'idée de providence — le nom de baptême du hasard, comme le remarquait Renée-Caroline de Créqui (1714-1803) il y a plus de deux siècles — est une des croyances les plus débattues tout au cours de l'histoire, qui veut qu'il existe un ordre des choses favorable et délibéré de tous les évènements dans l'histoire. Rien n'est dû au hasard. Quoique pas toujours perceptible à la compréhension humaine, il y a dans l'univers un plan ou divin ou cosmique, que Canguilhem voudrait bien remettre à l'ordre du jour[338]. Les stoïques pensaient que la raison, le *logos*, est reconnaissable dans tous les phénomènes naturels et historiques.

Canguilhem s'intéresse à des problèmes importants, mais il soulève trop souvent de mauvaises questions, ce qui le conduit à de mauvaises réponses. Il cherche un sens à tout, à la vie, à notre vie mais aussi à la vie du biologiste, à la maladie et à son absence ; parfois il le trouve, parfois il croit l'avoir trouvé, mais ne nous convainc pas. Il lui arrive de se corriger et de changer d'attitude. Il lui arrive de s'avancer un peu trop hardiment, mais il modère ensuite ses propos, quand il ne retire pas tout simplement ses affirmations premières. Ses opinions sont souvent précises et prudentes, parfois aussi obscures, ou si générales qu'elles touchent aux lapalissades.

Sous le couvert de ce mythe, Canguilhem modifie ou interprète les données biologiques afin de montrer que c'est la nature qui guérit.

Mais c'est évidemment un leurre de croire que quand les interventions médicales sont efficaces, c'est la bienveillante Dame Nature qui nous guérit ou nous aide à guérir ; elle a pris la place qu'occupait Apollon au IVe siècle avant J.-C. et porte une structure morale qui lui est intégrée, qui a des sources religieuses communes à plusieurs religions.

« *On doit donc continuer,* écrit-il, *même à l'âge de la pharmacodynamie industrielle... et de l'impérialisme du laboratoire de biologie, à parler de la nature, pour désigner le fait initial d'existence de systèmes autorégulateurs vivants, dont la dynamique est inscrite dans un code génétique* »[339]. On croirait entendre le Dr Pangloss devant l'insistante répétition avec laquelle Canguilhem parle de la sagesse de la Nature en présence des maladies et de la souffrance humaine devant lesquelles la médecine est trop souvent impuissante. Le Dr Pangloss pensait que même le tremblement de terre de Lisbonne était une preuve du « meilleur des mondes possibles ».

Un des fondateurs de la médecine moderne, William Osler (1849-1919), d'ajouter au sujet d'un patient qui ignorait les bons conseils de son médecin : « *Dame Nature accorde des crédits à long terme, mais elle envoie toujours le décompte* ».

Canguilhem écrit alors que c'est *l'artifice des créations de chimistes* (Salvarsan, sulfamides) qui a multiplié ce pouvoir ordinaire de la nature qu'il appelle la *domestication d'une nature médicatrice sauvage.* Tout se passe, pour Canguilhem, comme si le développement de la pharmacologie aux XIXe et XXe siècles était le fait d'une Providence naturelle et miséricordieuse. Ce ne sont pas les chimistes ou les pharmacologues qui découvrent de nouveaux médicaments de synthèse, c'est une sorte de Démiurge qui les a préparés pour nous et attend que nous les découvrions[340]. Pour légitimer cette vision idéologique de la médecine, il utilise l'argument d'autorité et s'appuie sur Hippocrate, Galien, Tibère, Montaigne, Descartes, Jean Devaux (1649-1729), Georg Ernest Stahl (1659-1734), Frédéric Hoffmann (1660-1742), c'est-à-dire des sources qui toutes datent d'une époque où la thérapeutique était inexistante. Cependant, il sent venir cette critique car il remarque que « *le passé d'une science d'aujourd'hui ne se confond pas avec la même science dans son passé* »[341], mais il ne s'agit ici pas du passé de la médecine, mais de sa préhistoire. Plus de deux mille ans ! N'écrivait-il pas que l'intérêt de la science pour son histoire ne saurait s'étendre à des antécédents trop conceptuellement éloignés ?[342]

Lorsque Canguilhem fait des suggestions, elles sont parfois si vagues que l'on se demande à qui elles s'adressent : « *Le temps est venu d'une Critique de la raison médicale pratique qui reconnaîtrait explicitement, dans l'épreuve de la guérison, la nécessaire collaboration du savoir expérimental avec le non-savoir propulsif de cet* a priori *d'opposition à la loi de la dégradation, dont la santé exprime un succès toujours remis en cause* »[343]. Qu'en termes élégants, ces choses-là sont dites !

Mais si Canguilhem s'adresse aux médecins, que cherche-t-il à leur faire faire qu'ils ne fassent déjà dans leur travail quotidien ? S'il s'adresse au malade, il est évident que cette Critique sera parfaitement inintelligible.

Dans une préface des œuvres d'Hippocrate publiées à Paris en 1697, on peut lire ce qui suit : « *Les Médecins Philosophes se contentoient de la theorie & ne descendoient point à la pratique & aux experiences, où ils ne pratiquoient que rarement* »[344]. Canguilhem, lui aussi, masque son manque d'expérience clinique et ses lacunes par des spéculations philosophiques souvent discutables. *Larvatus prodeo.* Il s'agit d'un exemple de ce que le philosophe Alfred North Whitehead (1861-1947) appelait « *l'usage intolérable des abstractions* ».

Canguilhem donne l'impression que, pour lui, un regard philosophique, c'est un regard passé, un regard qui se situe dans le passé et qui semble ignorer que la philosophie, elle aussi, a progressé depuis un siècle. Ses analyses philosophiques partent d'un système de présuppositions et d'hypothèses qu'il s'efforce ensuite de confirmer, trop souvent en sélectionnant à la carte les données qui viennent à l'appui de ses prémisses, et il renverse ainsi la tendance de la philosophie des sciences, qui s'efforce de développer ses arguments au départ de la réalité scientifique.

Il faut ajouter qu'il utilise trop souvent la moindre publication qui illustre ou appuie ses prémisses, sans se soucier de la qualité de ses sources, ce qui le conduit à présenter sur le même plan la sélection naturelle de Darwin ou les absurdités de Lyssenko, ou de discuter du pouvoir curatif de la nature tout en ignorant la nature du placebo, ou encore de manifester une méconnaissance surprenante, quand il écarte du revers de la main la menace de l'hypertension artérielle.

Si Canguilhem avait établi sa représentation de la médecine au départ des réalités cliniques et médicales, et en faisant table rase des spéculations philosophiques qu'il cherchait à leur imposer, il aurait certainement pu reconstruire une vision originale et philosophique tout autre et bien fondée que nous ne pouvons que regretter.

Il y a ici une distinction importante à faire. De mauvaises pommes de terre sont encore des pommes de terre, mais de la mauvaise science n'est pas de la science. Cette différentiation sépare l'histoire des idées scientifiques, de l'histoire de la science, c'est-à-dire le travail de l'historien de celui du scientifique. Le premier ne se préoccupe pas de la validité des théories qu'il décrit, tandis que pour le second, un choix est nécessaire pour mettre en évidence le caractère cumulatif des connaissances scientifiques. Il faut garder à l'esprit, quand on critique Canguilhem, que ses recherches relèvent de l'histoire des idées scientifiques, plutôt que de l'histoire de la science. Il ne s'intéresse pas beaucoup à la validité des théories qu'il nous décrit.

Il se sent certainement plus à l'aise devant l'histoire de la biologie ou de la physiologie où il se déplace avec aisance ; dans le développement d'idées qui se suivent les unes les autres, et où il cherche, et souvent réussit à trouver des fils conducteurs et à découvrir une certaine cohérence dans une succession de théories qui pourraient paraître désordonnées pour quelqu'un de non préparé. Dès que l'on quitte les grands principes, il est, il est vrai, souvent difficile de savoir si les déclarations qu'il attribue à tel ou tel auteur, sont aussi les siennes ou non, ce qui laisse une certaine incertitude flottante dans ses écrits. C'est en quelque sorte la rançon à payer pour son approche historique de l'épistémologie.

Il s'appuie tout au long de ses écrits sur des auteurs en majorité anciens, dont il tire une succession de conclusions parfois contradictoires sur ce que l'historien de la médecine Roy Porter (1946-2002) a appelé la polarisation du passé ; il s'efforce ensuite, et réussit à maintenir une certaine distance avec les lignes de force de la médecine actuelle, de sorte qu'il donne l'impression de manquer d'*ubi consistam*, ce qui donne à la lecture de ses écrits un étrange sentiment d'exil.

Ce qui est tout à fait surprenant, c'est qu'avec le grand intérêt qu'il portait à la vie, à la biologie et à la médecine, il ne nous dise pas un mot, pas un seul mot de la médecine vétérinaire, reflétant ainsi le racisme de l'espèce humaine envers les autres espèces animales (ce qu'on appelle en anglais *speciesism*), et la supériorité qu'elle s'alloue sur les autres êtres vivants, et plus particulièrement sur les animaux conscients et doués de sensibilité comme les mammifères et les oiseaux. Il nous détaille l'importance de l'expérimentation animale, mais seulement dans l'intérêt des êtres humains. Il semble entrer dans un angle mort quand il s'engage dans des considérations d'éthique, car il n'a pas compris qu'il s'agissait d'une question éminemment morale : la morale, selon lui, s'intéresse aux êtres humains et exclusivement à eux.

Conclusion

Les écrits de Canguilhem portent sur l'histoire et l'analyse soignées d'un certain nombre de concepts médicaux, la grande majorité desquels ont un intérêt plus historique que médical. Ceci n'enlève rien à l'attrait de ses recherches à la condition de ne pas croire à l'actualité de ses conclusions. Ses sources et l'objet de ses réflexions s'arrêtent au moment où la médecine prend finalement son essor et devient une discipline fondée sur des bases scientifiques solides et où elle rejette son passé et renonce aux spéculations gratuites.

Au cours de ses lectures, il s'est fait une certaine image de la médecine, faite d'un certain nombre de généralités, qu'il s'efforce de rendre cohérentes et qu'il appuie sur un choix de sources historiques, plus particulièrement celles qui confortent son système spéculatif. Il sélectionne dans l'histoire récente de la médecine les idées qui appuient ses suppositions.

On y lit beaucoup d'erreurs factuelles et d'erreurs de jugement, comme le suggère aussi Charles T. Wolfe[345], de conclusions hâtives qui s'appuient sur des sources douteuses choisies « à la carte », pour appuyer une vision *a priori* de la médecine et de la biologie. Même en philosophie, on est parfois surpris de découvrir un certain nombre d'erreurs non négligeables, sur lesquelles il cherche à construire ses arguments. Peut-être, mais ce n'est pas à moi d'en juger, ceci provient-il du cadre idéologique d'une certaine épistémologie française que dénonce Jacques Bouveresse ?

4. Canguilhem : le normal, l'anormal et le pathologique

Pour Aristote[346], la santé est un devenir aboutissant au rétablissement de l'état normal du corps. Un médecin commence par se former pour lui-même un tableau clair de la santé de son patient, et ceci lui permet de produire la raison et l'explication de chacune des démarches ultérieures et des mesures qu'il engage, d'une manière ou d'une autre selon le cas. « *Car ce qui n'existe pas encore, disons la santé d'une personne, ... nécessite la préexistence ou la production antérieure de tel ou tel antécédent, et non pas que tel ou tel antécédent, parce qu'il existe ou a été généré, rend nécessaire l'existence de la santé d'un homme.* »

Ce qu'Aristote nous dit, c'est que déclarer qu'une personne est en bonne santé ne signifie pas qu'il participe à un même type, à une même idée, l'idée de la santé en soi. L'ensemble des points de vue et des caractères que nous attribuons à quelqu'un que nous déclarons en bonne santé (absence de maladie, équilibre et harmonie, fonctionnement régulier de l'organisme sur une longue période, etc.) sont préexistants à la personne en question et chez tous ceux qui sont en bonne santé, mais il n'y a pas une idée de la santé en soi, une norme en soi, qui nécessiterait son état de bonne santé, ou celui de toutes les personnes en bonne santé. Ce qui existe, c'est une multitude de personnes en bonne santé.

C'est parce que les caractères de la bonne santé sont présents chez cet homme, que nous le déclarons en bonne santé. En bref, un médecin qui déclare une personne en bonne santé a une idée de la santé, une image, normative, de la santé, mais celle-ci n'a pas de réalité objective. Il n'y a pas d'idée transcendante de la santé, antérieure aux individus et séparée d'eux.

C'est ainsi que je comprends la position de Canguilhem quand il écrit que « *les formes vivantes sont considérées moins comme des êtres référables à un type réel préétabli que comme des organisations dont la validité, c'est-à-dire la valeur, est référée à leur réussite de vie éventuelle* »[347].

Les normes

Les normes sont des règles de comportement, ou d'un certain type de comportement, telles que tout écart encourt une sorte de censure. Elles sont *soumises à la médiation sociale* et *régies par des règles*. La possibilité d'erreur et la responsabilité des acteurs concernant les pratiques normatives leur permettent de distinguer « c'est correct » (une norme) et « c'est correct pour moi » (une opinion) : cette distinction fait appel à une communauté sociale qui peut sanctionner ou renforcer leur comportement.

Il y a des normes grammaticales, des normes d'étiquette et des normes morales. Nombre d'aspects du comportement humain sont gouvernés par des normes. Une norme est un produit contingent du monde social.

Une norme représente souvent une attente perçue comme légitime. Elle est donc collectivement considérée comme approuvée ou désapprouvée dans une culture donnée, et elle fait l'objet de sanctions positives, ou négatives au cas où elle est enfreinte. On se conforme aux normes parce l'on connaît leurs fonctions sociales, et que la connaissance de leurs effets bénéfiques nous donne une raison majeure de nous y soumettre. *Une norme est donc un concept sociologique qui assigne des valeurs* ; ce concept est normatif, car il appartient à une norme.

Une norme n'est ni factuelle, ni non factuelle : elle est correcte ou non correcte, mais elle ne peut ni être vraie ni être fausse.

Ni Lalande ni Foulquié ne nous proposent l'antonyme de norme, mais pour le *Petit Robert*, il s'agit de bizarrerie ou de difformité (?). Ce qui n'est pas dans les normes — n'est pas standard, est hors norme : c'est une déviance, la non-application ou la non-observation des normes, à moins que ce ne soit l'imposition de nouvelles normes.

Nous avons, selon Canguilhem, une multitude de normes, à commencer par celle des patients qui ont chacun la leur ; ensuite, il y a des normes biologiques, les unes saines et d'autres anormales, ainsi que des normes pathologiques ; la maladie est aussi une norme ; le naturel est aussi une norme ; il y a une norme du milieu et celle de l'organisme qui ne peuvent être prises séparément ; les régimes alimentaires collectifs sont des normes et finalement, il y a des normes techniques qui sont une extension des normes biologiques.

Canguilhem ajoute que chacun de nous fixe ses normes, et choisit des modèles d'exercice, tel le coureur de fond, le vieillard ou l'éclopé. Toutefois, si chacun a ses normes et crée ses normes, et compte tenu de ce que les normes sont des conventions, ni vraies, ni fausses, Canguilhem lui aussi créé ses normes. On est obligé de conclure, si l'on suit sa manière de voir, que ses affirmations, son enseignement et ses écrits sont eux aussi des normes, et sont donc dépourvus de contenu : elles ne sont ni vraies ni fausses puisqu'elles représentent, tout au plus, les conventions dont il a fait le choix.

Chacun de nous change aussi ses normes. Cette relativité individuelle des normes soulève une question à la fois conceptuelle et lexicale. Une norme est un canon, un idéal, une règle sociale, un modèle, une ligne de conduite, ou un type à imiter, selon Lalande.

Afin de comprendre le sens du terme de « norme » dans le langage de Canguilhem, étant donné l'universalité de ce qu'il qualifie de « norme », on aimerait savoir ce à quoi ce terme ne s'applique pas, quels sont les situations, les cas, ou mieux encore les critères de non-application de ce mot ? À quoi ne pas attribuer de normes ? Il est à craindre qu'il ne s'applique à tout et à son contraire et donc, à n'importe quoi : le terme de « norme » est si généralisé et s'applique à tant de choses hétéroclites, qu'on en vient à se demander si l'usage que propose Canguilhem de ce mot a encore un sens, et si oui, lequel ?

Le sens d'un mot ne tend-il pas à s'affaiblir au fur et à mesure où il s'applique à des situations de plus en plus diverses et variées ? Si on multiplie les exemples et les applications de ce qui est normatif à des situations et des objets de plus en plus divers, le sens du normatif et de ce qui ne l'est pas devient de moins en moins défini. Si tout autour de nous était rouge, le terme « rouge » perdrait de son sens. Si tout est une norme, alors rien n'est une norme, car personne ne peut distinguer ce qui est normatif de ce qui ne l'est pas.

La santé et la maladie sont, pour Canguilhem, deux manifestations du même pouvoir normatif de la vie. Mais quelle différence y a-t-il entre cette déclaration et la suivante : « la santé et la maladie sont deux manifestations de la vie ». On voit mal ce que la première phrase dit de plus que la seconde. Mais s'il en est ainsi, c'est parce que le terme de « normatif » n'ajoute ici rien et qu'il pourrait, dans cette forme d'usage, être vidé de sens.

Canguilhem personnifie ici celui que Paul Valéry qualifiait de « *préposé aux choses vagues* ».

Quoi qu'il en soit, tout ceci jette un certain doute sur l'utilité de la conception de norme chez Canguilhem.

Y a-t-il des normes biologiques ?

Une théorie est normative si elle inclut la prescription de normes, et elle est descriptive si elle décrit simplement des faits. Elle est donc descriptive si elle se réfère à des choses susceptibles d'être vraies ou fausses, mais n'indique pas ce qui devrait être fait. En revanche, une théorie est prescriptive, si elle indique non pas quels sont les faits et quelles mesures sont prises, mais plutôt quelle devrait être la situation et quelles mesures devraient être prises.

Les normes sont prescriptives, car elles ne décrivent pas comment est la réalité, mais comment elle devrait être. Elles sont porteuses de quelque chose d'artificiel, de conventionnel, ou d'institutionnel, et c'est pourquoi elles ne sont ni vraies, ni fausses.

Déclarer que « tous les cygnes sont blancs » est une phrase descriptive, en quel cas, un seul cygne noir suffirait pour la réfuter. Toutefois, elle peut aussi être prescriptive, s'il s'agit d'une définition, en quel cas, un cygne noir ne serait pas un cygne.

Rappelons que Wittgenstein déclarait qu'il n'y a pas de normes dans la nature. On appelle *paralogisme naturaliste* une faute de logique décrite en 1903 par G.E. Moore (1873-1958), qui enseigna la philosophie à Cambridge. Ce paralogisme consiste à confondre un jugement de fait avec un jugement normatif[348]. Un terme qui porte un jugement de valeur, par exemple, « bon » est irréductible et intraduisible en quoi que ce soit d'autre. Ce terme est indéfinissable, en ce qu'il n'a aucun équivalent, aucune partie, aucun substitut. Il s'agit d'une qualité ni factuelle et ni non factuelle, non factorisable et donc, indéfinissable.

Canguilhem nous rappelle que « *est normatif, tout jugement qui apprécie ou qualifie un fait relativement à une norme* ». Il ajoute que « *ce mode de jugement est au fond subordonné à celui qui institue des normes* ». Il nous montre, à juste titre, qu'un jugement normatif, c'est-à-dire un jugement qui institue des normes, est un jugement *attribué* ; il ne peut être attribué à un fait biologique que par des êtres humains.

Pour Canguilhem, ce jugement apporte à des phénomènes biologiques et donc, descriptifs, une dimension prescriptive, puisqu'une norme gouverne une intention rationnelle. Canguilhem ajoute, ce qui est très discutable mais pas erroné, que ce jugement normatif de valeur n'est pas, au départ, médical, mais qu'il est tenu comme tel par l'intéressé, par le patient.

Or, un physicien n'a pas, dans son travail quotidien, d'autres normes que des normes épistémiques, c'est-à-dire, les mêmes que celles qui définissent la qualité de la recherche en physique : il y a des lois de la nature, mais il n'y a pas de normes en physique. Pour les mêmes raisons, il n'y pas de normes dans les sciences (si ce n'est dans leurs méthodes).

Cependant, avec Canguilhem, nous avons à présent deux types de normes prescriptives : l'une, celle tenue par le patient ou par le médecin, qui est légitime et l'autre, biologique, celle défendue par Canguilhem, ce qui ne l'est pas, à moins d'attribuer aux phénomènes biologiques des intentions, des pensées et des désirs.

Or, en physiologie, les fonctions ne sont pas des normes biologiques, mais sont des phénomènes biologiques : elles sont factuelles et n'ont rien d'un concept abstrait car elles sont des phénomènes physiques comme voir, entendre, etc.[349] Un naturaliste doit pouvoir attribuer des fonctions là où elles existent, et ceci est une question empirique, et non normative. En bref, les fonctions ne sont pas normatives, ce ne sont pas des normes naturelles. En revanche, *c'est l'attribution des fonctions, par exemple, par un biologiste ou un médecin, qui est normative*[350].

Ceci dit, pourquoi rejeter cette vision originale proposée par Canguilhem ?

Prima facie, elle soulève deux objections majeures.

La première, c'est qu'elle amalgame le descriptif et le prescriptif, le biologique et les valeurs humaines jusqu'à les rendre indiscernables. Elle attribue à la vie, sous le couvert de la polarité biologique, des intentions, des valeurs, des normes qui sont le propre des décisions humaines. Elle viole donc le paralogisme naturaliste de Moore, ainsi que le vieux principe de logique mentionné plus haut, la guillotine de David Hume, comme quoi on ne peut pas dériver un « devoir être » d'un « être ». Est-il cohérent de se demander s'il y a des normes en biologie, alors que cette allégation tombe sous le couperet d'une erreur de logique, et est victime du paradoxe de Moore ?

Une norme est une *règle associée à une évaluation.* Ce qui est normatif est utilisé pour juger ou orienter un code de conduite à respecter.

La santé et la maladie sont, nous dit Canguilhem, les deux manifestations du pouvoir normatif de la vie : mais quelle différence y a-t-il entre cette déclaration et l'affirmation que la santé et la maladie sont deux manifestations de la vie ? Qu'est-ce que la première déclaration dit de plus que la seconde ? S'agit d'une redondance ?

La seconde, c'est que, une fois de plus, Canguilhem est victime du *paralogisme génétique*, par le tour de passe-passe duquel il attribue à la vie des intentions qu'il baptise du terme de « Normes biologiques ».

« *Le vivant humain qualifie lui-même comme pathologiques, donc comme devant être évités ou corrigés, certains états ou comportements appréhendés, relativement à la polarité biologique de la vie sous forme de valeur négative.* »

Il ajoute que ce vivant humain « *prolonge, de façon plus ou moins lucide, un effort spontané, propre à la vie, pour lutter contre ce qui fait obstacle à son maintien et à son développement pris pour normes* ».

Il conclut son argument comme suit : « *Nous ne prêtons pas aux normes vitales un contenu humain, mais nous nous demandons comment la normativité essentielle à la conscience humaine s'expliquerait si elle n'était pas de quelque façon en germe dans la vie* ».

Canguilhem, comme cela lui arrive plus d'une fois, est ici victime du *paralogisme génétique* qui consiste à confondre l'origine ou la genèse d'une idée avec sa validité. Cette erreur consiste à tirer des conclusions au sujet de la nature d'un certain phénomène, au départ d'une proposition concernant ses origines.

C'est ainsi aussi qu'il justifie la *vis medicatrix naturae,* car la technique humaine, « *toute technique humaine, y compris celle de la vie, est inscrite dans la vie et prolonge les impulsions vitales* ».

La troisième, c'est que si l'on déclare qu'une espèce est mieux adaptée qu'une autre à un certain environnement, aucun jugement de valeur n'intervient ici, à moins que l'on ne suppose que les organismes concernés *désirent* être mieux adaptés, ou que quelqu'un désire qu'ils le soient. Il n'y a, depuis Darwin, aucun argument de ce genre, défendable dans les sciences biologiques[351].

En somme, il n'y a pas de normes naturelles, et les fonctions ne sont pas des normes biologiques mais des phénomènes biologiques comme la chute des pluies ou la gravitation céleste, car elles font partie du mobilier du monde, mais ne sont ni factuelles, ni non factuelles. C'est l'attribution des fonctions qui est normative, qui fait appel à des valeurs et à des normes.

Face à ces objections, que conclure ? Quelles réponses donner aux questions soulevées par Canguilhem ? C'est vers ceci qu'il nous faut nous tourner.

Une parenthèse philosophique : normes et dispositions

Si on dissout un morceau de sucre dans une tasse de café, le processus de dissolution a lieu, et se poursuit jusqu'à solubilisation complète. Toutefois, si le morceau de sucre est dans une sucrière, il ne se dissout, mais il reste toutefois *soluble.* Déclarer qu'il est soluble signifie qu'il se *dissoudra si* on le met dans une tasse de café.

La solubilité du sucre est ce qu'on appelle en philosophie une *disposition,* un terme introduit en 1928 par Rudolph Carnap (1891-1970)[352] et sa propriété de dissolubilité est dite *dispositionnelle.*

D'autre part, l'état du sucre dans la sucrière est une *occurrence*. Tout ce qui se passe *est* de nature *occurentielle* : prendre son petit déjeuner, marcher, un coup de tonnerre, les phases de la lune. Cependant, la majorité des propriétés que nous attribuons aux choses sont *dispositionnellles* : nous décrivons ce qui *arriverait* à un objet, ou comment il se *comporterait si* quelque chose agissait sur cet objet, alors que cette intervention n'a pas eu lieu. L'essence est inflammable, c'est-à-dire qu'elle brûle *si* on lui approche une allumette. Le pain est nutritif, parce qu'il nous nourrit *si* nous le mangeons.

Les dispositions sont donc des propriétés réelles, *intrinsèques* à leurs titulaires et instanciées dans des individus. Elles sont intrinsèques à leurs titulaires, parce qu'elles ne dépendent pas de l'existence d'autres objets. La fragilité d'un verre est dispositionnelle, car il se briserait si un objet dur le frappait, et car ceci ne dépend pas de l'existence d'aucun autre objet, exception faite du verre lui-même.

Une disposition ne doit donc pas se manifester pour prouver son existence. Un verre reste fragile même s'il ne se brise jamais. Il n'est pas nécessaire qu'une propriété dispositionnelle se manifeste d'une manière continue pour que nous assumions son existence.

Une caractéristique des dispositions, c'est leur ciblage, leur polarité, car elles sont orientées.

Tournons-nous à présent vers le normatif.

Établir et suivre une norme consiste à établir et à suivre une certaine ligne de conduite, qui rappelle ce que Ludwig Wittgenstein appelait *suivre une règle*[353]. Parler de normes, c'est prendre en considération la possibilité d'avoir tort ou raison, ce qui suppose que la personne concernée est capable de distinguer ce qui est correct de ce qui ne l'est pas. Or, les normes émergent avec un contexte social car l'établissement de normes est un processus social. C'est ce qui fait que les normes sont *externes*, ou *extrinsèques,* elles le sont car les critères de correction et de pertinence sont partagés dans l'ensemble de la communauté civile. Ces règles ou ces normes proviennent des personnes ou des acteurs sociaux qui les établissent dans leur contexte social : ce n'est pas une entreprise privée, de sorte qu'un individu isolé ne peut pas les établir, car les critères d'application sont extérieurs à l'individu et situés et partagés dans la communauté sociale. En somme, les normes ne sont pas intérieures à l'individu, mais sont des processus sociaux, extérieurs quand on les établit et quand on les suit. La normativité repose sur la prise de conscience de la possibilité d'erreurs, les habitudes et l'apprentissage social.

Remarquons que quand Canguilhem nous dit que chacun d'entre nous fixe ses normes, cette affirmation est inintelligible, puisque les normes sont établies par la communauté civile : aucune personne ne peut choisir, en France, une norme qui consisterait à conduire à gauche[354].

Gilbert Ryle écrit que quand on dit d'une vache qu'elle est un ruminant, et d'un homme qu'il est un fumeur, cela ne signifie pas que la vache rumine maintenant ou que la personne fume maintenant. Être un ruminant, c'est avoir une tendance à ruminer de temps en temps, et être un fumeur, c'est avoir l'habitude de fumer.

Toutefois, si un fumeur a une disposition ferme et profonde à fumer, que son médecin lui explique qu'il doit cesser de fumer car il manifeste un début d'emphysème, et qu'en conséquence, il décide de cesser de fumer, il adopte une nouvelle règle, une nouvelle norme, mais il ne supprime pas pour autant sa disposition à fumer : il cesse tout au plus de la manifester. C'est donc une norme qui lui a permis de freiner le déclenchement d'une certaine disposition.

La première différence entre une disposition et une norme, c'est que la première est intrinsèque et la seconde est extrinsèque. Ce qui sépare ces deux notions l'une de l'autre, c'est donc une différence à la fois conceptuelle et ontologique : il s'agit de distinguer entre agir selon ses dispositions naturelles et agir correctement selon une règle. Agir selon une norme est beaucoup plus complexe et très différent d'agir selon ses inclinations, sinon il ne serait pas nécessaire d'apprendre comment faire pour agir correctement.

Il n'y a pas de normes biologiques

Au niveau biologique, les dispositions correspondent aux capacités, aux réactions naturelles, de même qu'aux réactions innées ou acquises. Les dispositions expliquent les comportements prévus ou attendus de certains agents dans des circonstances spécifiques ; dans une perspective dispositionnelle, l'unité d'analyse n'est pas l'agent, mais le couple agent-environnement.

Le comportement d'une cellule ou d'une bactérie est clairement susceptible d'une explication appropriée en termes dispositionnels, car il n'est pas possible de les séparer de leur environnement. Leur comportement est téléonomique car il est axé sur des objectifs[355].

Il n'est pas normatif, puisqu'il n'y a guère de normes socialement établies susceptibles d'inhiber des dispositions intrinsèques. Comme les critères de correction de cette norme hypothétique ne sont pas partagés, la cellule ou la bactérie sont incapables de distinguer les cas où elles agiraient selon la norme, et les cas ou non. Nous ne pourrions pas non plus faire cette distinction entre l'échec dû au comportement de la cellule ou de la bactérie, ou l'échec dû, par exemple, à l'intervention d'un environnement hostile, pour des processus qui sont de simples manifestations dispositionnelles.

Si le comportement d'une cellule, d'une bactérie ou d'un organisme ne permet pas de garantir sa survie, ceci ne nous permet pas de considérer son comportement comme incorrect (ce qui serait le cas si c'était une norme).

En résumé, un organisme vivant, une cellule, une bactérie ne peuvent pas se tromper parce qu'il n'y a pas de place pour des normes de leur comportement.

Pour définir des normes, il y a plusieurs conditions à remplir : une communauté sociale ; une possibilité d'erreur ; des critères de satisfaction pour la bonne application du concept de la bonne manière de se comporter dans un certain contexte ; la possibilité de distinguer entre suivre une norme et croire que l'on suit une norme ; être sanctionné par la communauté afin de comprendre quels sont ces critères et comment distinguer entre ce que l'on croyait faire en suivant une règle et ce que l'on faisait réellement.

Ce que Canguilhem qualifie de normes naturelles n'est donc pas des normes, mais des dispositions. Il n'y a donc pas de paralogisme naturaliste de Georges Moore ou de guillotine de Hume.

Il est inutile de faire appel à la polarité dynamique de la vie pour tenter de justifier l'existence de normes naturelles, car il n'y a rien à justifier : il n'y a guère de normes naturelles.

En bref, Canguilhem confondait deux notions, phénoménalement et ontologiquement distinctes et indépendantes l'une de l'autre, et qui n'ont rien de commun entre elles, si ce n'est qu'il avait décidé de les baptiser du même nom, celui de *normes,* un terme qui cache non pas une double signification, mais un revirement, un glissement radical de signification. Cela s'appelle en philosophie le sophisme ou le *paradoxe de l'équivoque*, quand un terme est utilisé dans deux sens différents, de telle sorte que la conclusion semble découler, alors qu'en fait, elle ne suit pas. Les conclusions philosophiques que Canguilhem tirait de cet exercice lexicographique sont évidemment irrecevables.

Il n'y a donc pas de normes naturelles, mais des dispositions.

Tout ceci rappelle Lewis Carroll (1832-1898)[356] :

« *Quand j'utilise un mot,* dit Humpty Dumpty, *sur un ton plutôt méprisant, il signifie exactement ce que j'ai décidé qu'il devait signifier — ni plus, ni moins.* »

« *La question,* dit Alice, *est de savoir si tu peux faire dire aux mots autant de choses différentes.* »

« *La question,* dit Humpty Dumpty, *est qui doit être la maître — et puis voilà !* ».

Le sens des mots est chose publique et est indépendant de la manière dont une personne particulière décide de les utiliser.

Le normal, l'anomal et l'anormal

Le Vocabulaire technique et critique de la philosophie de A. Lalande que cite Canguilhem, ainsi que le *Dictionnaire de la langue philosophique* de P. Foulquié et R. Saint-Jean, l'un comme l'autre, proposent deux définitions qui correspondent à deux significations, deux usages du terme « normal. »

En premier lieu, est normal ce qui correspond à la moyenne, à ce qui se fait régulièrement : synonyme de commun, ordinaire, habituel, courant.

Selon le second sens, est normal ce qui correspond à la règle, à la norme, aux lois reconnues : en ce sens, ce mot implique un jugement de valeur. Une telle norme est un idéal ou une règle pour le comportement, par rapport auxquels sont portés des jugements de valeur. Il peut s'agir aussi d'un certain type de comportement auquel un écart est passible de blâme ou de sanction.

Or, Canguilhem insiste, à juste titre, sur le danger d'équivoque qui consiste à confondre un fait et une valeur attribuée[357]. Cette confusion se manifeste quand on désigne la norme à la fois comme l'état habituel et celui d'une perfection réalisée.

Selon le dictionnaire philosophique de Foulquié, *anomal* (inégal, irrégulier), c'est ce qui s'écarte de la règle générale : « *N'est utilisé que dans le vocabulaire scientifique et ne présente pas la nuance péjorative de "anormal"* ». Comme l'observe Canguilhem, le premier représente un fait, le second, une valeur.

Canguilhem se livre à une analyse détaillée et passionnante du sens donné au terme d'« anomalie », au cours du XIXe siècle. Ceci est d'un grand intérêt naturaliste et biologique, mais la médecine n'en a retenu que peu de chose : une anomalie dans les grands dictionnaires médicaux est soit une manifestation anormale, soit une déviation congénitale : on distingue parfois une malformation, une disruption (due à un facteur externe, par exemple, toxique comme le thalidomide), une déformation et une dysplasie (qui concerne les cellules ou les tissus) ou encore un symptôme mental[358]. Il faut prendre garde à la lecture de Canguilhem, car il limite en principe, mais pas toujours, semble-t-il, le sens du terme « anomalie », à des variations morphologiques ou fonctionnelles congénitales, une définition plus restreinte que celle ordinairement utilisée en médecine.

En médecine, on considère d'ordinaire, qu'entre le normal et le pathologique existe tout un continuum qui est celui de l'anormal. Est alors pathologique, cette fraction de l'anormal que la médecine a décidé de juger comme telle. Mais la distinction que fait Canguilhem entre anomalie, qui est un fait, et anormal qui est une valeur, a pour effet d'introduire une distinction supplémentaire. Une anomalie peut être définie en biologie statistiquement, en quel cas elle est un fait. Mais on peut aussi la définir comme une valeur, en quel cas elle est susceptible d'entrer dans le langage et la nosographie médicale. Une anomalie d'emblée héréditaire, nous dit Canguilhem, n'est pas pathologique du fait qu'elle est anomalie, mais parce qu'elle et médicalement anormale. Canguilhem se range cependant souvent sur l'usage, et définit l'anomalie comme une inégalité, une différence de niveau, ou simplement ce qui est différent, que cela soit anatomique, physiologique ou psychologique.

Ce qui contribue à la confusion, c'est que Canguilhem fait intervenir à plusieurs reprises l'étymologie. Il s'agit d'une habitude très répandue et il n'est pas le seul à se livrer à ce genre d'exercice.

L'étymologie étudie la filiation d'un terme, mais rien n'indique que cette ascendance morphologique soit parallèle à son enchaînement sémantique. Jean Paulhan (1884-1968), dans *La Preuve par l'étymologie*, a montré la vanité de l'étymologie, et l'a restituée à la rhétorique. Il s'agit, selon lui, d'une erreur de logique qui suppose que le sens d'un mot aujourd'hui est nécessairement semblable à son sens historique. Toutefois, il s'agit d'un exercice dont sont friands les gens de lettres, mais généralement pas les philosophes qui s'intéressent plutôt à l'analyse conceptuelle. Il s'agit aussi d'un autre exemple de ce qu'on appelle en philosophie *le paralogisme génétique,* c'est-à-dire la confusion entre une chose (l'objet d'une explication) et ses origines, dont Canguilhem se sert à plusieurs reprises.

Canguilhem nous montre que le *Vocabulaire philosophique* de Lalande, et le *Dictionnaire médical* de Littré participent à cette embrouille. Faut-il rappeler que le grand linguiste français, Antoine Meillet (1886-1936), avait proposé que l'Académie des Inscriptions et des Belles-Lettres rejette, sans les examiner, toutes les communications touchant l'étymologie, tout comme l'Académie des Sciences traite les mémoires touchant la quadrature du cercle ou le mouvement perpétuel.

Cependant, Canguilhem fait ici une erreur de logique. Il écrit : « *L'anormal, en tant qu'a-normal, est postérieur à la définition du normal, il en est la négation logique* »[359]. En logique, une définition doit identifier ce qu'un terme signifie, plutôt que ce qu'il ne signifie pas. Ceci est important car, pour la grande majorité des termes, une définition négative ne peut couvrir le nombre illimité de choses qu'ils ne signifient pas. Nous avons vu plus haut que c'est le normal qui est logiquement postérieur à l'anormal.

Canguilhem ne craint pas, avec son goût du paradoxe, de se livrer à un jeu dialectique en pivotant sur deux sens antinomiques d'un même mot : « *Il est normal de tomber malade* », écrit-il, alors qu'il est généralement admis qu'une maladie est le paradigme de ce qui est anormal : « *L'horreur du morbide, de ce qui est anormal* », écrivait André Gide.

C'est alors que Canguilhem écrit : « *Nous ne pouvons pas dire que le concept de "pathologique" soit le contradictoire logique du concept de "normal"...* ». Ensuite, il ajoute : « *En toute rigueur, "pathologique" est le contraire de... "sain" et non le contradictoire logique de normal* ».

Canguilhem utilise les termes de « contradictoire » et de « contraire » comme synonymes, ce qui crée une certaine confusion. Il y a en effet une distinction à faire, soit entre l'opposition normal/pathologique, s'il s'agit d'un organisme vivant, c'est-à-dire d'une question médicale, soit qu'il s'agisse de la distinction normal/anormal, dans le cas de normes externes, « *qui doivent être représentées, apprises, remémorées, appliquées* ». Les premières correspondent à ce qu'on appelle en logique des contradictoires, et les secondes, des contraires. Dans le premier cas, si l'un est vrai, l'autre est faux ; dans le second, l'un peut être vrai, mais les deux ne peuvent pas être faux en même temps. En logique, ce qu'on appelle le carré des oppositions, qui nous vient d'Aristote (*Premiers analytiques, De l'interprétation, Catégories)*[360], encore appelé carré d'Apulée, distingue les contradictoires des contraires.

Compte tenu des définitions proposées dans la première partie, ce qui est normal est le contraire logique de ce qui est anormal, et le contradictoire de ce qui est pathologique.

En médecine, entre médecins, et entre médecin et malade, le terme de « normal » ne soulève pas de difficultés. Un malade qui se plaint de certains symptômes, mais à qui, après un examen clinique soigné, son médecin lui dit : « *Ne vous inquiétez pas, c'est normal* », sera en général rassuré, surtout si ces symptômes ne le gênent pas excessivement. Les termes de « normal » et d'« anormal » font donc partie du langage ordinaire pour lequel « anormal » est le contraire de « normal » et inversement. Ce concept populaire de normal est, nous dit Canguilhem, le terme par lequel le XIXe siècle va désigner l'état de santé.

La difficulté vient de ce que Canguilhem considère, en médecine, ce qui est normal comme normatif. Ceci crée une embrouille avec l'usage que fait la littérature médicale du terme de « normal ».

Les maladies de l'organisme, selon Canguilhem, sont normatives au sens où elles représentent une nouvelle norme de vie. Qu'est-ce qui se passerait s'il existait des maladies dépourvues de la propriété d'être normatives ? Et si Canguilhem nous répondait que cela est impossible, alors une fois de plus, quel est ici le sens de « normatif », et qu'est-ce que ce prédicat ajoute aux maladies s'il s'applique à elles toutes ? Pour que le terme de « normatif » ou celui de « norme » aient un sens, ne faut-il pas qu'il y ait des situations où ils ne s'appliquent guère ?

Normes, anomalies, normal et pathologique

Jacques Bouveresse fait allusion à ce que Paul Valéry appelle *le nettoyage de la situation verbale.* Canguilhem soulève un débat sur le normal et le pathologique qu'il complique inutilement par un pur jeu de langage.

Son exposé sur le normal et le pathologique est, nous l'avons vu, médicalement difficilement acceptable, car il se fonde sur une notion de normes naturelles, ce qui représente une contradiction dans les termes et une confusion conceptuelle, qu'il avait pourtant cherché à éviter. On aboutit alors à un imbroglio verbal qui, une fois éclairci, est susceptible de devenir transparent, ou peut-être même banal.

Canguilhem élargit le sens de norme naturelle : « *La constante physiologique est l'expression d'un optimum physiologique dans les conditions données, parmi lesquelles il faut retenir celles que le vivant en* *général, et l'*homo faber *en particulier, se donnent* »[361]. Optimum physiologique que les humains se donnent ?

Que penser alors des maladies de la civilisation ? À titre d'exemple, il est bien connu que la cholestérolémie est trop élevée dans les pays occidentaux, comme l'a souligné G. Rose (1926 - 1993), professeur à la *London School of Hygiene and Tropical Medicine*, ce qui explique l'épidémie de maladies cardio-vasculaires qui touche ces régions. Les Occidentaux manifestent ici une constante physiologique, qui est bien loin d'être optimale, mais qui est responsable d'une des grandes épidémies qui caractérise le monde occidental.

La frontière entre le normal et le pathologique que nous suggère Canguilhem repose sur une vision à la fois idéaliste et anthropologique. Elle est inapplicable en médecine et en particulier en médecine clinique. Il écrit : « *La frontière entre le normal et le pathologique est imprécise pour des individus multiples considérés simultanément mais elle est parfaitement précise pour un seul et même individu considéré successivement* »[362].

La controverse Pratt-Pickering, mentionnée plus haut, montre que cette vision des choses rendrait les décisions médicales impossibles. Un clinicien est obligé de prendre des décisions, alors qu'un naturaliste peut s'offrir le luxe d'attendre et d'observer et donc, de vérifier si le déroulement des évènements confirme son hypothèse de départ.

Canguilhem prétend qu'il n'y a pas de fait normal ou pathologique en soi, car une anormalité exprime d'autres normes de vie possible[363] : un vivant est normal dans un milieu donné, et le milieu est normal du fait que le vivant y déploie mieux sa vie et y maintient mieux sa propre norme[364].

Or, normal et anormal sont des concepts médicaux définis indépendamment de l'environnement : Canguilhem confond trop souvent le terme de « norme » pour celui de « normal », et les substitue l'un à l'autre.

Quand il écrit « *qu'une santé continuellement parfaite, c'est anormal* », il veut dire que ce n'est pas habituel[365].

Quand il écrit : « *Un vivant est normal dans un milieu donné* », ceci signifie qu'il s'agit de son milieu habituel et non d'un milieu insolite, exceptionnel[366].

De même quand il écrit que « *le pathologique doit être compris comme une espèce de normal, l'anormal n'étant pas ce qui n'est pas normal, mais ce qui est une autre de normal* », cela veut dire que l'anormal représente une autre norme que le normal[367].

« *Il est normal de tomber malade,* écrit Canguilhem, ... *il est normal d'en guérir* », [368] mais ce qui se traduit comme suit : « La maladie et la guérison sont choses ordinaires et habituelles »[369]. « Normal » est un terme modalisé et qui doit donc être suivi du subjonctif, au contraire de « évident » qui est factualisé, et donc suivi de l'indicatif. Cependant, dans l'exemple qui précède, le terme de « normal » n'est pas une norme, car il est lui aussi factualisé, et synonyme de « habituel », « ordinaire », « courant ».

S'il y a une norme de la maladie et une norme de la bonne santé, il y a donc une norme de ce qui est normal, une norme qui est celle d'une norme, une « méta-norme ». Les méta-normes sont-elles aussi des normes ? Peut-on craindre que ce concept de normes ne conduise à une régression infinie ?

Canguilhem pense qu'un homme normal est capable d'instituer de nouvelles normes[370], alors que l'établissement des normes est un processus social, auquel se soumettent les individus. Un individu ne peut pas agir selon sa propre norme.

Si un acteur, l'auteur d'une action suit une règle, il est impossible de donner un sens à cette règle de comportement, si l'on fait uniquement appel à sa réponse instinctive envers un stimulus, ou encore à ses marottes et son interprétation personnelle d'une règle. Dans ces deux cas, un acteur ne manifeste pas une règle de comportement, car il n'agit pas en accord avec une règle, mais en accord avec un déclenchement instinctif ou une interprétation personnelle, qui peut être une *disposition.* Un tel acteur est incapable de distinguer ce qui est correct de ce qui semble correct pour lui, car il ne peut guère faire la différence entre suivre une norme et penser ou croire qu'il le fait. Donc, les concepts de « correct » ou « incorrect », de « bien » ou « mal », sont sans utilité dans ces contextes afin d'évaluer le comportement de cet agent. Toute action dans ce cas est en accord avec la règle et il n'y a donc pas de possibilité d'erreur. Et s'il n'y a pas de place pour l'erreur, il est impossible de distinguer entre suivre correctement une règle et la suivre d'une manière incorrecte. Cet agent ne suit donc absolument pas une norme, et rien de normatif ne peut être attribué à ce genre de comportement.

Enfin, Canguilhem déclare que « *c'est d'abord parce que les hommes se sentent malades qu'il y a une médecine. Ce n'est que secondairement que les hommes, parce qu'il y a une médecine, savent de quoi ils sont malades* ». Il semblait ignorer le dépistage des maladies et son efficacité. Le dépistage de la tuberculose a débuté au début du siècle dernier, tout comme le test de Wasserman pour le diagnostic de la syphilis, un des plus anciens tests de dépistage. Aux États-Unis, le diagnostic du diabète par l'examen des urines ou la mesure de la glycémie est un des premiers exemples de dépistage de masse. Enfin, dès 1917, le dépistage des maladies mentales était instauré dans l'armée américaine.

Une dernière erreur : le pathologique et le milieu

La question épineuse, nous dit Canguilhem, est la suivante : quand une anomalie est-elle pathologique ?

Canguilhem entame alors une discussion de nature biologique et évolutionniste qui porte sur l'adaptation d'un organisme à son milieu, ce qui le conduit à la conclusion qu'il n'y a pas de fait normal ou pathologique en soi[89]. L'état pathologique, c'est-à-dire médicalement anormal, peut alors être dit normal, dans la mesure où il exprime un rapport à la normativité de la vie, c'est-à-dire normatif relativement aux normes de son milieu, car il permet le passage à d'autres normes, et il n'y a point de vie sans normes de vie[371].

« *La maladie,* écrit Canguilhem, *apparaît lorsque l'organisme est modifié de telle façon qu'il en vient à des réactions catastrophiques dans le milieu qui lui est propre* »[372]. Ceci tient à ce que « *les symptômes pathologiques sont l'expression du fait que les relations entre organisme et milieu qui répondent à la norme ont été changées par le changement de l'organisme et que beaucoup de choses qui étaient normales pour l'organisme normal ne le sont plus pour l'organisme modifié* »[373]. « *Une altération dans le contenu symptomatique n'apparaît la maladie qu'au moment où l'existence de l'être, jusqu'alors en relation d'équilibre avec son milieu, devient dangereusement troublée* »[374]. Ou encore : « ... *une anomalie, variation individuelle sur un thème spécifique, ne devient pathologique que dans son rapport avec un milieu de vie et un genre de vie...* »[375].

En bref, la maladie serait une sorte de norme biologique, car l'état pathologique ne serait pas anormal absolument, mais anormal dans la relation à une situation déterminée, ce qui veut dire contraire à la norme de la relation d'une situation déterminée. La maladie mentale serait une inadaptation à un milieu de culture donné.

C'est ce qui lui permet de conclure que « *le normal n'a aucun sens proprement absolu ou essentiel... Ni le vivant, ni le milieu ne peuvent être dits normaux si on les considère séparément, mais seulement dans leur relation* ». Il en résulte qu'une variation biologique ne deviendrait pathologique que dans sa relation avec le milieu de vie.

« *Un vivant est normal dans un milieu donné pour autant qu'il est la solution morphologique et fonctionnelle trouvée par la vie pour répondre à toutes les exigences du milieu*[376] ».

Il écrit encore : « *Les symptômes pathologiques sont l'expression du fait que les relations entre organisme et milieu qui répondent à la norme ont été changées par le changement de l'organisme et que beaucoup de choses qui étaient normales pour l'organisme normal ne le sont plus pour l'organisme modifié* »[377].

Canguilhem avec son insistance sur le rôle du milieu, qui revient périodiquement comme un refrain, manifeste sa vision et ses *a priori*, très éloignés des réalités de la maladie, de la clinique et de la science médicale, qui sont, elles, concernées par la pathogenèse et les mécanismes qui conduisent à la maladie. Canguilhem se fait une représentation fantasmatique de la maladie, qui n'a pas grand-chose de commun avec la réalité biologique et clinique des maladies réelles dont s'occupent les médecins et les infirmières et les services de santé.

Certes, les facteurs environnementaux interviennent dans la causalité et le cours des maladies : plus d'un tiers des cancers — plus d'un sur trois — peut être attribué à l'alimentation[378,379], mais il ne s'agit pas de maladaptation.

Les maladies sont nécessairement et avant toutes choses des processus *intrinsèques à l'organisme*, pathologiques et indésirables en soi, isolément et abstraction faite du milieu. Un décollement de la rétine, un épisode d'anurie, un gliome cérébral, une colique néphrétique, un volvulus intestinal, une embolie pulmonaire peuvent survenir dans un vaisseau spatial, dans le métro ou au bord d'une plage, sans que le lieu n'ait rien à y faire. Une thrombose cérébrale reste une thrombose cérébrale et est tout aussi pathologique et indésirable, qu'elle ait lieu au fond d'une mine de charbon, dans le métro, à l'Opéra de Paris, ou dans un transatlantique au milieu de la mer.

Quel est le rapport entre l'organisme et le milieu qui rend alarmants, ou pénibles, c'est-à-dire pathologiques, les manifestations de maladies comme les arthroses, la péricardite, les tumeurs bénignes et malignes, la sclérose latérale amyotrophique, les anomalies génétiques, la trisomie 21 (mongolisme), et toutes les maladies auto-immunologiques, la majorité des maladies rénales, les pathologies de la colonne vertébrale, pour n'en citer que quelques-unes parmi les plus communes ?

Les grandes études de l'OMS effectuées sur la schizophrénie, dans douze lieux d'enquête (Colombie, Tchécoslovaquie, Danemark, Inde, Irlande, Japon, Nigeria, Russie, Royaume-Uni, et États-Unis), c'est-à-dire dans des milieux socioculturels différents, ont montré que le milieu n'a guère d'influence sur la fréquence et l'issue de la maladie, ni aucun rapport avec ce qu'elle a de pathologique. Tout comme les maladies physiques, la schizophrénie n'est pas une maladaptation, mais relève d'une pathologie intrinsèque à l'organisme, sans rapport aucun avec le milieu[380].

Au surplus, un processus biomédical devient pathologique quand il remplit les critères de diagnostic d'une maladie, et le milieu n'intervient guère dans le diagnostic, alors qu'il est parfois susceptible de s'immiscer dans le pronostic.

En bref, un processus biologique intérieur à l'organisme est déterminé comme pathologique en soi et de soi, et indépendamment, c'est-à-dire abstraction faite du milieu.

Une maladie peut avoir ou ne pas avoir de rapport avec la relation du patient et de son milieu. Albert Einstein, Thomas Edison et Leonardo da Vinci étaient dyslexiques. Un autiste est susceptible d'être un mathématicien ou un musicien exceptionnel. John Forbes Nash (1928-2015), prix Nobel d'économie, souffrait de schizophrénie. De même, les syndromes dépressifs augmentent la créativité et sont fréquents chez les poètes, les écrivains, les musiciens, les artistes[381]. Or, personne, ni leur famille, ni aucun médecin ne déclarerait ces derniers « normaux ».

Ceci dit, le point de vue de Canguilhem est celui d'un anthropologue, pour qui la maladie se manifeste non par sa nature, ce qui intéresse le clinicien, mais par ses conséquences, par exemple, « *par une réduction de la marge de tolérance des infidélités du milieu* »[382], une conception qu'il développe et illustre par des exemples et des considérations biologiques diverses, et bien au-delà de la condition humaine. Cependant, on ne définit pas un concept, dans le cas présent, celui de « pathologique », par ses conséquences : cela s'apparente à l'erreur logique *de l'affirmation du conséquent.*

C'est encore en anthropologue qu'il écrit : « *Il existe en Chine des régions où 60 % des enfants ont des goitres, il semble que l'on puisse parler d'étalons nationaux de normalité* ». La réalité est que les maladies dues aux carences en iode sont très répandues en Chine, et la sévérité de ce myxœdème endémique dépend de la sévérité de la carence. Il s'accompagne d'avortements spontanés, d'une forte mortalité pré- et postnatale, d'un retard de la croissance fœtale et du développement du cerveau, de malformations congénitales et enfin, de crétinisme chez les enfants, avec handicap mental, surdimutité, petite stature et parfois hypothyroïdie. Canguilhem confond ici des variations ethniques, ce qu'il appelle des « *étalons nationaux de normalité* », avec une carence en iode et donc, avec une insuffisance thyroïdienne et ses conséquences graves : **code E00** dans la *Classification internationale des maladies*[383,384].

La distinction entre normal et pathologique que propose Canguilhem n'est pas celle d'un clinicien, mais le fait d'une spéculation nuageuse qui confond les causes, ou ce qu'il prend à tort pour une explication des maladies, avec le processus même des maladies. Les conséquences du manque d'expérience clinique de Canguilhem, et de sa méconnaissance de la littérature, sont ici manifestes.

Il comprenait mal le concept de « pathologique », car ce qui est pathologique est pathologique dans n'importe quel milieu, dans n'importe quel environnement — à quelques rares exceptions près — et donc, indépendamment du milieu. Canguilhem nous montre ici que quand les spéculations philosophiques perdent le contact avec la réalité empirique, « *le langage part en voyage* », comme disait Ludwig Wittgenstein.

En somme, à force de vouloir situer le lieu géométrique d'une maladie au niveau du rapport organisme/milieu, il oublie, ou ignore que les maladies sont essentiellement des processus intérieurs à l'organisme, mais qui, tout comme beaucoup d'autres choses (occupation, situation familiale, âge, niveau socio-économique, etc.) peuvent avoir des conséquences, positives, négatives ou nulles, dans la relation de l'organisme avec le milieu.

Maladies

Canguilhem nous dit « *qu'il est médicalement incorrect de parler d'organes malades, de cellules malades* »[385]. Il est vrai que philosophiquement, ce sont les individus, les personnes, les chiens ou les hirondelles qui sont malades. Formellement, Canguilhem a raison, mais les médecins ont-ils tort de parler d'insuffisance cardiaque, de cirrhose hépatique ou d'ulcère duodénal ?

Toutefois, Canguilhem nous dit qu'on ne peut qualifier de « pathologiques » des structures ou des comportements sur la foi d'aucun critère purement objectif, il a à la fois tort et raison. Il a raison, car être pathologique n'est pas factuel. Il a tort, car une fois établies la physiologie et la pathologie comme sciences médicales, un cancer se diagnostique *objectivement* par l'examen d'une biopsie au microscope, et un ulcère de l'estomac, par une gastroscopie. Un seul électrocardiogramme peut objectivement diagnostiquer une pathologie du rythme cardiaque. L'affirmation de Canguilhem s'appuie sur un premier sens, philosophique, du mot « objectif », mais passe sous silence son sens clinique, qui est tout aussi légitime.

Canguilhem parfois cultive le paradoxe. Vacciner une personne, c'est un geste médical utile, qui évite une maladie parfois grave, si pas mortelle. Pour Canguilhem, il s'agit « *d'un moindre mal, un mal bénévole* ». Pourquoi « mal », il ne nous le dit pas ?[386] Ce genre d'affirmation irresponsable, et il faut le dire, incompétente, encourage l'abstention vaccinale — est une préoccupation première de nos autorités sanitaires, nationales et internationales — avec les conséquences que l'on connaît.

Canguilhem introduit la notion d'erreurs en pathologie, qui sont des maladies génétiques héréditaires. Il y a donc, semble-t-il, à présent des normes normales et des normes erronées ? Les patients atteints d'une maladie de ce type, s'ils survivent, sont donc adaptés, sans doute pas de manière très adéquate, fonctionnellement. Mais l'usage de ce terme représente une exception à l'idée du continuum qui va du normal au pathologique. Il s'agit donc d'une exception à l'application de son modèle de la maladie comme *maladaptation* (plutôt que comme inadaptation), où interviennent à la fois l'organisme et le milieu. Je vois mal ce que ce le concept d'erreur ajoute à un tableau déjà pas très déchiffrable du normal et de l'anormal.

Canguilhem termine son très beau livre par des considérations qui portent sur ce qu'il appelle la maladie de l'homme normal : « *Par maladie de l'homme normal, il faut entendre le trouble qui naît à la longue de la permanence de l'état normal, de l'uniformité incorruptible du normal, la maladie qui naît de la privation de maladie, d'une existence quasi incompatible avec la maladie* »[387].

Une personne qui se plaindrait à son médecin du trouble en lui créé par l'absence de maladie, serait probablement dirigée, après un examen clinique soigné, vers un psychiatre qui devrait éliminer une affection neurologique ou psychiatrique : un syndrome anxieux-dépressif et obsessionnel, avec troubles dissociatifs et de conversion, mais qui pourrait aussi relever de certaines formes de schizophrénie. De plus, à l'époque où Canguilhem soulevait cette question, la paralysie générale, c'est-à-dire la syphilis tertiaire, était encore assez répandue et aurait pu se manifester de la sorte.

Coda

Il y a toujours des prix Nobel de médecine, mais il n'y a plus de place pour les maîtres à penser dans la médecine actuelle. Canguilhem est, en France, un maître à penser, mais certainement pas pour les médecins, et il est très peu probable qu'il le soit un jour pour eux.

« *Il ne faut pas oublier,* écrit Jacques Bouveresse, *que la communauté des intellectuels en France probablement encore plus qu'ailleurs, est, quoi qu'on en pense, unifiée bien davantage par une forme de piété envers les héros qu'elle se choisit que par le libre examen et l'usage critique de la raison.* »[388] Il y a, dans la culture française, un besoin de trouver des maîtres à penser, tels qu'Auguste Comte, Henri Bergson, Alexandre Kojève, Jean-Paul Sartre, Jean-Pierre Foucault, Jacques Lacan, Roland Barthes, Gilles Deleuze ou Alain Badiou. On se réfère au maître à penser, on le révère, on l'admire, on évite de le mettre en question, on lui est fidèle et loyal, et il devient un classique de la littérature et du prêt à penser. Ce phénomène concerne l'intelligentsia littéraire ou philosophique, car il est généralement inexistant dans les sciences ou en mathématiques. Ces maîtres à penser peuvent parfois être connus hors de l'hexagone, mais n'y trouvent que rarement l'aura où ils baignent en France, ni la filiation qui les suit. La majorité des médecins, nous l'avons vu, ne lisent pas Canguilhem, ce qui est peut-être regrettable, mais ceci tient à ce que son style très personnel, sa manière de penser, ses suggestions et ses centres d'intérêt, soient profondément éloignés des préoccupations d'un médecin praticien ou d'un chercheur d'aujourd'hui, qui ont d'autres soucis, notamment celui de se tenir au courant avec discernement des nouvelles médicales, ce qui est une vraie gageure.

Georges Canguilhem était, avant toutes choses, un grand homme, qui jouissait d'une autorité et d'un prestige légitime et incontesté : grand résistant et humaniste, il était un intellectuel engagé, un penseur profond, original, imaginatif, flâneur, imprévu, un médecin, un essayiste, un philosophe enseignant et un philosophe universitaire. Il nous laisse une œuvre considérable, encore mal connue, et qu'il va finalement être possible de découvrir.

Au demeurant, Georges Canguilhem a sa place dans l'historiographie des idées médicales et biologiques, mais, hélas, il s'interrompait là où commence la médecine. Il jetait sur la médecine un regard tourné vers le passé, et quand ses écrits portent sur elle, ils fourmillent d'erreurs dont certaines assez graves. Il ne portait pas un grand intérêt à la thérapeutique. Nombre de ses bévues tiennent à ce qu'il sélectionnait à la carte, dans la littérature médicale, des publications qui confirment les prémisses sur lesquelles, avec sa méconnaissance de la clinique, il cherchait à construire sa représentation de la médecine.

Francis Bacon observait : « *L'entendement une fois familiarisé avec certaines idées qui lui plaisent, soit comme généralement reçues, soit comme agréables en elles-mêmes, s'attache obstinément. Il ramène tout à ces idées de prédilection : il veut que tout s'accorde avec elles ; il les fait juges de tout ; et les faits qui contredisent ces idées favorites ont beau se présenter en foule, ils ne peuvent les ébranler dans son esprit : ou il n'aperçoit point les faits, ou il les dédaigne, ou il s'en débarrasse à l'aide de quelque frivole distinction* ».

Il y a, bien entendu, une réponse tout à fait légitime à ces critiques. Malgré toutes ses vicissitudes, la thèse de doctorat de Canguilhem, *Le normal et le pathologique*, son œuvre majeure sur la médecine, si pas son chef-d'œuvre, est un tour de force : elle a été publiée en 1943, à une époque où les conditions de travail et l'accès à l'information pour un chercheur académique étaient extrêmement difficiles. Cet ouvrage, écrit Claude Debru, était *« un mélange de formulations presque inacceptables dans leur audace spéculative sans précédent, et de données forcément datées »*[389]. Canguilhem a fait plus que beaucoup d'autres chercheurs pour faire connaître l'histoire de la médecine en France, et notamment l'histoire de la médecine française qui, aux XVIIIe et XIXe siècles, était très réputée aux États-Unis où on l'appelait : *l'École de Paris*.

Attardé ou précurseur ? On a parfois l'impression que Canguilhem a été pris de court par le temps, et qu'il a été pris de vitesse par l'évolution de la médecine dans la deuxième moitié du siècle. Toutefois, quelles que soient les raisons qui expliquent ses méprises qui sont nombreuses et largement distribuées, quand il s'agit de médecine, on ne peut éviter d'en tirer certaines conséquences.

Il est important d'identifier les idées dangereuses que l'on cherche à répandre en se réclamant de son autorité. L'essai d'un brillant professeur de biologie, Michel Morange, permet d'illustrer ce péril[390]. Il répète des erreurs graves de Canguilhem sur l'hypertension artérielle, et il reprend une autre erreur de Canguilhem, selon laquelle il n'y a pas de maladie sans un sujet qui en porte témoignage, ce qui exclut le dépistage, le diagnostic précoce (et donc, la prévention), les urgences médico-psychiatriques, les patients inconscients et les tentatives de suicide.

Michel Morange souligne le primat de la clinique dans l'origine et les fondements de la médecine. Or, cette idée résume la médecine du XIXe siècle, mais ne reflète absolument plus celle de l'après-guerre. La clinique a aujourd'hui sa place à côté de l'épidémiologie, de la politique de santé publique, de la promotion de la santé, de l'économie de la santé, des problèmes d'assurance-maladie, de l'éthique médicale, du rôle de l'*Organisation mondiale de la santé* dans l'établissement d'une nosographie pour l'identification des problèmes majeurs ou urgents au niveau planétaire, comme la lutte contre le cancer, la surveillance des menaces de pandémie et la mobilisation des moyens de les prévenir ou de les combattre. La maladie a cessé d'être un problème purement médical mais se situe au centre de la culture, au sens le plus large de ce terme. La médecine soulève des questions qui touchent à la morale, à la politique, à l'économie, à la religion, et de manière plus générale, à la culture et aux cultures régionales ou nationales[391].

Cependant, l'importance de ce texte de Michel Morange vient de ce qu'il met clairement en évidence l'idéologie médicale de Canguilhem, dans son contexte biologique. Il y a plusieurs siècles que la physique, l'astronomie et la chimie ont cessé d'être idéologiques ; avec Darwin, ce fut le tour de la biologie. La médecine a mis plus de temps pour se dégager des idéologies et des préjugés religieux, politiques, biologiques, philosophiques et moraux, ainsi que ceux du sens commun. À partir de la seconde moitié du XXe siècle, la médecine est devenue une science qui a réussi à se débarrasser presque complètement des idéologies. Il s'agit d'une science appliquée, ou mieux encore, une technoscience[392], et c'est ce qui fait qu'elle se trouve étroitement liée à des considérations d'éthique et à leur substrat philosophique, et qu'elle ne s'identifie pas à la science du vivant.

Canguilhem, comme le montre Michel Morange, procède à un retour vers l'idéologie. L'histoire des sciences, écrit-il, « ... *a un rapport à l'idéologie, à la pratique politique et sociale* »[393]. Erich Fromm (1900-1980) définissait l'idéologie comme suit : quand les concepts se trouvent séparés de l'expérience qui leur a donné expression, ce processus d'aliénation des concepts a pour effet qu'une idée qui exprimait une expérience se trouve transformée en une idéologie qui usurpe la place de la réalité sous-jacente[394]. Toutefois, l'idéologie de Canguilhem lui était propre, et il ne la partageait généralement pas avec celle de son brillant élève, Michel Foucault, même si l'un de ses disciples nous parle du « pouvoir » médical et de la iatrocratie[395].

Au départ, *ab initio,* et avant toutes autres choses, il se donnait de la médecine une vision cohérente et originale quoique désuète, qu'il s'efforçait ensuite non pas de vérifier mais de confirmer. Il s'agit donc d'un système philosophique spéculatif qui représente un mouvement contraire à celui par lequel procède la philosophie des sciences. « *Avant de rêver, il faut savoir* », écrivait Jean Rostand.

D'une part, il manifestait un goût, un intérêt et une préférence pour les origines de la pensée médicale, pour ses sources historiques, pour sa succession de spéculations en chaîne, pour son archéologie comme disait Foucault, c'est-à-dire pour un ensemble d'idées, de démarches spéculatives et d'hypothèses, au sein desquelles on voit progressivement mais très lentement émerger la lumière. Il s'attardait avec nostalgie et une certaine tendresse sur l'historiographie de la médecine, mais aussi sur ce qu'il appelle la confiance dans la vie, le vitalisme, la réification de la nature et de la vie, la finalité, le pouvoir curatif de la nature et les normes biologiques.

En revanche, il ne franchissait le seuil du XXe siècle qu'avec amertume : il triait l'information sur le volet, cooptait tout ce qui confortait ses prémisses, éliminait ce qui pourrait l'embarrasser et réservait ses critiques, sa réprobation, ses réquisitoires et ses condamnations pour la médecine de son époque, ou ce qu'il prenait pour la médecine de son époque. « *L'indifférence ou l'hostilité de la grande majorité des médecins pour les questions qui leur sont posées... quant à l'abandon de leur vocation de guérir au profit de tâches réglementées de dépistage, de traitement et de contrôles.* »

Et encore : « ... *on s'était attaché à substituer à l'hospice, asile d'accueil et de soulagement des malades... l'hôpital, espace d'analyse et de surveillance de maladies cataloguées, construit et gouverné pour fonctionner comme "machine à guérir" selon l'expression de Tenon. Le traitement hospitalier des maladies, dans une structure sociale réglementée, a contribué à les désindividualiser...* ». Il ajoute que les pathologistes ne mettent jamais les pieds dans un hôpital, mais je n'ai connu que des pathologistes qui venaient en salle, voir les patients.

C'est toute la médecine que Canguilhem rejetait au nom de « *la crise de conscience médicale* » : « *D'une part, on estime que tout ce qui peut être fait pour procurer la guérison doit l'être, et on approuve toute tentative pour reculer les limites du possible. D'autre part, on craint de devoir reconnaître dans ces tentatives l'esprit antiphysique qui anime la technique, l'extension d'un phénomène universel de dé-naturation qui atteint maintenant le corps humain. La thérapeutique moderne semble avoir perdu de vue toute norme naturelle de vie organique.* »

Le contraste entre ces deux styles de discours en dit plus, semble-t-il, sur Canguilhem lui-même que sur l'objet de ses affirmations : on peut imaginer son exil devant la médecine qu'il ne comprenait plus, exil qu'il a dû obscurément percevoir, ainsi que la frustration dont il a dû souffrir par cette constatation.

Ce qui est plus grave, c'est qu'avec l'autorité académique qui était la sienne, il se soit fait le défenseur d'idées fausses, d'idées médicalement, éthiquement et politiquement dangereuses et irresponsables. Il mettait en doute les bienfaits de la vaccination, et il soutenait la non-intervention dans l'hypertension artérielle et la méthode d'expectation d'Hippocrate qui était légitime *il y a deux mille ans* quand les remèdes médicaux étaient inutiles ou toxiques, mais qui est aujourd'hui dangereuse, si pas immorale, voisine de la faute professionnelle et certainement, contraire à la déontologie.

Quand il portait son attention sur la médecine, celle du monde où il vivait, il donnait généralement la priorité à la spéculation pure sur la réalité clinique, de sorte qu'il en tirait des conclusions erronées ou équivoques, comme sur la notion de normes biologiques ou la distinction entre le normal et le pathologique, ou encore quand il défendait des idées périmées comme le vitalisme ou la finalité.

Ses spéculations imprudentes s'étaient installées dans un exil imperméable aux réalités cliniques, médicales et biologiques, ou très éloignées d'elles. Jacques Bouveresse ne mettait-il pas en garde contre certains abus de pouvoir de la philosophie qui « *est capable de commettre elle-même, notamment en affichant, dans le domaine de la connaissance, des prétentions exorbitantes qu'elle considère en quelque sorte comme dispensée par nature de se justifier* »[396] ?

Georges Canguilhem nous a quittés en 1995 et, bon gré mal gré, il a emporté avec lui ses certitudes, et c'était, non sans une certaine autosatisfaction, qu'il avançait dans l'avenir à reculons.

Notes

[1] Bouveresse J., 2011, p. 60.
[2] Canguilhem G., 2002, p. 40.
[3] Canguilhem G., 2015c, p. 713-720.
[4] Ackerknecht, 1967.
[5] Whitbeck C., 1978.
[6] McArthur T., 1992, p. 286.
[7] Hudson W.D., 1969.
[8] Hume D., 2007.
[9] Lewis D., 1969.
[10] Smith H., 1947, p. 371, 373.
[11] Galien, 1991, p. 58.
[12] Fuso S., 2016.
[13] Wittgenstein, 1961, 6. 41.
[14] Dupré J., 1981.
[15] Hume D., 1975, p. 293.
[16] Putnam H., 1975, p. 419.
[17] Glover J. 1970, p. 151, 119.
[18] Saint Augustin, XIV 17.2.
[19] Canguilhem G., 1966, p. 49, 50, 151.
[20] Oldham *et al.*, 1960.
[21] Swales, 1985.
[22] Austin J., 1970, p. 180.
[23] Schopenhauer, 1966, p. 1337.
[24] Woodger J.H., 1929 p. 246.
[25] Toulmin, 1961.
[26] Taine H., 1887.
[27] Canguilhem G., 1966, p. 143
[28] Hurley, 1989, p. 10.
[29] Hampshire S., 1965, p. 225.
[30] Canguilhem G., 1966, p. 21, 64, 71, 180, 216.
[31] Waterlow S., 1982 ; p. 159-203.
[32] Aristote 1969, 5, 4a10-b19.
[33] Aristote 1971, D 21, & 1969, 4 b 4-18.
[34] Galien, 1991, p. 163 - 164.
[35] Platon. 1995 (265E).
[36] Canguilhem G., 2009, p. 157.
[37] Dupond J. L., 1987.
[38] Canguilhem G., 1966, p. 152
[39] Ereshefsky M., 2008, p. 100-107.
[40] Blackburn S., 1994, p. 256.
[41] Ereshefsky M., 2001, 2008.
[42] Dupré J., 1981.
[43] MacMahon B. & Trichopoulos D., p. 31-41.
[44] MacMahon B. & Trichpoulos D., 1996, p. 31-32.
[45] MacMahon B & Trichopoulos D. 1970, 1996, p. 32.
[46] Agich G. J., 1997.
[47] Wittgenstein L., 1953, p. 193, 210.
[48] Hacking I. 2001, p. 156-158, 162-165.
[49] MacMahon B. & Trichpoulos D., 1996, p. 31-41.

[50] MacMahon B. & Trichpoulos D., 1996, p. 19-29.
[51] Organisation mondiale de la santé, 1977.
[52] Wittgenstein L., 1953, p. 43.
[53] Hempel C., 1965, p. 151-152.
[54] Appel K.O., 2000.
[55] Rothfield L., 1992, p. 85-86.
[56] Fox R.C., 1979, p. 11.
[57] Comfort A., 1980, p. 12.
[58] Emerson R.W., 1946, p. 219.
[59] Parsons, 1951.
[60] Herzlich, 1969.
[61] Canguilhem G., 1966, p. 72.
[62] Sontag S, 1977.
[63] Canguilhem G., 2002, p. 84.
[64] Shorter E., 1992.
[65] Feldman M.D. &Ford C.V., 1994.
[66] Freedman J.L. & Doob A.N., 1968.
[67] Cochrane A.L., 1972b.
[68] New York Heart Association, 2015, p. 114.
[69] Canguilhem G., 2011, p. 762.
[70] Wing J.K., Sartorius N. & Üstün T.B., 1998.
[71] Romanell P., 1984, p. 22-24, p. 132-133.
[72] Karhausen L., 2010.
[73] Canguilhem G., 2015b, p. 422.
[74] Hempel C.G., 1961.
[75] Aronowitz R. A., 2004.
[76] Canguilhem G., 1966, p. 99.
[77] Zola E., 2006, chapitre 3.
[78] Karhausen L., 2011, p. 161-169.
[79] Richards S., 1975.
[80] Bernard C., 2008, p. 189-190.
[81] Woodger J.H., 1952, p. 352-353.
[82] Whooley, O., 2013.
[83] Payer, p. 61-67.
[84] Canguilhem G., 2015a, p. 143.
[85] Nagel E., 1977.
[86] Odenbaugh J. 2008, p. 506-524.
[87] John Gall., 2002.
[88] Canguilhem G., 2015b, p. 313.
[89] Cartwright N., 1983.
[90] Woodger, 1967, p. 313.
[91] Schaffner K., 1969.
[92] Rosenberg A., 2007.
[93] Canguilhem G., 2009, p. 174
[94] Canguilhem G. & Trichopoulos D., 2002, p. 421.
[95] Bradford Hill A., 1965.
[96] MacMahon B., 1996, p. 26.
[97] Whitbeck C., 1977, p. 632-634.
[98] Putnam H., 1992, p. 50.
[99] Rabaud E., 1941, p. 181.
[100] Gould S.J., Lewontin R.C., 1994.
[101] Canguilhem G. 2009, p. 149.
[102] Gould S.J., 1984.

[103] Canguilhem G. *et al.*, 1962.
[104] Love A.C., 2008.
[105] Canguilhem G., 1966, p. 209 & 213.
[106] Allison A.C., 1954.
[107] Canguilhem G., 2015b, p. 385.
[108] Canguilhem G., 2015b, p. 400-401.
[109] Canguilhem G., 2002, p. 82.
[110] Canguilhem G., 1966, p. 42.
[111] Harrington A., 1957, p. 20.
[112] Benedetti F., 2009.
[113] Harrington A., 1997.
[114] Brody H., 1976.
[115] Dunlap D.M., Henderson T.L. & Inch R. S., 1952.
[116] Habermas J., 2015.
[117] *The Economist,* 6 avril, 2017.
[118] Wiisst W.H., Barker K., Arya N. *et al.*, 2014.
[119] Toulmin S., 1982.
[120] Beauchamp T., Childress J. F., 2013.
[121] Walker P. & Lovat T., 2016.
[122] Solomon M., 2015, p. 155-177.
[123] Szasz T & Hollender M.H., 1956, p. 586, Table 1.
[124] Savage R., Armstrong D., 1990.
[125] Bynum W.F., Hardy A. *et al.*, p. 458.
[126] Brang G., 2008.
[127] Wooton D. 2006, p. 68.
[128] Harrington A. 1997, p. 13-20.
[129] Wooton D., 2006, p. 151-282.
[130] Simkin A.L & Schwartzstein R.M., 2016
[131] Beeson, 1980.
[132] McKeown T., 1976.
[133] Fosdick, 1947, p. 17.
[134] Bernard J., 1968
[135] Cochrane A. L. 1972a.
[136] Guyatt G., 1992.
[137] Hardy A. & Tansey E.M., p. 452-456.
[138] Sinsky C., Colligan L., Li L., 2016
[139] Gupta A., Thomson D. Whitehause A. *et al.*, 2017.
[140] McTaggart J.M., vol. II, 1927.
[141] Nesse R.M., 2008.
[142] Olshansky S.J., Carnes B.A., 2001.
[143] Canguilhem G. 2015b, p. 199-218.
[144] Canguilhem G. 1966, p. 88-91.
[145] MacKenzie D. 1917, p. 29-33.
[146] Simkin A.L. & Schwatzstein R.M., 2016.
[147] Strawson P.F., 1985.
[148] Nidditch P.H., 1968.
[149] Karhausen L., 2011.
[150] Giere R. N., Sickle J., Mauldin R.F., 2002.
[151] Canguilhem G. 2009, p. 22.
[152] Putnam H., 1978.
[153] Scruton R., 1994, p. 14.
[154] Scruton R., 1994, p. 14.
[155] Watson P., 2005.

[156] Randall J.H., 1940.
[157] Brinton C., 1950.
[158] Elders F., 1974, p. 167.
[159] Curd M. & Cover J.A., 1998.
[160] Newton-Smith W.H., 2000.
[161] Dews P., 1987, p. 214-215.
[162] Bedau M.A., 2008, p. 455-471.
[163] Nagel E., 1961 & 1979.
[164] Popper K., 1981.
[165] Canguilhem G., 2015a, p. 36.
[166] Canguilhem G., 1966, p. 129.
[167] Canguilhem G., 1966, p. 132.
[168] Canguilhem G., 1966, p. 129.
[169] Eigen M. & Winkler R., 1986.
[170] Canguilhem G., 2015b, p. 261.
[171] Canguilhem G., 2015b, p. 359.
[172] Canguilhem G., 2009, p. 173.
[173] Farmer D. & Belin A., 1992, p. 818.
[174] Jacob F., 1970, 320.
[175] Canguilhem G., 2015a, p. 110.
[176] Canguilhem G., 2015b, p. 119.
[177] Woodger J.H., 1952, 1967.
[178] Hull D.L. & Ruse L., 2000.
[179] Canguilhem G., 2009, p. 161.
[180] Canguilhem G., 2015a, p. 121-122.
[181] Canguilhem G., 2015a, p. 109.
[182] Canguilhem G., 2015a, p. 111.
[183] Woodger J.H., p. 270.
[184] Crick F., p. 99.
[185] Maull M. 1984, p. 509-527.
[186] Canguilhem G., 2015a, p. 106.
[187] Morgan L., 1923.
[188] Sellars R.W., 1933.
[189] Davidson D., 1980.
[190] Rosenberg, 1978.
[191] Canguilhem G., 2015a, p. 155.
[192] Canguilhem G., 2015, p. 163.
[193] Canguilhem G., 1966, p. 146.
[194] Canguilhem G., 1966, p. 145.
[195] Canguilhem G., 1966, p. 146.
[196] Monod J., 1970.
[197] Canguilhem G., 1966, p. 146.
[198] Searle J., 1998.
[199] Kant I., A688, B716.
[200] Ducassé C.J., 1968, p. 38.
[201] Copeland, 1977.
[202] Pittendrigh C.S., 1958.
[203] Canguilhem G., 2015b, p. 176.
[204] Sarkar S & Plutynski, 2008.
[205] Gould S.J., 2007, p. 467-479.
[206] Canguilhem G. 2015b, p. 189-190.
[207] Medvedev J., 1971, p. 7.
[208] Rostand J., 1958, p. 72.

[209] Whitbeck C., 1981.
[210] Canguilhem G., 1966, p. 130-134 & 2002, p. 49-68.
[211] Canguilhem G., 2015b, p. 215.
[212] Canguilhem G., 2002, p. 61.
[213] Canguilhem G., 1966, p. 41.
[214] Canguilhem G., 2015b, p. 211.
[215] Canguilhem G., 1966, p. 52.
[216] Canguilhem G., 1966, p. 52.
[217] Canguilhem G., 2002, p. 53.
[218] Bentham J., 1996, VI, 7, p. 53-54.
[219] Owen J.W., 2001.
[220] Canguilhem G., 2002, p. 109.
[221] Rosenhan D.L., 1970.
[222] Canguilhem G. 1966, p. 40.
[223] Canguilhem G., 1966, p. 69-72.
[224] Canguilhem G., 2015c, p. 714.
[225] Canguilhem G., 2015b, p. 103.
[226] Sartorius N., Holt R.I.G. & Maj M., 2015.
[227] Canguilhem G., 1966, p. 40.
[228] Canguilhem G., 1966, p. 73.
[229] Canguilhem G., 1966, p. 61.
[230] Canguilhem G., 2002, p. 46.
[231] Canguilhem G., 1966, p. 53.
[232] Canguilhem G., 1966, p. 54.
[233] Lercrubier Y., Boyer P., Lepine J.P., Weiller A.E., 1995, p. 219.
[234] Conn J.H., 1974.
[235] Karhausen L., 2014, p. 11-48.
[236] Laing R.H., 1975.
[237] Dunant G., 2007.
[238] Corbellini G., 2014, p. 146-157.
[239] Fosse R. & Read J., 2013.
[240] Nobler M.S. & Sackeim H.A., 2001.
[241] Reboux P. & Müller C., 1913.
[242] Canguilhem G., 2002, p. 69.
[243] Ryle G., 1949, p. 149-163.
[244] Canguilhem G., 2009, p. 113.
[245] Canguilhem G., 1966, p. 73.
[246] Canguilhem G., 2002, p. 18.
[247] Canguilhem G., 2002, p. 21
[248] Collingwood R.G., 1945, p. 93-96.
[249] Canguilhem G., 2002, p. 111.
[250] Boyden S., 1987, p. 152.
[251] Spinoza, Lettre LVIII.
[252] Trotter W.R., 1941, p. 151.
[253] Canguilhem G., 1966, p. 78.
[254] Ockham W., Distinctiones XIX-XLVIII, 1974.
[255] Canguilhem G., 2002, p. 20.
[256] Canguilhem G., 2002, p. 38.
[257] Canguilhem G., 2002, p. 1.
[258] Ubaniak C. *et al.*, 2016.
[259] Canguilhem G., 2002, p. 74.
[260] Canguilhem G., 2015c, p. 112-1138, 1212-1227.
[261] Bouveresse J., 1984.

[262] Tarski A., 1944.
[263] Rogers R., 1963.
[264] Canguilhem G., 1966, p. 179.
[265] Villar A.D. & Fernandez M.N., 2015.
[265] Anselme, 1936-61, p. 93-104.
[267] Kant, Livre deux, chapitre 1.
[268] Canguilhem G., 2002b, p. 404.
[269] Morange, 2013.
[270] Strawson, P.F., 1960, p. 2-3.
[271] Canguilhem G., 2015c, p. 318
[272] Canguilhem G., 2015c, p. 930.
[273] Mueller G.E., 1958.
[274] Rodis-Lewis G, 1990, p. 163-165.
[275] Descartes R., 2013, p. 66.
[276] Pavlov I.P., 1960, p. 4.
[277] Woodger J.H., 1952, p. 48.
[278] Carter R.B., 1983, p. 118.
[279] Canguilhem G., 2002, p. 44.
[280] Canguilhem G., 2015b, p. 401.
[281] Canguilhem G., 2015b, p. 400.
[282] Canguilhem G., 2002, p. 28.
[283] Hypertension Detection and Follow-up Program Cooperative, 1987.
[284] Canguilhem G., 2015b, p. 398.
[285] Canguilhem G., 2015b, p. 418.
[286] Canguilhem G., 2009, p. 153.
[287] Canguilhem G., 2002, p. 96.
[288] Canguilhem G., 2002, p. 46-47.
[289] Canguilhem G., 1966, p. 12.
[290] Descartes R., Passions, art. 258.
[291] Canguilhem G., 2002, p. 57.
[292] Canguilhem G., 1966, p. 96.
[293] Canguilhem G., 2002, p. 95.
[294] Miller I., 2010.
[295] Canguilhem G., 1966, p. 138.
[296] Canguilhem G., 1966, p. 206.
[297] Canguilhem G., 1966, p. 138.
[298] Canguilhem G., 1966, p. 206.
[299] Canguilhem G., 1966, p. 112.
[300] Canguilhem G., 1966, p. 139.
[301] Mendelssohn, 1987.
[302] Canguilhem G., 1966, p. 111.
[303] Kesteloot H. & Joosens J.V., 1980.
[304] Canguilhem G., 1966, p. 106-107.
[304] Tyagi A. & Cohen M., 2016.
[306] Canguilhem G., 1966, p. 109.
[307] Holden C. & Mace R., 1997.
[308] Canguilhem G., 1966, p. 41 & 76.
[309] Quine W.V., 1950, p. 212-216.
[310] Canguilhem G., 1966, p. 189.
[311] Canguilhem G., 1966, p. 118.
[312] Adams R., 1827, Stokes W. 1846.
[313] Canguilhem G., 1966, p. 74-75.
[314] Canguilhem G., 1966, p. 46, p. 129.

[315] Keith N.M., Wagener H.P. & Kernohan H.W., 1928.
[316] Van den Hoogen C.W. *et al.*, 2000.
[317] Drizd T, Dannenberg A.L., Engel A.
[318] Postel-Vinay N., 1996.
[319] Barron A.J., Zaman N., Cole G.D. *et al.*, 2013.
[320] Ko D.T., Hebert P.R., Coffey C.S. *et al.*, 2002.
[321] Morange M., 2013, p. 167.
[322] Cherlonney L., *in:* Fagot-Largeault A. Debru C. & Morange M. (eds.), 2013, p. 38.
[323] Canguilhem G., 2009, p. 156.
[324] Dvorsky, 2014.
[325] Pennisi, 2012.
[326] Canguilhem G., 1966, p. 88.
[327] Canguilhem G., 1966, p. 204.
[328] Selye H., 1950.
[329] Canguilhem G., 1966, p. 204-205, p. 212.
[330] Canguilhem G., 2002, p. 43.
[331] Canguilhem G., 2002, p. 30.
[332] Canguilhem G., 2009, p. 70.
[333] Canguilhem G., 2002, p. 45.
[334] Canguilhem G., 2002, p. 38.
[335] Netea M.G., 2013.
[336] Medawar P.B., 1972, p.87
[337] Buber M., 1923
[338] Canguilhem G., 2002, p. 24.
[339] Canguilhem G., 2002, p. 31
[340] Canguilhem G., 2002, p. 24.
[341] Canguilhem G., 2009, p. 17
[342] Canguilhem G., 2009, p. 21.
[343] Canguilhem G., 2002, p. 98.
[344] Hippocrate, préface.
[345] Wolfe C.T., p. 2.
[346] Paulhan J., 1953.
[347] Canguilhem G., 2015b, p. 205.
[348] Moore G., 1901.
[349] Davies P.S., 2001.
[350] Amundson R & Lauder G.V., 1994.
[351] Woodger J.H., 1952, p. 353.
[352] Carnap R., 1928.
[353] Wittgenstein L., 1953, 206, 218-219.
[354] Heras-Escribano M., 2015.
[355] Heras-Escribano M., Noble J., de PInedo M., 2013.
[356] Carroll L., 1979, p. 193.
[357] Canguilhem G., 1966, p. 76.
[358] Berrios G.E., 1996.
[359] Canguilhem G., 1966, p. 86,177, 180. & 2015b, p. 214, & 2015a, p. 215.
[360] Armengaud, 1970.
[361] Canguilhem G., 1966, p. 111.
[362] Canguilhem G., 1966, p. 119.
[363] Canguilhem G., 2002, p. 91.
[364] Canguilhem G., 2002, p. 90-91.
[365] Canguilhem G., 1966, p. 86.
[366] Canguilhem G., 1966, p. 91.
[367] Canguilhem G., 1966, p. 135.

[368] Canguilhem G., 1966, p. 88.
[369] Canguilhem G., 1966, p. 130.
[370] Canguilhem G., 2002, p. 87.
[371] Canguilhem G., 1966, p. 155.
[372] Canguilhem G., 1966, p. 121.
[373] Canguilhem G., 2015b, p. 121
[374] Canguilhem G., 2015b, p. 21.
[375] Canguilhem G., 2015b, p. 209.
[376] Canguilhem G., 1966, p. 91.
[377] Canguilhem G., 1966, p. 124.
[378] Doll R.& Peto R., 1981.
[379] Willet W., 1995.
[380] Jablensky A., Sartorius N., Ernberg G., *et al.*, 1992.
[381] Jamison K.R., 1993.
[382] Canguilhem G., 1966, p. 132
[383] Canguilhem G., 1966, p. 202
[384] Organisation mondiale de la santé, 2012.
[385] Canguilhem G., 2002, p. 150.
[386] Canguilhem G., 2002, p. 30.
[387] Canguilhem G., 1966, p. 279.
[388] Bouveresse, 1999.
[389] Debru C., 1998, p. 39-58.
[390] Morange M. 2013, p. 155-169.
[391] Caplan A. L., McCartney J.J. & Sisti D.A., 2004.
[392] Solomon M., 2015, p. 16, n. 15.
[393] Fromm E., 1966, p. 20.
[394] Montel L., 2013, p. 217.
[395] Bouveresse J., 2011, p. 57.

Bibliographie

Ackerknecht E.H. *Medicine at the Paris Hospital*. Baltimore. 1967; John Hopkins University Press.
Adams R. "Cases of diseases of the heart accompanied with pathological observations". *Dublin Hosp Med.* **4:** 353-453, 1827.
Agich G. J. "Toward a Pragmatic Theory of Disease", *in:* **J.M. Huber & R.F. Almeder** (eds.), *Totowa*, N. J. 1997, p. 219-246.
Allison A.C. "Protection afforded by sickle-cell trait against subtertian malarial infection". *British Medical Journal.* 290-294, 6 February, 1954.
Amundson R., Lauder G.V. "Function Without Purpose: the Use of Causal Role Function in Evolutionary Biology". *Biology and Philosophy.* **9:** 443-469, 1994.
Anselm Proslogion, in: Anselmi Cantuarensis Archiepiscopi Opeara Omnia, vol. 1. 1938-61; Secovii: Abbatia.
Appel K.O. *La controverse Expliquer-Comprendre*. Paris. 2000; Seuil.
Aristote. *Categories*. Oxford. 1969; Clarendon Press.
Aristote. *Metaphysics: Books G, D, E*. Oxford. 1971 ; Clarendon Press.
Armengaud F. « Contraires et contradictoires, logique ». *Encyclopædia Universalis*.
Aronowitz R.A. "When do symptoms become a disease?" *In:* **A. L. Caplan, J.J. McCartney, D. A. Sisti**, (eds.), 2004, p. 65-75.
Austin J. *Quand dire c'est faire*. Paris. 1970 ; Seuil.
Balzac H. *Le médecin de campagne*.
Barron A.J., Zaman N., Cole G.D. "Systematic review of genuine versus spurious side-effects of beta-blockers in heart failure using placebo control". *International Journal of Cardiology.* **168:** 3572-3579, 2013.
Beauchamp T., Childress J.F. *The Principles of Biomedical Ethics*. Oxford. 2013; Oxford University Press.
Bedau M.A. "What is Life?" *in*: **S. Sahotra & A. Plutynski** (eds.), 2008, p. 455-471.
Beeson P.B. "Changes in medical therapy during the past half century". *Medicine.* **59:** 79-99, 1980.
Benedetti F. *Placebo Effects: Understanding the mechanisms in health and disease*. Oxford. 2009. Oxford University Press.
Bentham, J. *An Introduction to the Principles of Morals and Legislation*, 1996; Oxford. Clarendon Press; 1996.
Bernard J. p. 97 *in* : **Picard, J.-F.**, 1996, « Naissance de la biomédecine, le point de vue d'un historien », *Médecine/sciences*, **12** : 97-102, 1996.
Bernard C. *Introduction à l'étude de la médecine expérimentale*. 2008; Paris. Flammarion.
Berrios G.E. *The history of mental symptoms*. Cambridge. 1996; Cambridge University Press.
Bertalanffy L. *General System theory: Foundations, Development, Applications*, New York: 1968; George Brazillier.
Blackburn S. *The Oxford Dictionary of Philosophy*. Oxford. 1994; Oxford University Press.
Bouveresse J. « Préface aux œuvres complètes de Georges Canguilhem », p. 7-66, *in:* **J.F. Braunstein, M. Cammelli et X. Roth**, (eds.) *Canguilhem Georges. Œuvres complètes. Volume I. Écrits philosophiques et politiques*. Paris. Vrin ; 2011.
Bouveresse J. *Prodiges et vertiges de l'analogie*. Paris. 1999 ; Raisons d'agir.
Bouveresse J. *De la philosophie considérée comme un sport*. Paris. 2015; Agone.

Boyden S. *Western Civilization in Biological Perspective*. Oxford. 1987; Oxford University Press.
Bradford Hill A. "The Environment and Disease: Association and Causation?" *Proceedings of the Royal Society of Medicine*. **58:** 295-300, 1965.
Brang G. "Apotemnophilia: A Neurological Disorder." *Cognitive Neuroscience and Neuropsychology*, **19:** 1305-1306, 2008.
Brinton C. *Ideas and Men*. Englewood Cliffs, N. J. 1950; Prentice Hall.
Brody H. *Placebos and the Philosophy of Medicine*. Chicago. 1977; University of Chicago Press.
Buber M. *Je et Tu (1923), préfaces de Gabriel Marcel et Gaston Bachelard*. Paris. 1996; Aubier-Montaigne.
Bunker J. *Measuring the benefits of medical care, a healthy lifestyle, and a just social environment*. London. 2001; The Nuffield Trust.
Bynum W.F., Hardy A. *et al.* *The Western Medical Tradition 1800-2000*. Cambridge. 2006 ; Cambridge University Press.
Canguilhem G. « Organisme et modèles mécaniques. Réflexions sur la biologie cartésienne ». *Revue philosophique*, p. 281-299, 1955.
Canguilhem G., Lapassade G., Piquemal J., Ulmann J. *Du développement à l'évolution au XIXe siècle*. Paris. 1962 ; PUF.
Canguilhem G. *Le normal et le pathologique*. Paris. 1966 ; Presses universitaires de France.
Canguilhem G. *Écrits sur la médecine*. Paris. 2002 ; Éditions du Seuil.
Canguilhem G. *Idéologie et rationalité dans l'histoire des sciences de la vie*. Paris. 2009 ; Vrin.
Canguilhem G. *Œuvres Complètes. Tome I. Écrits philosophiques et politiques*. Paris. 2011 ; Vrin.
Canguilhem G. *La connaissance de la vie*. Paris. 2015a ; Vrin.
Canguilhem G. *Études d'histoire et de philosophie des sciences*. Paris. 2015b ; Vrin.
Canguilhem G. *Œuvres complètes. Tome IV. Résistance, philosophie biologique et histoire des sciences 1940-1965*. Paris. 2015c ; Vrin.
Caplan A.L., Mc Cartney J.J. & Susti D.A. (eds.) *Health, Disease and Illness*. Washington. 2004; Georgetown University Press.
Carnap R. *The Logical Structure of the World*. Berkeley. 1928; University of California Press.
Carroll L. *The Philosopher's Alice*. London. 1974; Academy Edition.
Carter R.B. *Descartes' Medical Philosophy. The Organic Solution to the Mind-Body Problem*. Baltimore. 1983; The Johns Hopkins University Press.
Cartwright N. *How the laws of physics lie*. Oxford. 1983; Oxford University Press.
Cassel E.J. *The Nature of suffering and the goals of medicine*, Second edition. Oxford. 2004. Oxford University Press.
Cochrane A.L. *Effectiveness and Efficiency. Random Reflections on Health Services*. London; 1972a; The Nuffield Provincial Hospitals Trust.
Cochrane A.L. "The History of the Measurement of Ill health". *International Journal of Epidemiology*. **1:** 89-92, 1972b.
Collingwood R.G. *The idea of Nature*. Oxford. 1945; Oxford Paperbacks.
Comfort A. *What is a Doctor?* Philadelphia. 1980; Georges Stickley.
Conn J.H. "The Decline of Psychoanalysis. The End of an Era, or here we go again". *JAMA* **228:** 711-712, 1974.
Copeland D.D. "Concepts of disease and diagnosis". *Perspectives in Biology and Medicine*. **20 :** 528-538, 1977.
Corbellini G. *Storia della salute e della malattia*. Roma. 2014; Carocci Editore.
Coward R. *The Whole Truth. The myth of alternative health*. London. 1990; Faber.
Crick F. *Of Molecules and Men*. New York. 2004; Great Minds Series Prometheus Books.

Curd M. & Cover J.A. *Philosophy of Science. The Central Issues*. New York. 1998; W.W. Norton Co.
Davidson D. *Essays on Action and Events*. Oxford. 1980; Oxford University Press.
Davies P.S. *Norms of Nature. Naturalism and the Nature of Functions*. Cambridge. Mass. 2001; The MIT Press.
Debru C. « Georges Canguilhem et la rationalité du pathologique ». *Annales d'histoire et de philosophie du vivant.* **1:** 39-58, 1998.
Descartes R. *Correspondance complète*. Paris. 2013; Gallimard.
Dews P. *Logics of Disintegration*. London. 1987; Verso.
Doll R. & Peto R. *The Causes of Cancer. Quantitative Estimates of Avoidable Cancers in the United States Today*. Oxford. 1981; Oxford University Press.
Drizd T., Dannenberg A.L. & Engel A. "Blood pressure levels in persons 18-74 years of age in 1976-80, and trends in blood pressure from 1960-80 in the United States". *Vital and Health Statistics*, Series 11, n° 234. Washington D.C. Government Printing Office.
Ducassé C.J. "Explanation, mechanism and teleology". *Journal of Philosophy.* **22** : 150-155, 1925.
Dunant G. *Un effondrement*. Paris. 2007; Grasset.
Dunlap D.M., Henderson T.L. & Inch R.S. "A survey of 17,301 prescriptions on from E.C. 10." *Br Med J.* **1** (4753): 292-295 1952.
Dupond J. L. « Dites-moi, c'est quoi au juste un interniste ? » *Rev Med Interne.* **18:** 929-931, 1997.
Dupré J. "Natural kinds and biological taxa". *The Philosophical Review.* **XC:** 66-90, 1981.
Dvorsky G. "The most Unfortunate Design Flaws of the Human Body". Htpp://io9.gizmodo.com, 2014.
Eigen M. & Winkler R. *Das Spiel. Naturgesetze steuern den Zufall*. München. 1978; Piper & Co. Verlag.
Elders F. *Reflexive Matter*. London. 1974; A Condor Book.
Emerson R.W. *The portable Emerson*, M. van Doren, (ed.) New York. 1946; The Viking Press.
Ereshefsky M. *The poverty of the Linnaean hierarchy: a philosophical study of biological taxonomy*. Cambridge. 2001: Cambridge University Press.
Ereshefsky M. "Systematics and Taxonomy". p. 99-118, *in:* **S. Sarkar & A. Plutynsly** (eds.), 2008.
Fagot-Largeault A., Debru C. & Morange M. (eds.) *Philosophie et médecine en hommage à Georges Canguilhem*. Paris. 2013; Vrin.
Farmer J.D. & Belin A. Artificial Life: the coming evolution. In: **C. Langton, C. Taylor, J.D. Farmer & S. Rasmussen** (eds.), *Artificial Life II.* Redwood City, CA. 1992; Addison-Wesley. p. 815-840.
Feldman M.D. and Ford C.V. *Patient or Pretender. Inside the Strange World of Factitious Disorders*. New York. John Wiley & Sons; 1994.
Ferry L. & Renaut A. *La pensée 68*. Paris. 1988; Folio.
Fosdick R.B. *The Rockefeller Foundation. A Review for 1947*. New York. Rockefeller Archives Center, 1947.
Fosse R. & Read J. "Electroconvulsive Treatment: Hypotheses about Mechanisms of Action". *Frontiers in Psychiatry*, **4 :** 94, 2013.
Foulquié P. *Dictionnaire de la langue philosophique*. Paris 1969 ; Presses universitaires de France.
Fox R.C. *The Human Condition of health professionals.* School of Health Studies. 1979; University of New Hampshire.
Freedman J.L. & Doob A.N. *Deviancy: the psychology of being different*. 1968; Academic Press.
Fromm E. *You shall be Gods*. London. 1967; Jonathan Cape.
Fuso S. *Naturale = buono ?* Roma. 2016; Carocci editore.
Galien. *On the Therapeutic Method. Book I and II*. Oxford. 1991; Oxford University Press.

Gall J. *The Systems Bible*. New York. 2002; General Systemantics Press.
Giere R.N., Bickle J., Maulldin R.F. *Understanding Scientific Reasoning*. Belmont, CA, 2002; Thomson Wadsworth.
Glover J. *Responsibility*. London. Routledge & Kegan Paul; 1970.
Gould S.J. & Lewontin R.C. "The spandrels of San Marco and the panglossian paradigm: a critique of the adaptationist programme". *Proceedings of the Royal Society of London*. **205:** 581-598, 1979.
Gould S.J. "Darwin's ultimate burial", p. 31-37, *in:* **E. Sober** (ed.) *Conceptual Issues in Evolutionary Biology*. Cambridge, Mass. 1984; The MIT Press.
Gould S. J. "Freud's evolutionary fantasy: 466-479", *in:* **Gould S.J.** (ed.) *The richness of life*. London. 2007; Vintage Books.
Gupta A., Thomson D., Whitehouse A. "Adverse effects associated with unblinded, but not with blinded statin therapy in the Anglo-Scandinavian Cardias Outcomes Trial-Lipid Lowering Arm (ASCOT-LLA)". *Lancet*. May 5, 2017.
Guyatt G.H., Cairns J., et al. "Evidence-based Medicine. A new approach to teaching the practice of medicine". *JAMA*. **268 :** 2420-5, 1992.
Habermas J. *L'avenir de la nature humaine. Vers un eugénisme libéral ?* Paris. 2015 ; Gallimard.
Hacking I. *Entre science et réalité. La construction sociale de quoi ?* Paris. 2001; La Découverte.
Hampshire S. *Thought and Action*. London. 1965; Chatto and Windus.
Hardy A. & Tansey E.M. "Medical enterprise and global response", 1945-2000, p. 405-533, *in:* **W.F. Bynum, A. Hardy, et al** (eds.). *The Western Medical Tradition*, 1800-2000. Cambridge. 2006; Cambridge University Press.
Harrington A. (ed.) *The Placebo Effect. An Interdisciplinary Exploration*. Cambridge. Harvard University Press; 1997.
Hempel C.G. "Introduction to problems of taxonomy". In: (Ed.), *Field Studies in Mental Disorders*. 1961; New York: Grüne & Stratton.
Hempel C.G. *Aspects of Scientific Explanation and Other Essays*. New York. 1965; Free Press.
Heras-Escribano M., Noble J., de Pinedo M. "The only wrong cell is the dead one: on the enactive approach to normativity". *Mitpress.mit.edu*. 2013.
Heras-Escribano M. "Affordances, normativity and content". *Thesis*. Universidad de Granada. 2015.
Hertzlich C. Santé et maladie. 1959 ; Édition de l'école des hautes études en sciences sociales.
*Les œuvres d'***Hippocrate.** Traduites en François, tome premier. Paris. 1697 ; Par la Compagnie des Libraires.
Holden C. & Mace R. "Phylogenetic Analysis of the Evolution of Lactose Digestion in Adults". *Human Biology*, **69:** 605-628, 1997.
Hudson W.D. (ed.) *The Is/Ought Question*. London. 1969; The MacMillan Press.
Hull D. & Ruse M. *The Philosophy of Biology*. Oxford. 2000; Oxford University Press.
Hume D. *Enquiries Concerning the Human Understanding*. 1975. Open University Set Book.
Hume D. *Traité de la Nature Humaine*, III, I, I, 2007.
Hurley SL. *Natural Reasons. Personality and Polity*. Oxford. 1989; Oxford University Press; 1989.
Hypertension Detection and Follow-up Program Cooperative Group. "Educational Level and 5-year all-cause mortality in the Hypertensive Detection and Follow-up Program". *Hypertension*. **9:** 641-46, 1987.
Jablensky A., Sartorius N., Ernberg G., *et al.* "Schizophrenia manifestations, incidence and course in different cultures/ A World Health Organisation ten-country study". *Psychol Med Monogr Supp*. **20 :** 1-97, 1992.
Jacob F. *La logique du vivant*. Paris. 1970; Gallimard.

Jamison K.R. *Touched with Fire. Manic-Depressive Illness and the Artistic Temperament.* New York. 1993; The Free Press.
Kant I. *Critique of Pure Reason.* New York. 1961; Dolphin Books. Doubleday.
Karhausen L. "Mozart's 140 causes of death and 27 mental disorders". *British Medical Journal.* **34:** 1328-29, 2010.
Karhausen L. *Les flux de la philosophie des sciences au XXe siècle.* Paris. 2011 ; L'Harmattan.
Karhausen L. *Mythologies médicales.* Paris. 2014 ; L'Harmattan.
Keating P. & Cambrosio A. *Biomedical Platform. Aligning the Normal and the Pathological in Late Twentieth-Century Medicine.* Cambridge, Mass. 2003; The MIT Press.
Keith N.M., Wagener H.P., Kernohan J.W. "The syndrome of malignant hypertension". *Arch. Intern. Med.* **41:** 141-188, 1928.
Kesteloot H., Joosens J.V. *Epidemiology of Arterial Blood Pressure.* Amsterdam. 1980. Springer.
Ko D.T., Hebert P.R., Coffey C.S. et al. "Beta-blocker therapy and symptoms of depression, fatigue, and sexual dysfunction". *JAMA.* **288 :** 351-357, 2002.
Laing R.D. *Le moi divisé.* London. 1975 ; Stock.
Lalande A. *Vocabulaire technique et critique de la philosophie.* Paris. 1968 ; Presses universitaires de France.
Lecrubier Y., Boyer P., Lepine, J.P. & Weiller E. "Results from Paris Centre", p. 211-225, *in:* **T.B. Üstün & N. Sartorius** (eds.). *Mental Illness in General Health Care. An International Study.* Chichester. 1995; John Wiley & Sons.
Lewis D. Convention. *A Philosophical Study.* Cambridge. Massachusetts. Harvard University Press ; 1969.
Louis P.C.A. *Examen de l'examen de M. Broussais : relativement à la phtisie et à l'affection typhoïde.* Paris. 1834; J.B. Baillière, libraire.
Love A.C. "Explaining the Ontogeny of Form: Philosophical Issues", p. 223-247, *in:* **S. Sarkar & A. Plutynski** (eds.). 2008.
Mackenzie D. "The coming plague". *New Scientist*: 29-33, 21 February, 2017.
MacMahon B. et Trichopoulos D. *Epidemiology. Principles & Methods.* Boston. 1996; Little, Brown and Company.
Margolis J. *Negativities. The Limits of Life.* Columbus Ohio. 1975; Merrill.
Maull M. "Unifying science without reduction", *in:* 509-527, *in:* **E. Sober** (ed.) *Conceptual Issues un Evolutionary Biology.* Cambridge, Mass. 1984; The MIT Press.
McArthur T. "Descriptive-Prescriptive Grammar", in the *Oxford Companion to the English Language.* 1992.
Mc Farland J.D. *Kant's Concept of Teleology.* Edinburgh. 1970. University of Edinburgh.
McKeown T. *The Role of Medicine: Dream, Mirage, or Nemesis?* London. 1976; Nuffield Provincial Trust.
McTaggart J.M. *The Nature of Existence.* Cambridge. 1927 ; Cambridge University Press.
Medawar P. The Hope of Progress. London. 1972. Methuen & CO.
Medvedev J. *Grandeur et chute de Lyssenko.* Paris. 1971; Témoins.
Mendelssohn W.B. *Human Sleep; Research and Clinical Care.* New York. 1987; Plenum.
Miller I. "The Mind and Stomach at War: Stress and Abdominal Illness in Britain c. 1939-1945". *Medical History.* **1** (Jan) : 95-110 ; 2010.
Monod J. *Le hasard et la nécessité.* Paris. 1967 ; Seuil.
Montel L. « Actualité de la philosophie de la médecine de G. Canguilhem, P. Lain et K.E. Rothschuh dans la formation des médecins », p. 203-220, *in :* **A. Fagot-Largeault, C. Debru, M. Morange** (eds.). *Philosophie et médecine en hommage à Georges Canguilhem.* 2015 ; Vrin.
Moore G.E. *Principia Ethica.* London. 1903.

Morange M. « Retour sur le normal et le pathologique », *in :* **A. Fagot-Largeault, C. Debru et M. Morange** (eds.), *Philosophie et médecine en hommage à Georges Canguilhem*. Paris. 2013; Vrin.
Morgan L. *Emergent Evolution*. London. 1923; Williams and Norgate.
Mueller G. "The Hegel Legend of Thesis-Antithesis-Synthesis". *Journal of the History of Ideas*. **19:** 411-414, 1958.
Nagel E. *The Structure of Science. Problems in the Logic of Scientific Explanation*. London. 1961; Rutledge & Kegan Paul.
Nagel E. *Teleology Revisited and Other Essays in the Philosophy of Science*. New York. Columbia University Press; 1979.
Nesse R.M. "Ten questions for evolutionary studies of disease vulnerability". *Evolutionary Applications*. **4:** 264-277, 2011.
Netea M.G. "Training innate immunity: the changing concept of immunological memory in innate host defence". *European Journal of clinical investigation*. **43**: 881-884, 2013.
Newton-Smith W. *A Companion to the Philosophy of Science*. Oxford. 2000; Blackwell.
New York Heart Association. *The Criteria Committee of the New York Heart Association. (1994). Nomenclature and Criteria for Diagnosis of Diseases of the Heart and Great Vessels. (9th ed.)*. Boston. 1994; Little, Brown & Co. p. 253-256.
Nidditch P.H. (ed.) *The Philosophy of Science*. Oxford. 1968; Oxford University Press.
Nobler M.S. & Sackeim H.A. "Electroconvulsive Therapy", p. 426-433, *in:* **F. Henn, N. Sartorius**, *Contemporary Psychiatry*, Berlin. 2001; Springer.
Ockham W. "Scriptum in librum primum Sententiarum (Ordinatio)", in *Opera Theologica*, vol. IV. St Bonaventure, NY. 1979; St Bonaventure University.
Odenbaugh J. "Models", *in:* **S. Sarkar & R. Plutynski**, (eds.) 2006, p. 506-524.
Oldham P.D., Pickering G., Fraser Roberts J.A., Sowry G.S.C. "The Nature of Essential Hypertension". *Lancet*. **1:** 1085-1093, 1960.
Olshansky S.J., Carnes B.A. "If humans were built to last". *Scientific American*. March, 2001.
Organisation mondiale de la santé. *La schizophrénie : étude multinationale*. Genève. 1977 ; O.M.S.
Organisation mondiale de la santé. Classification internationale des maladies (CIM)-11 révision. 2012.
Owen J.W. *Measuring the benefit of medical care, a healthy lifestyle, and a just social environment*. London. 2001; The Nuffield Trust.
Parsons T. *The Social System*. London. 1951 ; Routledge and Kegan Paul.
Paulhan J. *La preuve par l'étymologie*. Paris. 1953 ; Le temps qu'il fait.
Pavlov I.P. *Conditioned Reflexes*. New York. 1960; Dover Books.
Payer L. *Medicine and Culture*. London. 1990; Viking Penguin.
Pennisi E. "The Burdens of Being Biped". *Science*. **336:** 974, 2012.
Pittendrigh C.S. "Adaptation, natural selection, and behavior", 390-416, in: *Behavior and Evolution*, **A. Roe, G. G. Simpson** (eds.). New Haven, Conn. 1958; Yale University Press.
Platon. Œuvres complètes. 1995; Pléiade.
Popper K. "Obituary: Joseph Henry Woodger". *British Journal of the Philosophy of Science*. **32:** 328-330, 1981.
Postel-Vinay N. *A Century of Arterial Hypertension: 1896-1996*. Oxford. 1996; Blackwell.
Putnam H. *Mind, Language and Reality. Philosophical Papers, vol. 2*. Cambridge. 1975; Cambridge University Press.
Putnam K. p. 204, *in:* **B. Magee** *Talking Philosophy*. Oxford. 1978; Oxford University Press.
Putnam H. *Renewing Philosophy*. Boston. 1992; Harvard University Press.
Quine W.V. *Methods of Logic*. New York. 1950; Holt, Rhinehart and Winston, INC.
Rabaud E. *Introduction aux sciences biologiques*. Paris. 1941; Armand Colin.
Randall J.H. *The making of the Modern Mind. A Survey of the Intellectual Background of the Present Age*. 1940; Houghton Mifflin Company.

Reboux P. & Müller C. *À la manière de*. Deuxième série. Paris. 1913 ; Grasset.
Richards S. *Anti-vivisection and medical science in Victorian society*. Princeton. 1975 ; Princeton University Press.
Rodis-Lewis G. *L'Anthropologie cartésienne*. Paris. 1990; PUF.
Rogers R. "A Survey of Formal Semantics". *Synthèse*, 17-28, 1963.
Romanell P. *John Locke and Medicine*. New York. 1984; Prometheus Books.
Rosenberg A. "The supervenience of biological concepts". *Philosophy of Science.* **45:** 368-86, 1978.
Rosenberg A. "Reductionism and antireductionism in biology", p. 121-137, *in:* **D.L. Hull & M. Ruse** (eds.). 2007.
Rosenhan D. "On being sane in insane places". *Science.* **179** : 250-258, 1973.
Rostand J. *Science fausse et fausses sciences*. Paris. 1958; Gallimard.
Roux A.V.D. "Integrating Social and Biological Factors in Health Research: a System's View". *Annals of Epidemiology.* **17:** 569-574, 2007.
Ryle G. *The Concept of Mind.* London. 1949; Barnes and Nobles.
Saint Augustin. *Les Confessions.*
Sarkar S. & Plutynski A. *A Companion to the Philosophy of Biology*. Oxford. 2008; Blackwell.
Sartorius N., Holt R.I.G., Maj M. *Comorbidity of Mental and Physical Disorders*. Basel. 2015; Karger.
Savage R., Armstrong D. "A general practitioner's consulting style on patients' satisfaction: a controlled study". *British Medical Journal.* **301:** 968-970, 1990.
Schaffner K. "The Watson-Crick Model and Reductionism". *British Journal of the Philosophy of Science.* **20:** 325-348.
Schopenhauer A. *The World as Will and Representation*. New York. 1969; Dover.
Schrödinger E. Qu'est-ce que la vie ? Paris. 1947 ; Éditions de la Paix.
Scruton R. *Modern Philosophy*. 1994 ; London. Mandarin.
Searle J. et Tiercelin C. *La construction sociale de la réalité*. Paris. 1998 ; PUF.
Sellars R.W. « L'hypothèse de l'émergence ». *Revue de métaphysique et de morale.* **N° 40**, 309-324, 1933.
Selye H. *The Physiology and Pathology of Exposure to Stress*. Montreal. 1950; Acta, Inc.
Shapiro H. (ed.) *Empathy and the Practice of Medicine*. New Haven. 1993; Yale University Press.
Shorter E. *From Paralysis to Fatigue. A History of Psychosomatic Illness in the Modern Era*. New York. 1992; The Free Press.
Simpkin A.L. & Schwartzstein R.M. "Tolerating Uncertainty — The Next Medical Revolution?" *New England Journal of Medicine*. **375**: 1713-1715, 2016.
Sinsky C., Colligan L., Li L. ***et al.*** "Allocation of physician time in ambulatory practice. A time and motion study in 4 specialties". *Annals of Internal Medicine.* **165:** 753-760, 2016.
Smith, H. "Plato and Clementine". *The Bulletin of the New York Academy of Medicine.* **23:** 352-377, 1947.
Sober E. (ed.) *Conceptual Issues in Evolutionary Biology*. Cambridge. Mass. 1984; MIT Press.
Solomon M. *Making Medical Knowledge*. Oxford. 2015; Oxford University Press.
Sonntag S. *Illness as a metaphor*. New York. 1977; Farrar Strauss and Giroux.
Sterelny K. & Griffith P.E. *Sex and Death. An Introduction to Philosophy of Biology*. Chicago.1999; University of Chicago Press.
Stokes W. "Observations of some cases of slow pulse". *Dublin J Med Sci.* **11:** p. 73, 1846.
Strawson P.F. *Analyse et métaphysique*. Paris. 1985; Vrin.
Swales J.D. *Platt versus Pickering: an episode in recent medical history*. London. 1985; The Keynes Press. British Medical Association.
Szasz T. & Hollender M.H. "A contribution to the philosophy of medicine: the basic model of the doctor-patient relationship". *Archives of Internal Medicine.* **97 :** 585-92, 1956.

Taine H. *Les origines de la France contemporaine : L'ancien régime* (éd. 1887).
Tallis R. Hippocratic Oaths. Medicine and its Discontents. London. 2004 ; Atlantic Books.
Tarski A. "The Semantic Conception of Truth and the Foundations of Semantics". *Philosophy and Phenomenological Research.* **4:** 341-376, 1944.
Toulmin S. *Foresight and Understanding: An Enquiry into the Aims of Science*. New York. 1963; Harper & Row.
Toulmin S. "How Medicine saved the Life of Ethics". *Perspectives in Biology and Medicine.* **25:** 736-750, 1982.
Trotter W. *The Collected Papers*. Oxford.1941; Oxford University Press.
Tyagi A. & Cohen M. "Yoga and heart rate variability: A comprehensive review of the literature". *Indian Journal of Yoga.* **9:** 97-113, 2006.
Ubaniak C., Gloor G.B., Brackstone M. *et al.* "The Microbiota of Breast Tissue and its Association with Breast Cancer". *Applied Environmental Microbiology.* **82:** 5039-5048, 2016.
Van den Hoogen P.C., Feskens E.J., *et al.* "The relation between blood pressure and mortality due to coronary heart disease among men in different parts of the world". *New England Journal of Medicine,* **342:** 1-8, 2000.
Veatch R. & Stempsey W.E. "Incommensurability": Its Implication for the Patient/Physician Relationship. *Journal of Medicine and Philosophy.* **20:** 253-69, 1995.
Villar A.B. & Fernandez M.N. "The Exception does not prove the Rule. Lessons from Physics". *Archivos di Bronchoneumonologia.* **51:** 161-162, 2015.
Walker P. & Lovat T. "Dialogic Consensus in Clinical Decision Making". *Journal of Bioethical Inquiry.* **13:** 571-580, 2016.
Waterlow S. *Nature, Change, and Agency in Aristotle's Physics*. Oxford. 1982; Clarendon Press.
Watson P. *Ideas: a History from Wittgenstein to the World Wide Web.* 2 vol., London. 2005; The Folio Society.
Whitbeck C. "Causation in medicine: the disease entity model". *Philosophy of Science.* **44:** 619-637, 1977.
Whitbeck C. "Four basic concepts of medical science". *PSA*. 210-221, 1978.
Whitbeck C. "A Theory of Health", *in* **Caplan *et al.*** (eds.) *Concepts of Health and Disease.* Reading, Mass., 1981; Addison-Wesley Publishing Company.
Whooley O. "Knowledge on the Time of Cholera". Chicago. 2013; University of Chicago Press.
Whynes, D.K. TOMBOLA Group. "Correspondence between EQ-5D health state classifications and EQ VAS scores". *Health and Quality of Life Outcomes*. **6:** 94, 2008.
Wiist W.H., Barker K., Arya N. *et al.* "The Role of Public Health in the Prevention of War: Rationale and Competencies". *American Journal of Public Health.* **104:** 34-47, 2014.
Willet W. "Diet, Nutrition, and Avoidable Cancer". *Environmental Health Perspectives.* **103:** (Supplement 8): 165-170, 1995.
Wing J.K., Sartorius N., Üstün T.B. *Diagnosis and clinical measurement in psychiatry.* Cambridge. 1998; Cambridge University Press.
Wittgenstein L. *Philosophical Investigations*. Oxford. Blackwell; 1953.
Wittgenstein L. *Tractatus Logico-Philosophicus*. London. Routledge & Kegan Paul; 1961.
Wolfe C.T. "Proceedings of the Max Planck History of Science", Berlin, **C. Borck & H. Schmidgen** (eds.), 2005, *in:* **Charles T. Wolfe**, p. 2, The Reform of Vitalism. *c.wolfe@usyd.edu.au.*
Woodger J.H. *Biology and Language. An introduction the Methodology of the Biological Sciences including Medicine*. Cambridge. 1952; Cambridge University Press.
Woodger J.H. *Biological Principles. A Critical Study.* London. Routledge & Kegan Paul; 1929. 1967.
Wooton D. *Bad Medicine Doctors Doing Harm since Hippocrates*. Oxford. 2006 ; Oxford University Press.
Zola E. *Le Roman expérimental*. Paris. 2006 ; Flammarion.

Table des matières

Philosophie
aux éditions L'Harmattan

Dernières parutions

L'ALIÉNATION DANS LA *PHÉNOMÉNOLOGIE DE L'ESPRIT*
Foufas Nikos
Cet ouvrage propose une lecture méthodique de la place centrale et des sens multiples de l'aliénation et de l'extériorisation dans la *Phénoménologie de l'esprit* de Hegel. Quelle est la place de ces notions dans l'oeuvre majeure du philosophe allemand ? L'auteur tente ainsi de mettre l'accent tantôt sur l'aspect et l'enracinement profondément social-historique de ces deux notions.
(Coll. Ouverture Philosophique, 25.00 euros, 334 p.)
ISBN : 978-2-343-11884-0, ISBN EBOOK : 978-2-14-003476-3

DELEUZE, PHILOSOPHE DES MULTIPLICITÉS
Sous la direction de Franck Jedrzejewski et Jean-Clet Martin
Le recueil de textes présentés ici reprend l'hommage organisé pour le vingtième anniversaire de sa mort, le 4 novembre 2015 au Lycée Henri IV. Ils témoignent de l'effort toujours renouvelé des philosophes pour saisir la pensée deleuzienne. Rassemblés dans cet ouvrage, ils offrent une contribution majeure aux études deleuziennes.
(Coll. Ouverture Philosophique, 22.50 euros, 208 p.)
ISBN : 978-2-343-11811-6, ISBN EBOOK : 978-2-14-003453-4

LA HAINE – Est-elle si haïssable ?
Oulahbib Lucien-Samir
«La répulsion est la première forme de la conscience de soi-même», avançait Marx. Ce qui peut se traduire par un mouvement de rejet à des fins de préservation de soi. Mais cela n'empêche pas d'être attiré par l'autre, ce qui d'ailleurs renforce notre originalité. Attraction et répulsion s'articulent ainsi en vue de nous forger une identité. Le fait de se mettre à distance du monde, de s'en distinguer, ne signifie cependant pas de s'en séparer, de l'annihiler, de devenir «haineux».
(Coll. Commentaires philosophiques, 10.00 euros, 64 p.)
ISBN : 978-2-343-11668-6, ISBN EBOOK : 978-2-14-003494-7

L'IRAN AUTREMENT
Des conflits philosophiques à l'iconophobie
Rokoee Reza
Ce livre entreprend une analyse de la pensée philosophique en Iran et propose une lecture de quelques problématiques actuelles. L'ouvrage offre un aperçu de l'histoire des idées en Iran moderne et contemporain et s'intéresse notamment à la question de l'iconoclasme à travers un syndrome qualifié d'iconophobie.
(Coll. L'Iran en transition, 31.00 euros, 310 p.)
ISBN : 978-2-343-09220-1, ISBN EBOOK : 978-2-14-003393-3

JE EST UN AUTRE
L'art contemporain en Chine & en France
Sous la direction d'Éric Bonnet et Qing Chen
« Je est un autre ». Cette déclaration d'Arthur Rimbaud en 1871 vient troubler nos définitions traditionnelles de l'identité, des pratiques poétiques et de la création artistique. Des artistes chinois

et des théoriciens français ont réfléchi aux enjeux actuels de cette déclaration révolutionnaire. Dans le nouveau contexte interculturel, entre l'art occidental et l'art extrême-oriental, une réflexion sur l'identité et l'altérité permet alors d'explorer les possibilités du soi et de construire une possible identité partagée dans le domaine de l'art contemporain.
(Coll. Eidos série Retina, 13.50 euros, 116 p.)
ISBN : 978-2-343-11776-8, ISBN EBOOK : 978-2-14-003446-6

JUSTICE EN TANT QUE LOI, JUSTICE AU-DELÀ DE LA LOI
Hobbes, Derrida et les Critical Legal Studies
Tunc Utebay Serpil - Préface de Martine Leibovici
Cet ouvrage donne une place importante à l'idée de la justice selon deux philosophes : selon la théorie de Thomas Hobbes elle est prise dans un cercle entre la loi, le souverain et la violence, tandis que, pour Jacques Derrida, elle ne doit pas être limitée à la loi. L'intention de l'auteure, n'est pas d'apporter une nouvelle théorie, mais de montrer qu'une idée philosophique peut avoir une influence en politique ou en droit selon les propositions des Critical Legal Studies.
(Coll. La philosophie en commun, 27.00 euros, 262 p.)
ISBN : 978-2-343-11471-2, ISBN EBOOK : 978-2-14-003515-9

LE MANIFESTE DES ESPRITS LIBRES
Granarolo Philippe
L'un des pires effets des attentats djihadistes est de déformer notre regard. Envahissant l'espace médiatique, jeunes radicalisés et auteurs d'attentats-suicides tendent à nous faire oublier que la religion a disparu de l'horizon de la plupart d'entre nous. C'est à la majorité indifférente aux croyances religieuses que cet essai donne enfin la parole, car, en effet, les citoyens sans religion demeurent le plus solide rempart contre tous les intégrismes.
(Coll. Questions contemporaines, 18.50 euros, 174 p.)
ISBN : 978-2-343-11752-2, ISBN EBOOK : 978-2-14-003506-7

MARCHER
Écouter ce que nos pas nous disent – Essai
Lefebvre Gérard
Page après page, et pas après pas, cet ouvrage est une invitation à écouter ce que nos pas nous disent. Écouter ce qu'ils disent de nous, de notre corps et de nos pensées. Ce qu'ils nous disent aussi de l'état du monde, de nos certitudes, de nos aspirations et de nos limites. Somme toute, un prétexte pour se laisser aller à deviser le long des chemins.
(22.00 euros, 216 p.)
ISBN : 978-2-343-11547-4, ISBN EBOOK : 978-2-14-003401-5

MISE EN SCÈNE D'UN CORPS PERFORMATIF
Entre identité & altérité
Chen Qing - Préface d'Éric Bonnet
L'enjeu de la représentation en images du corps et l'utilisation du propre corps de l'artiste comme support de création est une réaction à l'échec communicationnel contemporain. Le dispositif artistique peut-il déjouer, pour un moment au moins, la puissance d'aliénation qui veut que l'on se conforme à une certaine idée du corps, à ce «corps social» ? Peut-il permettre une certaine construction identitaire ? Montrer le portrait, l'autoportrait et le corps de différentes façons, manipuler ces codes permettent à l'artiste de réfléchir sur sa propre identité dans une société, tout en interrogeant la relation du «soi» au «nous».
(Coll. Eidos série Retina, 20.50 euros, 206 p.)
ISBN : 978-2-343-11119-3, ISBN EBOOK : 978-2-14-003450-3

L'ORIGINE DU RIRE
Discours comique et imaginaire – Essai d'analyse sémantique du mécanisme comique
Gavriloff Georges
Le rire obéit toujours à un mécanisme sémantique immuable niché dans les profondeurs du discours. Le comique passe par une pluralité de significations potentielles et se complaît à créer

des émotions positives ou des réactions négatives. Il ne laisse pas indifférent. Sa fonction, au sein du langage, reste communicationnelle : communication avec les autres, mais aussi volonté de compréhension et de paix sociale. Cette étude nous fait découvrir la véritable porte d'entrée qu'est le comique dans l'univers social.
(Coll. Ouverture Philosophique, 19.00 euros, 182 p.)
ISBN : 978-2-343-11466-8, ISBN EBOOK : 978-2-14-003357-5

PAUL RICŒUR
Image de Dieu : Origine et déchéance (Tome 1)
Seo Hyejeong
Avant-propos d'Olivier Abel
Dans un de ses rares textes proprement théologiques, intitulé «L'image de Dieu et l'épopée humaine», essentiel dans l'étude critique de sa pensée, le philosophe Paul Ricœur réfléchit à l'image et à la signification de l'homme. Reprenant l'idée que le sujet humain, fait à l'image de Dieu, est un être solidaire, dynamique et responsable, il le montre à la fois «individuel et collectif». Ce premier ouvrage est consacré au concept de l'image de Dieu et de sa déchéance, à la question du bien et du mal.
(Coll. Ouverture Philosophique, 29.00 euros, 288 p.)
ISBN : 978-2-343-11452-1, ISBN EBOOK : 978-2-14-003373-5

PAUL RICŒUR
Image de Dieu : Rédemption et Eschatologie (Tome 2)
Seo Hyejeong
Attaché au thème de l'homme individuel et collectif, Paul Ricoeur étend le concept de l'image de Dieu aux trois ordres institutionnels de l'économique, du politique et du culturel. Il élabore une synthèse harmonieuse entre le principe de la Création et celui de la Rédemption dans le domaine collectif et social. Cette conviction motive son engagement social dans une perspective progressiste. Cependant, il réserve l'achèvement de la rédemption à la fin du monde. Ce second volume permet d'ouvrir un nouvel horizon à l'éthique sociale et à l'histoire eschatologique.
(Coll. Ouverture Philosophique, 22.50 euros, 220 p.)
ISBN : 978-2-343-11766-9, ISBN EBOOK : 978-2-14-003374-2

LE POSITIVISME DE DAVID HUME
Ayissi Lucien
Établir que l'empirisme de David Hume est la formulation philosophique anticipée du positivisme qu'Auguste Comte va systématiser au XIXe siècle, tel est le dessein de l'auteur de cet ouvrage. En effet, sous l'influence de John Locke et, dans une certaine mesure, de Georges Berkeley, David Hume repense la philosophie de la connaissance de manière à bien baliser le terrain épistémologique sur lequel se sont aisément déployés non seulement le positivisme de Comte, mais aussi et surtout le néopositivisme que le Cercle de Vienne a élaboré de telle sorte qu'Alain Boyer puisse, à juste titre, considérer ses membres comme « les fils de Hume ».
(Coll. Éthique, politique et science, 26.50 euros, 254 p.)
ISBN : 978-2-343-11457-6, ISBN EBOOK : 978-2-14-003430-5

POUR UNE APPROCHE STRATÉGIQUE DES ESPACES POLITIQUES
Essai de philosophie politique
Cova Hans
Comment repenser l'action collective et l'unité des luttes à l'intérieur d'un contexte géopolitique aussi instable qu'incertain ? «Une approche stratégique des espaces politiques» ne signifie pas l'abandon de l'espace national. Elle exige une réflexion active se réalisant aux niveaux local, national, international. Résolument internationaliste, cette démarche n'est pas sans dessiner une nouvelle figure de la citoyenneté, fondée sur l'émancipation humaine.
(Coll. Ouverture Philosophique, 17.50 euros, 162 p.)
ISBN : 978-2-343-11704-1, ISBN EBOOK : 978-2-14-003391-9

SUR LA MAÎTRISE DE LA VIOLENCE
Kone Cyrille
Ce livre propose d'analyser des textes classiques, en fonction d'une question brûlante : la violence, qui menace aujourd'hui dangereusement l'humanité. Ce phénomène est devenu plus complexe avec les progrès dans la découverte et le raffinement des technologies de la cruauté. L'auteur explore philosophiquement les potentialités éducatives des sciences humaines et sociales ainsi que les idéaux de bienveillance, de justice, de paix, de solidarité et d'égalité de droit qui plaident en faveur de l'humanité commune.
(Coll. La philosophie en commun, 19.00 euros, 180 p.)
ISBN : 978-2-343-11638-9, ISBN EBOOK : 978-2-14-003470-1

AMITIÉ
Sur le mode de Montaigne
Bracco Pierre-Paul
L'autre et moi. Dans l'amitié, ce n'est pas moi qui compte malgré les apparences... Ce n'est pas tout à fait l'autre non plus, qu'il soit porteur d'une amitié de jeunesse ou d'une amitié de la maturité allant jusqu'au dernier souffle... Non, ce qui compte, c'est l'amitié elle-même, opérant dans le charme de son accomplissement. À travers la pensée de Montaigne, cet ouvrage, ponctué de poèmes, explore toutes les facettes du sentiment amical.
(25.00 euros, 254 p.)
ISBN : 978-2-343-11548-1, ISBN EBOOK : 978-2-14-003166-3

AU TRAVERS DU VIVANT
Dans l'esthésiologie, l'émersiologie
Sous la coordination de Bernard Andrieu et Petrucia Da Nobrega
En prêtant une attention au vivant extérieur (le cosmos et la nature) et intérieur (notre corps et nos sensations internes), les sciences du vivant que sont l'esthésiologie et l'émersiologie viennent renouveler leur méthode. L'écologie corporelle, étudiée dans les précédents ouvrages de l'auteur, permet effectivement de s'ouvrir au monde et de s'y sentir présent. Car la question centrale est la suivante : comment passer au travers du vivant et pas seulement à travers ?
(Coll. Mouvements des Savoirs, 24.50 euros, 244 p.)
ISBN : 978-2-343-11261-9, ISBN EBOOK : 978-2-14-003080-2

APPRENDRE À PENSER AVEC MARC AURÈLE
Tirvaudey Robert
Il est un étrange paradoxe qui traverse les pensées de Marc Aurèle : il n'est fait aucune analyse sur le pouvoir. On y trouve un art de vivre, une sagesse interpellant à méditer et à vivre en accord avec soi-même, avec autrui et la nature. La philosophie consiste à ce que le génie qui est en nous reste sans outrage et sans dommage, qu'il soit au-dessus des plaisirs et des peines et qu'il ne fasse rien au hasard.
(Coll. Ouverture Philosophique, 30.50 euros, 306 p.)
ISBN : 978-2-343-08867-9, ISBN EBOOK : 978-2-14-003254-7

DU RÉEL AU VIRTUEL
Les paradoxes de la présence
Nannipieri Olivier
Peut-on tomber du sommet d'une colonne virtuelle ? La question peut paraître étrange. Or, immergé dans un environnement virtuel, un individu peut éprouver la sensation paradoxale d'être dans un lieu dans lequel il n'est pas réellement. Brouillant la frontière entre le réel et l'illusion, la réalité virtuelle permet d'expérimenter un type de présence au monde qui ne peut se réduire à une simple illusion mais qui, en même temps, ne peut être réelle. Ainsi, loin d'être seulement une prouesse technologique, la réalité virtuelle n'exige-t-elle pas de repenser notre rapport au monde, qu'il soit réel ou virtuel ?
(Coll. Ouverture Philosophique, 20.50 euros, 198 p.)
ISBN : 978-2-343-10577-2, ISBN EBOOK : 978-2-14-003073-4

L'HARMATTAN ITALIA
Via Degli Artisti 15; 10124 Torino
harmattan.italia@gmail.com

L'HARMATTAN HONGRIE
Könyvesbolt ; Kossuth L. u. 14-16
1053 Budapest

L'HARMATTAN KINSHASA
185, avenue Nyangwe
Commune de Lingwala
Kinshasa, R.D. Congo
(00243) 998697603 ou (00243) 999229662

L'HARMATTAN CONGO
67, av. E. P. Lumumba
Bât. – Congo Pharmacie (Bib. Nat.)
BP2874 Brazzaville
harmattan.congo@yahoo.fr

L'HARMATTAN GUINÉE
Almamya Rue KA 028, en face
du restaurant Le Cèdre
OKB agency BP 3470 Conakry
(00224) 657 20 85 08 / 664 28 91 96
harmattanguinee@yahoo.fr

L'HARMATTAN MALI
Rue 73, Porte 536, Niamakoro,
Cité Unicef, Bamako
Tél. 00 (223) 20205724 / +(223) 76378082
poudiougopaul@yahoo.fr
pp.harmattan@gmail.com

L'HARMATTAN CAMEROUN
TSINGA/FECAFOOT
BP 11486 Yaoundé
699198028/675441949
harmattancam@yahoo.com

L'HARMATTAN CÔTE D'IVOIRE
Résidence Karl / cité des arts
Abidjan-Cocody 03 BP 1588 Abidjan 03
(00225) 05 77 87 31
etien_nda@yahoo.fr

L'HARMATTAN BURKINA
Penou Achille Some
Ouagadougou
(+226) 70 26 88 27

L'HARMATTAN SÉNÉGAL
10 VDN en face Mermoz, après le pont de Fann
BP 45034 Dakar Fann
33 825 98 58 / 33 860 9858
senharmattan@gmail.com / senlibraire@gmail.com
www.harmattansenegal.com

www.ingramcontent.com/pod-product-compliance
Lightning Source LLC
LaVergne TN
LVHW011018061026
849535LV00006B/1945